# ANDRÉ PERCIA

# O PODER DA HIPNOSE

Engenharia Mental Transformativa e Transformação Pessoal

Copyright© 2022 by Literare Books International.
Todos os direitos desta edição são reservados à Literare Books International.

**Presidente:**
Mauricio Sita

**Vice-presidente:**
Alessandra Ksenhuck

**Diretora executiva:**
Julyana Rosa

**Diretora de projetos:**
Gleide Santos

**Relacionamento com o cliente:**
Claudia Pires

**Capa:**
Gabriel Uchima

**Projeto gráfico e diagramação:**
Candido Ferreira Jr.

**Revisão:**
Rodrigo Rainho e Margot Cardoso

**Impressão:**
Gráfica Paym

---

Dados Internacionais de Catalogação na Publicação (CIP)
(eDOC BRASIL, Belo Horizonte/MG)

P429p  Percia, André.
   O poder da hipnose / André Percia. – São Paulo, SP: Literare Books International, 2022.
   16 x 23 cm

   ISBN 978-65-5922-402-9

   1. Hipnose. 2. Parapsicologia. I. Título.
                                                    CDD 133.8

**Elaborado por Maurício Amormino Júnior – CRB6/2422**

Literare Books International.
Rua Antônio Augusto Covello, 472 – Vila Mariana – São Paulo, SP.
CEP 01550-060
Fone: +55 (0**11) 2659-0968
site: www.literarebooks.com.br
e-mail: literare@literarebooks.com.br

# DEDICATÓRIA

Para minha mãe, Maria Lúcia Percia de Carvalho, meu pai, Paulo Roberto Tourinho de Carvalho e minha avó, Eunice Tourinho de Carvalho, pelo incentivo que me deram desde a adolescência, quando decidi estudar hipnose e outros domínios da mente.

Para Maria Lídia Gomes de Mattos, por ter sido a primeira pessoa a me ensinar hipnose pessoalmente, aprendida aos 14 anos de idade.

Para Richard Bandler, por ter me inspirado, ensinado e treinado pessoalmente. Com ele, aprendi que a hipnose, junto com a programação neurolinguística, o Design Human Engineering™ e a Neuro-Hypnotic Repatterning™, ajuda pessoas de forma mais eficaz, rápida e elegante! Para sempre, muito grato pela honra de ter sido seu aluno!

Para minha irmã, Alessandra Percia, Ângelo, Paola Miguel e Catarina pelo amor, carinho e amizade sempre presentes.

Para Victoria, Bella, Zoe, Braun e Miss por seu amor incondicional.

Para Yago Veloso, por fazer a diferença que faz diferença em minha vida!

# INTRODUÇÃO

Quando eu estava no ventre materno, minha mãe passou por sessões de hipnoterapia, pois seu avô havia falecido e ela havia ficado emocionalmente abalada. O médico também era hipnoterapeuta e descobriu que minha mãe, Maria Lúcia, era uma excelente paciente hipnótica, que entrava em transe rapidamente e respondia ao processo favoravelmente. Inclusive meu nascimento foi induzido por hipnose!

Mais tarde, aos treze anos, eu estudava no colégio São Vicente de Paulo, em Niterói, RJ, e descobri na biblioteca livros sobre hipnoterapia e, mais ou menos nessa época, comprei meu primeiro "manual de hipnose", o qual devorei e comecei a praticar imediatamente. Aos quatorze anos, havia aprendido muitas coisas e fazia induções e práticas hipnóticas em grupo com meus colegas de colégio! Estudei pessoalmente o assunto com a psicóloga Maria Lídia Gomes de Mattos, no Rio de Janeiro, e depois com outras pessoas e outros livros. Nunca mais parei. Comecei com a hipnose mais clássica, mas depois descobri a Hipnose Ericksoniana e a Programação Neurolinguística (PNL).

Então descobri o fantástico trabalho mais atual do Dr. Richard Bandler, que criou a PNL, combinando-a com a hipnose de uma forma única e poderosa. Suas várias facetas: o Design Human Engineering (DHE)™ e Neuro-Hypnotic Repatterning (NHR)™. Ganhei o título de especialista, emitido pelo próprio Dr. Bandler nessas e em outras áreas do conhecimento mais recentes (ele assim escreveu no meu certificado), e passei a usar todo esse conhecimento integrado em meu trabalho clínico e nos cursos que ministro.

Além de Bandler, estudei o trabalho de Steve G. Jones, Paul McKenna, Sofia Bauer, Stephen Gilligan e outros grandes ícones da hipnose, além de ter desenvolvido um *know-how* pessoal ao usar hipnose por mais de trinta anos. No meu entendimento, o que aprendi nessa caminhada simplifica bastante o processo das induções hipnóticas e da hipnoterapia, tornando-o mais eficaz e poderoso, além de um instrumento para ajudar pessoas. E é precisamente isso que eu me proponho a compartilhar com os leitores e interessados no assunto nesta obra.

Dessa forma, meu objetivo maior é o de ajudar meus colegas terapeutas, hipnoterapeutas, programadores neurolinguísticos e profissionais do desenvolvimento humano a iniciar um instigante debate sobre infinitas possibilidades, para que pessoas possam ter uma vida de melhor qualidade!

É importante ressaltar que o conhecimento dos estados hipnóticos e da linguagem hipnótica é importante para professores, *coaches*, palestrantes, profissionais da saúde e comunicadores em geral, pois todos esses e outros precisam convidar pessoas a mergulhar no fascinante mundo da mente inconsciente para transformar suas vidas conscientes de uma forma ou de outra.

— **André Percia,**
**Psicólogo Clínico, Master Trainer em PNL, Hipnose e Coaching pela NLP-IN, WHO e ICI.**
**Especialista em DHE™ e NHR™ com o Dr. Richard Bandler e John LaValle.**

www.ressignificando.com
www.youtube.com/andrepercia
www.youtube.com/ressignificando
Instagram: @andre_percia
andrepercia.com.br
**Mídias sociais e cursos: buscar André Percia**

# O QUE É ENGENHARIA MENTAL TRANSFORMATIVA?

Minha experiência pessoal e profissional com a hipnose me fez trilhar um caminho e desenvolver uma abordagem única, quando comparada com meus colegas nas diversas áreas nas quais atuo.

A maioria de meus colegas psicólogos ignora o uso clínico da hipnose, e os que raramente já ouviram falar dela, para minha surpresa, raramente usam-na. A maioria deles cita Sigmund Freud fora de um contexto de análise, quando o mesmo teria desencorajado seu uso.

Freud aprendeu hipnose com Charcot. Segundo Alberto Dell'Isola, "o uso da hipnose por Charcot era simples. Ele primeiro colocava os pacientes em estado hipnótico. Depois, ordenava que, ao acordar, o doente não apresentasse mais determinado sintoma. Após a ordem, o paciente era acordado. Na maioria das vezes, o sintoma realmente desaparecia, sem que o enfermo soubesse o motivo. Era a técnica da sugestão hipnótica direta. Freud percebeu que, se a sugestão hipnótica era capaz de livrar os pacientes dos sintomas, a histeria não era uma doença fisiológica com origem no útero, mas um mal psicológico. Desbravar esse terreno oculto passou a ser seu grande objetivo de vida".

Mais adiante, ele nos lembra: "Freud fez da hipnose sua principal arma para aliviar os sintomas dos pacientes". E seguiu com a hipnose no consultório. Mas, ao longo dos meses, percebeu que sua atuação era quase mecânica. Freud desejava compreender as origens das perturbações dos pacientes. Não estava feliz no papel de "burocrático hipnotizador".

A melhora com a abordagem hipnótica de Charcot era passageira porque, ao sair do transe, as pessoas não se lembravam mais do que haviam falado quando estavam hipnotizadas. Para Freud, isso fazia do paciente "um viciado dessa espécie de terapia".

Freud decidiu procurar um novo método de investigação. Com a técnica da associação livre, o médico pedia ao paciente, agora consciente e deitado em um divã, para falar o que viesse à sua mente, permitindo ao analisado expor temores, desejos, pensamentos, sonhos e lembranças. E, em 1918, ele escreveu: "O tratamento pela hipnose é um procedimento inútil e sem sentido".

No entanto o que parece ter faltado a Freud foi a possibilidade de compreender que a hipnose pode ser feita de outras formas que não por um processo mecânico com comandos diretos e tão limitados, sem consideração às dinâmicas emocionais e psicológicas dos pacientes.

Milton Erickson resolve o problema com uma abordagem indireta, centrada no paciente e nas suas necessidades, mas ao mesmo tempo trabalhando as dinâmicas psicológicas dos mesmos, com inúmeras técnicas para distrair a mente consciente, usando muitas vezes o sintoma como "porta de entrada" para a cura, prescrevendo-a muitas vezes (o paciente deveria fazê-lo conscientemente e propositadamente, por exemplo). A ênfase vai para a interação entre o hipnotizador e o cliente. Sendo assim, o "transe" muitas vezes nem era necessário.

Outras escolas de hipnose enfatizam os níveis de transe e insistem que o hipnotizador deve procurar conhecê-los bem e mover seu paciente propositadamente entre eles. Outros, como o autor, com forte influência ericksoniana, preferem "deixar acontecer".

Erickson e seus feitos ficaram muito famosos, o que fez com que Gregory Bateson recomendasse que Richard Bandler e John Grinder fossem estudar sua "excelência". Os dois estavam estudando outros terapeutas capazes de feitos maravilhosos, como Fritz Pearls e Virginia Satir, e desenvolveram o que mais tarde viria a se constituir a "Programação Neurolinguística" ou PNL. O vocabulário hipnótico de Erickson foi "modelado" e usado como uma das linguagens da PNL para dar melhor acesso ao inconsciente ou, como eles chamam, à "Estrutura Profunda". Ademais, o autor ouviu pessoalmente de Richard Bandler, em muitas formações, que ele e Grinder também desejavam obter muitos dos efeitos da hipnose sem os processos hipnóticos.

A psicologia da PNL, ao contrário das outras psicologias, é centrada mais no trabalho com a "estrutura" do que com "conteúdos". Em trabalho com fobias, medos e ansiedade, por exemplo, mais do que procurar uma causa, o foco vai para as estratégias, as quais envolvem sequenciamentos de fatores neurológicos e significados linguísticos. Os padrões da PNL desconstroem essas combinações "problemáticas" (programações neurolinguísticas), ajudando o paciente a ter escolhas mais saudáveis, assim como condições para criar novas programações dentro de pressupostos identificados como geradores de processos mais saudáveis para ele mesmo.

Embora não seja incomum encontrar pessoas da psicologia que tenham estudado hipnose e PNL, raramente existe um discurso de integrar efetivamente esses campos num processo único. Em muitos casos, essas pessoas têm seus "momentos distintos" de psicoterapeuta, hipnoterapeuta e programador neurolinguístico. Mesmo usando tais técnicas com o mesmo paciente.

Eu fiz uma escolha por estudar e aplicar de forma integrada as várias abordagens da PNL: a original de Bandler e Grinder, de cada um separado, de Robert Dilts e Judith DeLozier, Michael Hall, entre outros líderes, com o diferencial de usar o padrão de um, com o auxílio de abordagens de outro, num mesmo procedimento.

Engenharia Mental Transformativa é uma tentativa de unificar verdadeiramente os papéis de terapeuta, programador neurolinguístico e hipnoterapeuta, numa prática clínica integrada. Mas também numa prática de trabalhos de treinamento, treinamento mental de atletas, comunicação, apresentação de conteúdo, vivências pessoais ou qualquer processo voltado para introspecção, reflexão, aprendizagem e transformação pessoal, uma vez que ficará evidente a possibilidade de adaptar o que vou compartilhar para um sem-número de projetos envolvendo pessoas.

Richard Bandler foi minha inspiração inicial quando desenvolveu o Design Human Engineering™ e o Neuro-Hypnotic Repatterning™, especialidades "*spin-off*" da PNL. Bandler descobriu que, além das modalidades visual, auditiva, cinestésica, olfativa e gustativa, a estrutura das experiências subjetivas estava em detalhes específicos das mesmas. Numa experiência depressiva, por exemplo, a "força" da depressão é representada por dado paciente, por exemplo, como uma imagem parada em preto-e-branco sem som, na qual ele tem um diálogo interno autodepreciativo e uma sensação de aperto na garganta. Sendo assim, no referido caso, o profissional começaria a modificar tais representações usando inclusive recursos hipnóticos para acessar a mente inconsciente.

Richard Bandler prega abertamente contra terapias extensivas, chegando a sugerir que seus aprendizes cobrem "pela mudança". Foi quando comecei a me perguntar o que fazer com aqueles pacientes clínicos com uma dinâmica psicológica e emocional mais complexa, em busca de mais do que "uma cura".

Em muitos casos, a terapia com Engenharia Mental Transformativa exige uma combinação de terapia falada, induções hipnóticas com padrões hipnóticos agregados e padrões de PNL sem um *setting* hipnótico, com ênfase mais em procedimentos hipnóticos, os quais vêm depois de um *follow-up* (acompanhamento) do trabalho feito na sessão anterior. O procedimento com ou sem hipnose explícita é gravado, preferencialmente, e enviado ao paciente para "reforçar" o padrão de mudança. Pode-se fazer uma "terapia breve" ou uma terapia mais extensiva para a reestruturação.

A "combinação mágica" dos estados hipnóticos com o "poder transformador de estruturas" da PNL gera mais dinamismo e empoderamento transformacional. Mais do que cada universo (PNL e hipnose) pode fazer separadamente.

"Engenharia Mental Transformativa" é a tentativa de usar o mapeamento fornecido tanto pela PNL sobre Mapas, Níveis Neurológicos, Trabalho Profundo com Crenças, Modalidades e Submodalidades, Padrões Cinestésicos, poderosos Padrões de Linguagem, Modelagem e Estratégias com o conhecimento, estudo e uso de padrões hipnóticos e possibilidades de intervenções e comunicações hipnóticas eficazes numa abordagem clínica integrada. "Engenharia", sim, pois existe um estudo. Compreensão e intervenção planejada em fatores estratégicos essenciais para a otimização de significados, estados, respostas neurolinguísticas e somáticas favoráveis para a superação de estados, experiências e condições de vida limitantes.

Estamos no início de uma grande jornada!

# SUMÁRIO

**Capítulo 1**
A hipnose em retrospectiva .................................................................................................. 13

**Capítulo 2**
A hipnose e suas características .......................................................................................... 19

**Capítulo 3**
Pesquisas com a hipnose ...................................................................................................... 27

**Capítulo 4**
Prática: gerenciando os estados internos ........................................................................ 35

**Capítulo 5**
O modelo Milton e a linguagem hipnótica ....................................................................... 43

**Capítulo 6**
Conhecimentos que separam os melhores do resto ..................................................... 59

**Capítulo 7**
Princípios hipnóticos ............................................................................................................. 61

**Capítulo 8**
Pacote "Bandler" para estados de transe ......................................................................... 67

**Capítulo 9**
Hipnose, sistemas representacionais e submodalidades ............................................. 71

**Capítulo 10**
Testes de sugestibilidade e induções rápidas ................................................................. 81

**Capítulo 11**
Hipnoterapia ............................................................................................................................ 91

**Capítulo 12**
Por que trabalhos que usam hipnose, PNL e *coaching* podem estar funcionando? ........ 119

**Capítulo 13**
Padrões e técnicas de PNL para serem encaixados nos roteiros hipnóticos ......... 125

**Capítulo 14**
Regressão básica para iniciantes ............................................. 143

**Capítulo 15**
Roteiros neuro-hipnóticos para hipnoterapia ........................................ 157

**Referências** ................................................................. 263

capítulo 1

# A HIPNOSE EM RETROSPECTIVA

A hipnose e a hipnoterapia percorreram um longo caminho até os dias de hoje. Muitos foram os que as estudaram e tentaram explicá-las e as praticar! Vamos conhecer alguns de seus principais expoentes e correntes.

## Mesmer

As experiências modernas com hipnose e estados de transe começam com Friedrich Anton Mesmer (1734-1815). Em 1774, Mesmer começou a propagar a sua teoria do magnetismo animal: a doença resulta da frequência irregular dos fluidos provenientes dos astros celestes e a cura depende da regulagem adequada dos mesmos, com a ajuda de uma pessoa que tenha a habilidade de controlar tais fluidos e os transmitir aos outros, utilizando a imposição das mãos (ou passes). Esse processo foi por ele denominado de "magnetismo animal" devido às suas características de fluxo e refluxo, atração e repulsão, semelhante ao magnetismo mineral. Ao entrar em contato com esse "fluido", o indivíduo entraria em "crise" (convulsões) – sem a qual não seria produzida a cura. Depois da passagem de Mesmer por Paris, admiradores criaram sociedades "de harmonia" para estudar o fenômeno do mesmerismo.

## Puységur

O marquês Armand Jacques Chastenet de Puységur (1751-1825), praticante das ideias de Mesmer, quando tratando um jovem pastor – de 18 anos, chamado Victor Race – com passes magnéticos, em vez dos costumeiros espasmos, convulsões, induziu o paciente a mergulhar numa espécie de sono profundo. Ordenando que o rapaz se levantasse, o Marquês se surpreendeu por vê-lo dormindo e, de olhos fechados, andar pelo quarto como se estivesse acordado e de olhos abertos. Comportava-se como um sonâmbulo. Chamou o fenômeno "Sonambulismo Artificial" ou "Sono Magnético", identificando o estágio mais profundo do transe hipnótico, que até hoje é chamado de "sonambúlico".

## Abade Faria

Abade José Custodio de Faria (1756-1819), um falso monge português que na verdade nunca foi abade, usava o "mesmerismo" para aplicações de anestesia cirúrgica. Foi o primeiro a proclamar que a causa do transe é obtida por recursos do paciente, e não era devido a qualquer influência magnética do operador. Para ele, o paciente era induzido ao que ele chamava de "sonho lúcido", por sua própria vontade e por sugestão.

## Elliotson

O médico Inglês Dr. John Elliotson, em 1846, fundou posteriormente o Mesmeric Hospital em Londres, o que incentivou a fundação de muitos outros no Reino Unido e no mundo.

## James Esdaile

Dr. James Esdaile (1808-1859). Em 1830, na Índia, como médico da British East India Company, fez importantes intervenções cirúrgicas durante a guerra na Índia. O "mesmerismo" teria sido usado como coadjuvante de dezenove amputações. Naquele tempo, não se conheciam ainda os antibióticos nem a anestesia química. Esdaile publicou o livro *Mesmerismo na Índia*, em 1850, e foi pioneiro na luta pelo uso do mesmerismo na cirurgia.

## James Braid

O famoso oftalmologista Inglês Dr. James Braid (1795-1859) sugeriu uma interpretação neurofisiológica para o antigo fenômeno do sonambulismo/magnetismo.

Escreveu vários livros. Em 1843, em *Neurohypnology or the Rationale of Nervous Sleep Considered in Relation with Animal Magnetism*, (Neuro-hipnologia ou a Racionalidade do Sono Nervoso considerado em relação com o Magnetismo Animal), Dr. James Braid usou pela primeira vez termos hoje famosos, como "hipnotismo". A palavra vem do grego hypnos, que significa "sono" e simbolizava o deus do sono na mitologia grega, chamando-o inicialmente de neuro-hipnológico. O termo começaria a ser amplamente utilizado cerca de 30 anos após sua publicação.

Braid inicialmente definiu tal estado de "sono do sistema nervoso". No entanto percebeu, em seguida, que cientificamente a hipnose não poderia ser comparada ao sono, sendo um estado justamente oposto a ele, de intensa atividade psíquica e mental, pois a experiência mostrava que muitos dos fenômenos mais espetaculares do estado hipnótico, tais como a analgesia e a catalepsia, poderiam ser obtidos em indivíduos que conservavam os olhos abertos e a aparência de estar despertos. Com Braid (considerado o pai do hipnotismo) iniciou-se, pois, a fase científica do hipnotismo.

## Capítulo 1 • A hipnose em retrospectiva

### Liébeault

Dr. Ambroise-Auguste Liébeault (1823-1904) era um médico da zona rural da França. Para Liébeault, o fator hipnotizante não estava ligado a uma causa física (como posteriormente afirmava Charcot), mas, sim, psicológica. Tal aspecto, descrito anteriormente, explicava seu êxito terapêutico pelo fenômeno da sugestão, que podia mobilizar a atenção do paciente sobre alguma parte de seu corpo.

### Bernheim

Hippolyte Bernheim, considerado um dos expoentes da medicina na França, tratou durante seis meses um caso de ciática sem sucesso. O referido doente, aconselhado por outras pessoas, procurou Liébeault. Em curtíssimo prazo, o paciente voltou a Bernheim, inteiramente livre de seu mal. Este fato despertou-lhe a curiosidade. A princípio, era contrário ao hipnotismo e não nutria qualquer admiração por Liébeault, até que resolveu conhecê-lo em 1821, supostamente para tentar desacreditá-lo. Tornou-se, assim, discípulo e amigo inseparável do mesmo. Bernheim foi o primeiro a perceber que o estado hipnótico era normal em todas as pessoas e, principalmente, foi quem definiu os efeitos pós-hipnóticos da sugestão como elemento provocador de ações inconscientes e propôs aplicar isso como terapia. O prestígio de Bernheim muito contribuiu para que o mundo científico mudasse sua postura diante do hipnotismo e o considerasse "um estudo em andamento". Em 1884, os médicos franceses Liébault e Bernheim fundam juntos a Escola de Nancy, que imediatamente faria oposição à Escola de Salpêtriere (Paris), liderada por Charcot, o qual propagava que somente os neuróticos seriam hipnotizáveis. A histeria e a hipnose foram a razão da disputa entre Nancy e Salpêtriere. Eles acusavam Charcot de fazer um mau uso da hipnose, já que dela se servia não para fins terapêuticos, mas, sim, para provocar crises convulsivas em suas pacientes, manipulando-as de modo a conferir um status de neurose à histeria. A Escola de Nancy propiciou, mundialmente, a mais extraordinária expansão da hipnose.

### Charcot

Jean-Martin Charcot (1825-1893) foi um médico parisiense, o mais importante e conceituado da época, e considerado o criador da neurologia. Em 1862, tornou-se chefe do Hospital-Escola de Salpêtriere. Pelas mãos de Charcot, a hipnose entrou de maneira solene e oficial no terreno médico quando, em 1882, apresentou sua proposta à Academia Francesa de Ciências. Cabe ressaltar que em três ocasiões anteriores ele havia a rechaçado sob o nome de magnetismo ou mesmerismo, obtendo um significativo reconhecimento às suas teorias.

### Sigmund Freud

Freud (1856-1939), neurologista austríaco e criador da Psicanálise. É conhecido o papel de Freud no que se refere ao abandono da hipnose em sua clínica e as consequências daí resultantes, em particular nos meios psicanalíticos da Europa. Havia poucas exceções de destaque, tais como a de Pierre Janet na França e mesmo no Império Austro-húngaro a de alguns discípulos do próprio Freud. O próprio Jung, em 1905, ao assumir um posto logo abaixo de Bleuler no Burghölzli, ministrou cursos sobre hipnose. Assim, Freud criou a psicanálise e sepultou a hipnose, como método psicoterápico ou via de administração. A repercussão foi menor na América do Norte, onde a hipnose continuou a ser objeto de séria pesquisa e uso clínico. Depois que Freud rejeitou o hipnotismo em seu método terapêutico, ocorreu um período de relativo esquecimento das atividades hipnóticas por cerca de trinta anos.

## Pavlov

O primeiro especialista a estudar a hipnose do ponto de vista neurofisiológico foi o grande fisiologista russo Ivan Petrovich Pavlov. Em suas pesquisas sobre reflexos condicionados, Pavlov descobriu que a hipnose é uma resposta natural do sistema nervoso central para proteger o cérebro de algumas situações em que há excesso de estímulos externos, comum ao homem e aos animais.

## Émile Coué

Coué (1857-1926) era um farmacêutico francês, e seu nome está associado às pesquisas sobre o "Efeito Placebo". Ele é considerado o pai da auto-hipnose. Coué se baseou num fato que ocorreu "por acaso": ao administrar um medicamento a um paciente, disse-lhe que era um remédio poderoso, recém-chegado de Paris e que, sem dúvida, promoveria a cura – mas o medicamento não tinha essa especificação. Interessado pela hipnose, ele conclui dessa experiência que "na verdade, não é a sugestão que o hipnotizador faz que realiza qualquer coisa, é a sugestão que é aceita pela mente do paciente. Todas as sugestões efetivas devem ser (ou são) transformadas em autossugestões". Descobriu, assim, que não era necessário "hipnotizar" um paciente para induzi-lo a reagir desta ou daquela forma.

Bastava "relaxar" o paciente e "fazer a sugestão", com voz firme, decidida, para obter o mesmo resultado. Foi ele quem formulou vários princípios e leis que fundamentam a aplicação e sistematização do processo sugestivo. Foi no início do séc. XX que Émile Coué começou a popularizar a autossugestão consciente. Autor de alguns livros sobre o tema, dois deles, publicados em português, propunham uma auto-hipnose genérica, extremamente simples e, por isso mesmo, muito popular. A frase que se tornou a sua marca registrada foi: "De dia para dia, em tudo e por tudo, vou cada vez melhor". Essa frase, destinada a ser repetida 20 vezes todas as noites, antes de dormir e logo ao acordar, faz parte do célebre método que ele chamou de "domínio de si mesmo pela autossugestão consciente", e começou a popularizar a autossugestão consciente. Ela se tornou muito popular no Brasil graças a Omar Cardoso, radialista e astrólogo que a utilizava na abertura de seu programa, nos anos 1970.

## Outros fatos importantes acerca da hipnose

Em agosto de 1889, aconteceu em Paris o "I Congresso Internacional de Hipnotismo Experimental e Terapêutico", com a representação de 223 estudiosos de 23 países. O Brasil teve a honra de levar dois profissionais de saúde: Dr. Joaquim Correia de Figueiredo e Dr. Ramos Siqueira, médicos do Estado do Rio de Janeiro. Durante a Segunda Guerra Mundial (1939 a 1945), segundo a literatura existente, feridos e/ou mutilados eram postos em transe tanto para alívio de suas dores como para cirurgias.

## Milton Erickson e a "Nova Era" da hipnose

A partir dos anos 1980, a hipnose tornou-se muito popular devido a uma nova orientação conhecida como Psicoterapia Ericksoniana ou Hipnose Naturalista. Essa nova orientação é fruto do trabalho do médico e psiquiatra norte-americano Milton Hyland Erickson (1901-1980). Entre as inúmeras contribuições para o campo da Psicologia deixadas por ele, pode-se citar o conceito de utilização da realidade individual do paciente, levando sempre em consideração o indivíduo que está passando pelo processo terapêutico e sua realidade pessoal. Erickson trabalhava em cima do sintoma do paciente, entrando, por meio de uma hipnose naturalista, na forma em que a pessoa causava o problema a si mesma.

## Hipnose e hipnoterapia no Brasil

No Brasil, a hipnose ficou proibida no decorrer do governo do então presidente Jânio Quadros, num ato presidencial que contrariava os principais conselhos de saúde brasileiros. Na ditadura militar, agentes da repressão do governo tentaram utilizar hipnose para obter informações de presos políticos. O procedimento utilizado era conhecido como "lavagem cerebral", que tem como base atingir o esgotamento nervoso, usando tortura física e psicológica. Atualmente, no Brasil, a hipnose não só é legal como amplamente utilizada por vários segmentos, como por psicólogos, psiquiatras, dentistas, terapeutas, cirurgiões e policiais. Apenas pessoas devidamente capacitadas e inscritas em seus conselhos de psicologia, odontologia, medicina e outros, cujas profissões permitem legalmente usar a hipnose, podem utilizá-la. No entanto, sob a perspectiva de Milton Erickson, fica muito difícil definir o que é e o que não é hipnose, e quando alguém a está utilizando ou não, sabendo disso ou não!

capítulo 2

# A HIPNOSE E SUAS CARACTERÍSTICAS

Hipnose é um estado mental ou um tipo de comportamento composto de uma série de instruções preliminares e sugestões. O uso da hipnose com finalidades terapêuticas é conhecido como "hipnoterapia".

De acordo com Jay Haley (1991):

A maioria das pessoas, incluindo muitos profissionais treinados, pensa que a hipnose é uma situação especial, diferente de outras situações na vida. (...) Devido à ideia de que a hipnose é um ritual estereotipado que envolve o sono, é difícil ver sua relação com um tipo de terapia (...).

Para esse renomado estudioso, a hipnose é um "tipo especial de interação entre pessoas, em vez de ser um fenômeno religioso, uma situação de transferência ou um processo condicionador" (1991). Ainda citando Haley:

Num nível mais geral, o objetivo do hipnotista é modificar o comportamento, a resposta sensorial e a consciência da outra pessoa. Um objetivo subsidiário é ampliar a gama de experiência da pessoa: provê-la com novos modos de pensar, sentir e se comportar. Obviamente, esses também são os objetivos da terapia. Tanto o hipnotista quanto o terapeuta procuram, por meio do relacionamento com a pessoa, introduzir variedade e estender a série de habilidades (1991).

O hipnólogo, para Haley, leva o sujeito a fazer algo que poderia fazer voluntariamente (olhar para um ponto, respirar lentamente, pensar em alguma coisa específica), esperando que o mesmo responda involuntariamente ou espontaneamente (sentir pálpebras pesadas, desejar que o braço elevado no ar desça e repouse junto com o resto do corpo), além de desejar que haja respostas participativas ou autônomas. Como o próprio autor enfatiza, "as várias formas de terapia também utilizam esses dois procedimentos. O terapeuta dirige o paciente para as coisas que pode fazer voluntariamente e então pede, ou comunica, uma expectativa de mudança espontânea" (1991). Para Haley, a hipnose enquadra-se na categoria das "terapias estratégicas". Na terapia, a ação que ocorre é determinada pelo paciente e pelo terapeuta, mas na terapia estratégica "a iniciativa tomada é amplamente tomada pelo terapeuta" (1991), que identifica problemas solucionáveis, planeja objetivos, intervenções, observa o retorno corrigindo sua abordagem, sendo realmente sensível e receptivo ao paciente e a seu campo social, examinando o resultado para determinar se a mesma foi efetiva.

Durante a primeira metade do século XX, muitos terapeutas foram treinados para acreditar que o clínico deveria se sentar passivamente apenas interpretando ou retornando àquilo que o paciente dissesse, ou estava fazendo. Durante os anos 1950, houve uma grande proliferação de terapias estratégicas, o que gerou na época controvérsia sobre a questão do quanto era certo ou não o terapeuta agir para ocasionar mudanças. De acordo ainda com Haley, "… agora parece claro que a terapia efetiva requer esta abordagem e as discordâncias acabaram" (1991).

Definições de hipnose (FERREIRA, 2006).

Vamos a algumas definições e considerações feitas por algumas pessoas de grande destaque na área:

(…) As pessoas cumprem os assim chamados "comportamentos hipnóticos" quando elas têm positivas atitudes, motivações e expectativas com relação à situação-teste, as quais levam a pensar e imaginar com boa vontade sobre os temas que são sugeridos (THEODORE BARBER).

Para William Edmonston Jr., o que conhecemos como "hipnose" deveria se chamar "anesis" e seria "um processo de dois passos: (1) relaxamento, seguido por (2) níveis flutuantes de alerta ditados pelos requerimentos de atividades de sugestões subsequentes".

É essencialmente um estado de mente o qual usualmente é induzido em uma pessoa por outra. É um estado de mente no qual as sugestões são mais prontamente aceitas do que no estado de vigília, mas também agem mais poderosamente do que seria possível sob condições normais (JOHN HARTLAND).

As pessoas que são hipnotizadas costumam relatar alterações de consciência, anestesia, analgesia, obedecendo e realizando os atos mais variados e extremos sob esse pretenso estado.

Segundo Facioli (2006), a hipnose, em termos mais estritamente descritivos, é o procedimento de sugestões reiteradas e exaustivas, aplicadas geralmente com voz serena e monotônica a sujeitos que algumas vezes correspondem às mesmas, realizando-as, seja no plano psicológico ou comportamental. Esses sujeitos responsivos também costumam relatar alterações de percepção e consciência durante a indução hipnótica. E, em alguns casos, respondem de modo surpreendente ao que lhes é sugerido, o que pode incluir, por exemplo, anestesia, alucinações, comportamento bizarro e ataques convulsivos (2006:15).

Apesar das controvérsias que ainda cercam o tema, se os efeitos da hipnose são legítimos ou não, Facioli (2006) ressalta:

Dado o impacto geralmente produzido em todos os envolvidos, sejam hipnotizados, hipnotizadores ou observadores, a hipnose é algo que merece atenção. Seja ela um fenômeno neurológico, psicológico ou de coação social, são válidas as tentativas sensatas e sinceras de as compreender. Mesmo que a hipnose seja simplesmente uma farsa, não há dúvida de que, por meio dela, podemos compreender melhor o que é o ser humano, seu psiquismo e sua relação com os outros de sua espécie.

O termo "hipnose" (grego hipnos = sono + latim osis = ação ou processo) deve o seu nome ao médico e pesquisador britânico James Braid (1795-1860), que o introduziu, pois acreditou tratar-se de uma espécie de sono induzido (Hypnos era também o nome do deus grego do sono)[1]. Embora hoje se saiba que a hipnose não tem relação com o sono, o nome permaneceu no meio científico e popular. Contudo, hipnose não é uma espécie ou forma de sono. Os dois estados de consciência são claramente distintos, e a tecnologia moderna pode comprovar este fato de inúmeras formas, inclusive pela eletroencefalografia de ambos, que mostra ondas cerebrais de formas, frequências e padrões distintos para cada caso. O estado hipnótico é também chamado transe hipnótico.

## Estudos sobre a hipnose

Quem é susceptível de ser hipnotizado? Nem todas as pessoas são hipnotizáveis. Hilgard fez experiências com estudantes universitários e só 25% foram hipnotizados; e destes, só ¼ entrou em transe profundo.

Richard Bandler, fundador da PNL, contesta publicamente a metodologia de Hilgard e sua famosa escala, pois não acredita que o padrão adotado por eles para fazer a pesquisa favoreça boas induções, privilegiando apenas um perfil específico de pessoas, as quais respondem melhor a esta forma de conduzir. Induções eram feitas num tom monótono, de forma impessoal, num gravador, eliminando – o que, para Bandler, é um dos elementos mais importantes – o elemento humano, a tonalidade da voz e a "presença" do hipnotizador.

Os fatores que interferem, de acordo com o referido estudo de Hilgard, são:

- » Idade: a suscetibilidade à hipnose aumenta até mais ou menos os dez anos, depois diminui à medida que os indivíduos se tornam menos conformistas.
- » Personalidade: são mais suscetíveis as pessoas que tendem a envolver-se com suas fantasias.

São menos suscetíveis as pessoas que:

- » Distraem-se facilmente.
- » Têm medo do novo e do diferente.
- » Revelam falta de vontade de obedecer ao hipnotizador.
- » Revelam falta de vontade de serem submissas.

[1]Fonte: Wikipedia.

## A contribuição e abordagem de Milton Erickson

A partir dos anos 1980, a hipnose tornou-se muito popular devido a uma nova orientação, conhecida como psicoterapia Ericksoniana ou hipnose naturalista. Esta nova orientação é fruto do trabalho do médico e psiquiatra norte-americano Milton Hyland Erickson (1901-1980).

Entre as inúmeras contribuições para o campo da Psicologia deixadas por ele, pode-se citar o conceito de utilização da realidade individual do paciente, levando sempre em consideração o indivíduo que está passando pelo processo terapêutico e sua realidade pessoal. Erickson trabalhava com base no sintoma do paciente, entrando em seu mundo através de uma hipnose naturalista, a partir da forma com que a pessoa causava o problema a si mesma[2]. Erickson desenvolveu, de acordo com Marlus Ferreira, "não uma teoria sobre a natureza da hipnose, mas, sim, uma abordagem totalmente diferente das existentes até então, que revolucionou a hipnologia do século XX". Trata-se de uma indução centrada no paciente com indução indireta, interativa, partindo da observação do que se passa com o sujeito, suas reações e comportamento.

A hipnoterapia Ericksoniana tem como foco não o transe hipnótico formal, que pode ou não ocorrer, mas, sim, um sistema interpessoal de comunicação focalizado unicamente nos indivíduos envolvidos e objetivando primariamente descobrir capacidades inconscientes de respostas. A hipnose como um processo é mais qualitativamente similar às outras experiências subjetivas, como o amor, que podem variar de uma pessoa para a outra. A abordagem Ericksoniana começa com a concepção de como promover a influência interpessoal, vindo da prática para a teoria (FERREIRA, 2006).

[2] Fonte: Milton Erickson e A "nova era" da hipnose, p. 11.

## Princípios de trabalho na terapia Ericksoniana

- » Toda pessoa é única e cria sua própria metáfora. O hipnotizador se alia e se movimenta com ela.
- » O cliente tem em seu próprio sistema a capacidade de resolver o problema.
- » Tudo o que é necessário é criar uma mudança estratégica e permitir que ela se generalize. Pode-se trabalhar no sistema sem responder ao problema específico.
- » O tempo não tem significado. A cada momento, há um novo relacionamento sendo criado.
- » Todo problema tem solução, e é possível trabalhar com qualquer coisa.
- » Não existe algo como "resistência".
- » Há poder no intercâmbio da vulnerabilidade.
- » A estratégia Ericksoniana.

De acordo com Betty Erickson, filha de Milton Erickson:
- » São os sentimentos que realmente importam.
- » As crenças são construídas sobre os sentimentos.
- » Respostas e comportamentos são, com frequência, construídos sobre sentimentos.

- » Nós defendemos nosso sentimento de forma apaixonada.
- » Os sentimentos não são necessariamente congruentes com a realidade.
- » Tudo o que nós somos, exceto nosso corpo físico, é aprendido a partir das experiências.
- » A maioria das pessoas quer viver uma vida boa e produtiva.
- » O propósito mais elevado dos relacionamentos é que a pessoa se torne mais sábia e melhor.
- » Cada pessoa tem dentro de si os recursos necessários para alcançar produtivamente metas mais saudáveis.
- » A melhor terapia ou ensino é: expandir a habilidade da outra pessoa de recuperar aqueles recursos e qualidades.
- » O medo, real ou imaginário, é uma das maiores limitações que a pessoa tem.
- » O amor e o humor são instrumentos poderosos para mudanças produtivas.

## Princípios das sugestões hipnóticas (Betty Erickson)

- » Quando a atenção está concentrada em uma ideia, esta tende a se realizar.
- » Quando a imaginação e vontade entram em conflito, a imaginação sempre vence.
- » Uma emoção mais forte geralmente subjuga uma mais fraca.

## Estratégia Ericksoniana (Betty Erickson)

### Acompanhamento

Alinhamento com o cliente: respiração, gestos, tom de voz, modo de sentar e movimentar. Aspectos do "não verbal". Esses fatores facilitariam a interação.

### Condução

Você conduz o primeiro acompanhando. Cabe ressaltar que, após perceber o alinhamento, devem-se introduzir distinções que contribuam para o alcance do "estado desejado".

É de grande importância:

- » Realinhar a comunicação continuamente.
- » Estabelecer e manter o *rapport*.

Hipnólogos devem, ao fazer hipnose:

- » Estabilizar (o cliente).

- » Desenvolver a segurança.
- » Desenvolver conjuntos de habilidades.
- » Desenvolver mecanismos adicionais para lidar com as experiências.
- » Reenquadrar experiências passadas, dando ao cliente acesso aos seus pontos fortes.
- » Prosseguir num ritmo apropriado para o cliente.
- » Respeitar as necessidades do cliente.
- » Dar o suporte apropriado para o ego.
- » Cultivar as habilidades suficientes dentro do cliente para lidar com os problemas atuais e passados.
- » Gerenciar efeitos intensos, integrar novas aprendizagens e expandir a vida.

**Âncora hipnótica**

É o estabelecimento de uma relação entre um gatilho e algo que se está experimentando. Exemplo de âncora hipnótica: "Tão naturalmente quanto respira, você vai sentindo bem-estar e satisfação".

Aqui, o hipnotizador procura que a respiração seja um "disparador" para o bem-estar do cliente.

A forma como o hipnotizador usa sua voz e o tipo de voz e comportamentos podem se transformar em âncoras hipnóticas. Nos meus produtos digitais, eu começo pedindo que os ouvintes respirem e, não raro, quase sempre faço uma contagem regressiva. Alguns usuários mais antigos de meus materiais entram em transe profundo apenas ao me ouvirem pedir que eles respirem ou quando começo a contar. Esses comportamentos transformaram-se em "âncoras hipnóticas", levando-os mais facilmente ao transe.

**Mitos sobre a hipnose**

Em seu muito elucidativo livro Manual de Hipnoterapia Ericksoniana, Sofia Bauer nos lembra que muitos mitos sobre a hipnose surgiram com os hipnotizadores de palco e suas mágicas demonstrações. Em seguida, Bauer (2013) vai enumerando vários mitos com base naquilo que os clientes trazem para o consultório. Escolhi algumas de suas colocações que considero mais importantes para adaptar e debater aqui:

A hipnose é causada pelo poder do hipnotizador.

- » Na verdade, a hipnose "acontece em um campo de interação e confiança, o *rapport*. O que o hipnotizador precisa ter é criatividade, carinho e atenção".

Quem pode ser hipnotizado.

- » Longe de ser algo que só acontece com pessoas de mente fraca, é algo que faz parte de nosso dia a dia. "Um hipnotizador habilidoso em uma boa interação com seu cliente, trabalhando a confiança e a motivação, leva-o ao transe."

## Capítulo 2 • A hipnose e suas características

O hipnotizador controla o desejo do paciente.

» "O sujeito é protegido pelo seu inconsciente de fazer aquilo que não deseja. Caso ele o faça, é porque julgou inofensivo, ou por acreditar que aquilo possa ajudar."

A hipnose pode ser prejudicial à saúde.

» "A hipnose não causa danos se usada por pessoas competentes e bem intencionadas" e "o que faz mal é a sua manipulação inescrupulosa por certos profissionais e a credulidade de certos pacientes".

Pode-se tornar dependente de hipnose.

» "O objetivo é ajudar a pessoa a se curar e ser autossuficiente. A hipnose ajuda nesse processo e se pode até ensinar auto-hipnose como autoajuda e independência."

A pessoa pode não voltar do transe, ficar presa nele.

» "Não é possível. O máximo que acontece é a pessoa adormecer, o que seria o passo seguinte ao transe profundo. Se você o aprofunda e dorme, pode ser acordado."

O sono e a hipnose.

» "A hipnose não é sono. É um estágio anterior."

A pessoa fica inconsciente em transe.

» "A hipnose é um estado de atenção focalizada. O que não quer dizer que você perca a consciência. É só no transe profundo que ocorre a amnésia total."

Hipnose e relaxamento.

» "Hipnose pode ser induzida via relaxamento, mas nem toda hipnose é relaxamento."

Hipnose, terapia e regressão.

» "A hipnose não é uma terapia. Mas a hipnose por si só traz alívio e paz, o que é curativo também." "Regressão é um dos muitos fenômenos que podem acontecer com a pessoa em transe, mas nem toda pessoa regride quando entra em transe, principalmente as mais atentas e/ou mais controladoras, muito pensativas e racionais. Para haver regressão, é necessário um transe médio ou profundo."

### A hipnose pode ser aprendida por um hipnotista de palco e realizar milagres?

» "Se o propósito é trabalhar de forma psicoterapêutica, não basta apenas aprender hipnose e dar sugestões, o que um hipnotizador de palco sabe fazer muito bem e não lhe tiramos seu mérito. Mas é preciso mais, é preciso conhecer o lado psicológico e psicodinâmico dos problemas que a pessoa traz." "A hipnose não realiza milagres. O que acontece é a junção da motivação do paciente e a abertura às riquezas de cada um em seu inconsciente."

### Uma pessoa hipnotizada revela seus segredos.

» A pessoa "falará, se assim o quiser, porque pode ocorrer a hipermnésia, a lembrança vivida de um fato esquecido. O sujeito não fica à mercê do hipnotizador. Ele pode falar caso queira falar e precise".

capítulo 3

# PESQUISAS COM A HIPNOSE

Marlus Ferreira (2006) faz um apanhado de várias pesquisas envolvendo a hipnose e os indivíduos altamente suscetíveis à hipnose, considerados "altos" de acordo com suas respostas aos quesitos das escalas de suscetibilidade hipnótica. Eles podem apresentar determinados achados nos exames neurofisiológicos e de imagens, como a Ressonância Magnética, Ressonância Magnética Funcional e a Positron Emission Tomography (PET). Contudo outros podem entrar em hipnose e não apresentar os achados que podem estar presentes nos indivíduos altamente suscetíveis.

Os indivíduos com baixa suscetibilidade hipnótica têm, por algum motivo, menos vontade para experimentar a hipnose, ou menos vontade de que essas experiências hipnóticas aconteçam com eles. De certa forma, eles esperam passivamente que as experiências aconteçam, ao invés de ativamente usarem estratégias cognitivas para criar uma nova.

Ao escanear os cérebros dos sujeitos enquanto estavam hipnotizados, os pesquisadores da faculdade de medicina foram capazes de ver as alterações neurais associadas à hipnose.

Os cientistas examinaram os cérebros de 57 pessoas durante sessões guiadas de hipnose semelhantes às que poderiam ser usadas clinicamente para tratar ansiedade, dor ou trauma.

Seções distintas do cérebro têm atividades alteradas e conectividade enquanto alguém é hipnotizado, relatam em um estudo publicado on-line em 28 de julho em Cerebral Cortex.

Spiegel e seus colegas descobriram três marcas no cérebro sob hipnose. Cada mudança era vista somente no grupo altamente hipnotizável e somente enquanto estava passando pela hipnose.

Houve uma diminuição da atividade em uma área chamada cingulado anterior dorsal, parte da rede de saliência do cérebro. É um meio muito poderoso de mudar a maneira como usamos nossas mentes para controlar a percepção e nossos corpos.

Eles também observaram um aumento nas conexões entre outras duas áreas do cérebro: o córtex pré-frontal dorsolateral e a ínsula, uma conexão "cérebro-corpo" que ajuda o cérebro a processar e controlar o que está acontecendo no corpo.

A equipe de Spiegel também observou conexões reduzidas entre o córtex pré-frontal dorsolateral e a rede de modo padrão, que inclui o córtex pré-frontal medial e o cíngulo posterior.

Essa diminuição na conectividade funcional provavelmente representa uma desconexão entre as ações de alguém e sua consciência sobre suas ações. O pesquisador explica: "Quando você está realmente envolvido em algo, você realmente não pensa em fazê-lo, você apenas o faz", disse ele.

Durante a hipnose, esse tipo de dissociação entre ação e reflexão permite que a pessoa se envolva em atividades sugeridas por um clínico ou autossugeridas sem dedicar recursos mentais a ser autoconsciente sobre a atividade.

O principal autor do estudo é Heidi Jiang, ex-assistente de pesquisa em Stanford, que atualmente é aluna de pós-graduação em neurociência na Northwestern University. Outros coautores de Stanford são os professores assistentes clínicos de psiquiatria e ciências comportamentais Matthew White, MD, e o professor associado de neurologia Michael Greicius, MD, MPH.

Uma equipe de pesquisadores, incluindo o Dr. Spiegel, usou a ressonância magnética para mostrar as diferentes "assinaturas cerebrais" de pessoas muito e pouco hipnotizáveis. Eles descobriram uma maior conectividade entre diferentes regiões do cérebro em pessoas altamente hipnotizáveis (HOEFL et al., Base Cerebral Funcional da Hipnotizabilidade, 2012).

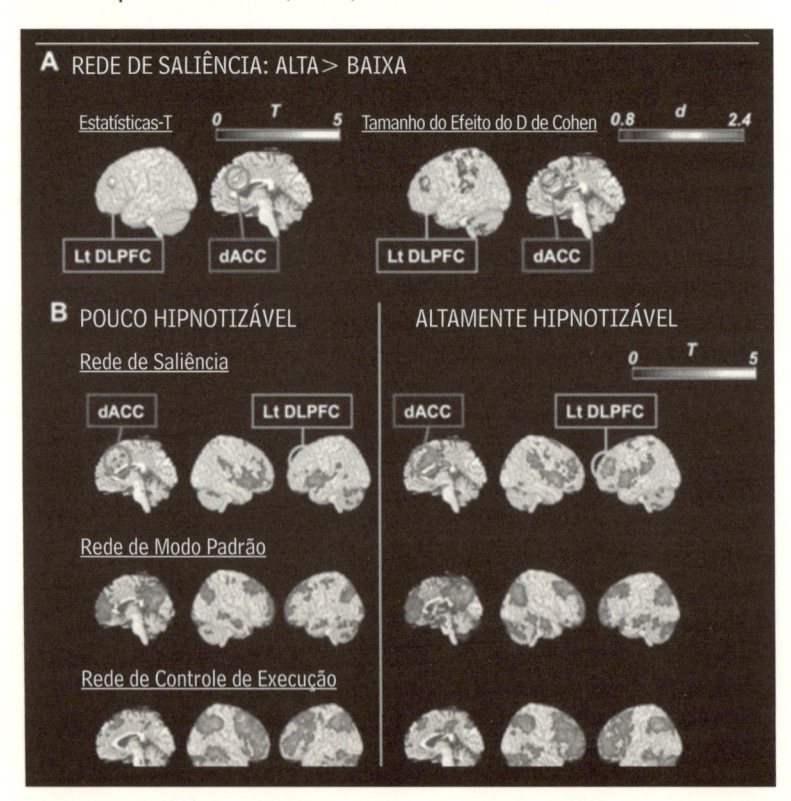

## Capítulo 3 • Pesquisas com a hipnose

Ressonância Magnética Funcional – conectividade funcional nos grupos HIGH e LOW (pessoas muito e pouco hipnotizáveis) – Centro Médico Acadêmico da Faculdade de Medicina da Universidade de Stanford.

Apenas cerca de 10% da população é geralmente categorizada como "altamente hipnotizável", enquanto outros são menos capazes de entrar no transe hipnótico.

Spiegel e seus colegas examinaram 545 participantes saudáveis e encontraram 36 pessoas que sempre obtiveram pontuações altas nos testes de hipnotizabilidade, bem como 21 indivíduos de controle que marcaram no extremo inferior das escalas.

Havia discussões sobre a possibilidade de a hipnose ter efeito placebo, ou que alguns casos apresentados por hipnotizadores fossem forjados. Uma perspectiva Ericksoniana não tem O MENOR PROBLEMA com o efeito placebo, já que Erickson afirmou muitas vezes que o transe não é indispensável e que o importante é ajudar o cliente a buscar seus recursos internos. Portanto despertar o efeito placebo é despertar aspectos da cura também!

Segundo a Revista Galileu, a maior parte dessas dúvidas caiu em 1998, quando os cientistas com PhD Stephen Kosslyn, da Universidade de Harvard, e David Spiegel, de Stanford, usaram o PET (Tomografia por Emissão de Pósitrons, um exame de imagem sofisticado) para "fotografar" a hipnose. Eles sugestionaram indivíduos a enxergarem cores em um painel preto e branco e constataram que os cérebros agiam como se realmente existissem cartazes coloridos à frente. "O fluxo sanguíneo no cérebro repetiu o padrão de quando a pessoa enxerga colorido. Ou seja, o cérebro estava realmente 'vendo' aquilo", diz Spiegel, que estuda hipnose desde os anos 1970.

Em 2010, o pesquisador Devin Terhune, de Oxford, usou um princípio parecido para mostrar como a hipnose poderia ser usada para um feito antes tido como impossível: reverter a sinestesia. A doença rara leva a uma confusão de sentidos no cérebro, como, por exemplo, enxergar imagens inexistentes ao ouvir determinados sons. No caso da voluntária tratada pelo experimento, cores fortes surgiam no seu cérebro todas as vezes em que ela via um rosto. Induzindo o transe, Terhune desviou o "caminho cerebral" durante o fenômeno, fazendo com que ela ignorasse as cores que apareceriam em sua mente. Um eletroencefalograma confirmou o efeito. "Ela relatou que não tinha mais espasmos de cor ao ver faces e, ao mesmo tempo, a área ligada à confusão mental no cérebro reduziu sua atividade elétrica", afirma Terhune. O pesquisador ressalva que tudo isso só funcionou porque a voluntária era altamente hipnotizável.

A maior parte das possibilidades está na área de distúrbios psicossomáticos e comportamentais. Males como insônia, fobias, hipertensão e obesidade muitas vezes estão bastante relacionados a fatores psicológicos. É nesses casos – e não em todos – que a hipnose pode dar uma boa ajuda. Foi o que mostrou em 1995 Irving Kirsch, um dos maiores especialistas em hipnose clínica do mundo e PhD em Psicologia pela University of Southern California. Em uma grande revisão de estudos, Kirsch constatou que a prática melhorava, em 70% dos casos, os efeitos positivos das terapias baseadas em psicologia cognitivo-comportamental, que é a forma mais popular e difundida de tratamento para esses problemas.

Um grupo de cientistas ingleses da Universidade de Greenwich estuda como o ambiente de realidade virtual pode potencializar os efeitos na prática. Outra frente de pesquisadores tenta entender as características genéticas que levam algumas pessoas a serem mais hipnotizáveis que outras. Pelo menos quatro estudos já mostraram que um gene chamado COMT está relacionado à suscetibilidade, mas sua ação exata ainda não é totalmente compreendida.

Outros estudos interessantes são desenvolvidos pelo neurocientista israelense Avi Mendelsohn, que mostrou como o cérebro de pessoas suscetíveis ao esquecimento, após a hipnose (10% da população), pode bloquear a ativação da memória. Seus estudos também apontam a possibilidade de criar lembranças falsas. "No futuro, acredito que muitos poderão usar a hipnose para bloquear as memórias que estão perturbando suas vidas, ou ao menos suprimir emoções ruins ligadas a essas recordações", afirma. Prática essa que o *reimprinting* da PNL já faz há décadas com grande sucesso.

Fonte da pesquisa: http://revistagalileu.globo.com/Revista/Common/0,,EMI198264-17773,00-O+LADO+SERIO+DA+HIPNOSE.html

## Importantes observações de Theodore Barber

Para Theodore Barber, as numerosas pesquisas levam à conclusão da existência de três tipos principais de pessoas, que respondem altamente à hipnose:

» Pessoas com propensão à fantasia.
» Pessoas com propensão à amnésia.
» Pessoas positivamente estabelecidas, que estão prontas para cooperar com o pensamento e a imaginação do que é sugerido.

Outro grupo quase na mesma porcentagem anterior de muito bons pacientes hipnóticos distinguidos por Barret inclui os com propensão à amnésia para períodos de suas vidas, para eventos da infância e amnésia seguindo a hipnose. Durante a hipnose, esses pacientes apresentam extrema diminuição do tônus muscular, e quando saem da hipnose parecem confusos, com dificuldade para falar, respondem lentamente às perguntas. Outro grupo de "muito bons indivíduos hipnóticos" não pertence aos grupos anteriores, mas nas escalas de suscetibilidade à hipnose passam de 85% ou mais das sugestões. Esse grupo, segundo Barber, tem atitudes positivas com relação à hipnose, à situação particular e a um particular hipnólogo. Barber aponta quatro fatores que afetam as pessoas durante a hipnose, ainda que de diferentes maneiras, e que podem ser maximizados na situação hipnótica:

» Fatores sociais que obrigam as pessoas socializadas a cooperar e tentar realizar as expectativas do hipnólogo e das sugestões explícitas.
» Habilidades únicas do hipnólogo e características pessoais, incluindo: ideias

criativas, capacidade de comunicação, eficácia interpessoal e a natureza do relacionamento interpessoal hipnólogo-indivíduo.
» Eficácia do procedimento de indução para guiar o indivíduo a pensar com as sugestões.
» Profundidade de significação, criatividade e "força" ou "poder" das ideias sugeridas.

Características do estado hipnótico:

» Redução de movimentos.
» Relaxamento muscular.
» Voz mais profunda.
» Relaxamento dos músculos faciais.
» Literalismo (respostas e reações literais).
» Respostas mais lentas.
» Reflexo de deglutição alterado.
» Alteração do ritmo respiratório e cardíaco.
» Neurotransmissor cerebral acetilcolina em vez de neuroepinefrina.
» Movimento rápido das pálpebras.
» Reflexo de piscar.
» Pupilas dilatadas.
» Lacrimejamento.
» Olhar vago e sem foco.
» Movimentos oculares.
» Modificação na orientação.
» Automatismo de movimentos.
» Movimentos espasmódicos, inconscientes, abruptos.
» Assimetria facial.
» Alterações na circulação periférica.
» O sujeito responde mais fácil.
» Movimentos Ideomotores e Ideossensórios.

Características físicas de uma pessoa em hipnose:

De acordo com Ferreira (2006), o que ele chama de "condição hipnótica" é uma diferenciação mais pelo grau e intensidade do que por aspectos específicos. Tais características, além de não definirem a hipnose, podem ocorrer também em pessoas durante as atividades diárias.

- » Relaxamento muscular: musculatura facial, apagamento dos sulcos nasogenianos (deixando a face plana), relaxamento da mandíbula, assimetria de face, músculos do pescoço, flexão do pescoço para frente ou lados, musculatura em geral e, quando deitado, rotação externa dos pés.
- » Modificação na coloração da pele.
- » Modificação na cor dos olhos: avermelhados por relaxamento da musculatura da órbita, facilitando maior fluxo de sangue por meio das veias.
- » Pupila pode subir, olhos semiabertos podem parecer "brancos".
- » Modificação do diâmetro das pupilas.
- » Alterações dos movimentos respiratórios.
- » Alteração na frequência do pulso.
- » Fechamento dos olhos.
- » Movimentos oculares lentos.
- » Tremor palpebral.
- » Diminuição da motricidade voluntária.
- » Expressões de rosto e corpo relacionadas com as sugestões.
- » Movimentos involuntários em dedos, sacudidas de mão e movimentos com a cabeça.
- » Lacrimejamento.
- » Modificação da umidade da pele e da sudorese.
- » Mudanças na temperatura do corpo.
- » Alguns relatam parestesias (formigamento nas extremidades).
- » Quando solicitado a se comunicar por movimentos, sujeitos são lentos, decompostos ou espasmódicos.
- » Sinais de hipnose para alguns autores: tremor palpebral, fechamento palpebral espontâneo, flacidez nos músculos faciais, profundo relaxamento muscular, respiração lenta e profunda, alteração do reflexo de deglutição.

Modificações passíveis de ocorrer durante a hipnose, mas que também podem ocorrer sem ela. Segundo FERREIRA (2006), as modificações possíveis são:

- » Modificações na motricidade.
- » Relaxamento, hipotonia, paralisia e rigidez.
- » Movimentos involuntários.
- » Facilitação do desempenho.
- » Modificações do controle geralmente não voluntário: coração, vasos sanguíneos, aparelho respiratório, sistema digestório, alterações na pressão arterial, vasoconstrição e vasodilatação, apneia, hipopneia e hiperpneia, mudanças nas secreções peristálticas.
- » Modificações metabólicas: glicemia, leucócitos etc.

- » Modificações no sistema endócrino: secreção da saliva, transpiração, hormônios etc.
- » Modificações na pele.
- » Modificações no sistema imunológico.
- » Modificações da percepção: cinco sentidos, distorções da sensibilidade térmica, tátil, epicrítica, barestésica, palestésica etc.
- » Modificação das funções mentais: sensopercepção (ilusão, alucinação), atenção e memória.
- » Mudança nas respostas nos casos de ansiedade, assimilação e retenção.
- » Recordação, alteração da memória da dor crônica.
- » Mudanças de hábito: abusos de álcool, fumo, drogas, excesso de peso.
- » Dessensibilização de fobias e desenvolvimento da criatividade.

Características psicológicas do estado hipnótico (FERREIRA, 2006):

- » Atenção seletiva.
- » Resposta à sugestão.
- » Transe lógico.
- » Dissociação.
- » Interpretação subjetiva.
- » Relaxamento.

**Facilitadores da indução**

Com base no que sabemos sobre hipnose e PNL:

- » Espelhamento: postura, respiração e voz.
- » Tom e velocidade da voz (adequados).
- » Congruência da voz com a linguagem (aumentando a eficácia da comunicação).
- » Sequência natural (fazer a narrativa hipnótica com o máximo de naturalidade possível).
- » Transições suaves (trabalhar diferentes coisas e aspectos de forma tranquila, mover-se de um tópico a outro com leveza, naturalidade e tranquilidade).
- » Acompanhamento da respiração do cliente com a fala do terapeuta.
- » Acompanhamento descritivo, ou seja, devolver ao cliente o que está correndo com o mesmo na experiência.
- » Incorporação do que eventualmente ocorrer durante a indução (sons, alarmes etc.) como se fosse parte da indução.

capítulo 4

# PRÁTICA: GERENCIANDO OS ESTADOS INTERNOS

Atitudes e comportamentos diferentes requerem estados psicológicos e fisiológicos distintos.

Hipnose também é definida nos meios acadêmicos como "estado alterado de consciência" e para que pessoas avaliem se o "estado" mudou, há que se treinar a percepção de estados psicofisiológicos diversos.

Os exercícios a seguir são uma excelente oportunidade para familiarizar o cliente, nos encontros iniciais, com a percepção de seus estados internos e suas mudanças. A prática e o aprofundamento da hipnoterapia dependem de o cliente permitir-se ser conduzido, e a condução depende, em grande parte, da disponibilidade interna para perceber e modificar o universo interno.

O estado de base é o estado mais recorrente experimentado pelo cliente. Talvez não seja o melhor, nem o que lhe dê mais possibilidades para as suas metas, mas é o mais familiar. Conhecê-lo ajudará na definição do "ponto de partida" e também de um "ponto de referência". Como inteligência é a capacidade de fazer distinções, seu cliente estará se tornando ainda mais inteligente no nível intrapessoal. O mesmo serve para práticas de auto-hipnose.

Joseph O'Connor forneceu um roteiro para rastrear esse estado e eu adaptei seu roteiro aos propósitos deste trabalho. Apesar de todos nós termos papéis diferentes no mundo (*coach*, pai, mãe, filho, membro da comunidade etc.), deve haver um "estado de ser" predominante na sua vida, um estado no qual passe a maior parte do seu tempo.

Assim, para a prática do gerenciamento dos estados internos, solicite que seu cliente identifique tal estado predominante e, da melhor forma para ele, conduza o exercício a seguir.

**Dinâmica dos estados interiores**

Peça para o cliente imaginar à sua frente quatro círculos no chão: um deles representa o já mapeado estado de base. Peça ao cliente para "entrar" nesse espaço e fazer acesso ao estado. Quando ele estiver vivendo-o, tenha certeza de que ele consiga distinguir exatamente o que vê, ouve e sente ao estar neste espaço.

Outro espaço será a posição do observador; neste, o cliente deve imaginar que seria possível observar seus estados de forma mais neutra, algo semelhante a ter alguém de fora observando. Leve-o a esse espaço, encorajando a ter uma posição neutra.

Outro espaço é o estado sem recursos, referente a um possível estado ocasionalmente ainda experimentado, no qual seu cliente experimenta um padrão psicológico e fisiológico desfavorável, que ele gostaria de alguma forma mudar enquanto aprende. Não há necessidade de que o cliente compartilhe em detalhes do que se trata, apenas usamos esse estado como uma referência de contraste. Peça a ele que vá para esse espaço imaginário, primeiro "acolhendo" e tendo ciência do que lá acontece e de como ele – ainda – colabora para a questão e, depois, solicite que ele o reviva com propósitos de crescimento e faça as mesmas perguntas do roteiro.

Leve o cliente para o espaço do observador enquanto você comenta, desta posição mais neutra, as respostas dadas. Depois, leve-o para o estado de base no respectivo espaço imaginário, fazendo-o reconectar-se com o que ainda é predominante em sua vida. E também o leve de volta para o espaço do observador e comente com ele a diferença nos dois padrões de respostas.

O último espaço é o espaço da meta alcançada. Da posição do observador, incentive o cliente a imaginar como seria já saber qual o melhor estado psicológico e fisiológico para mudar e fazer crescer a mudança. Deixando a questão "no ar", coloque-o nesse novo espaço e o ajude a imaginar como seria ver, ouvir e sentir isso como se já fosse real a mudança feita. Quando perceber que o cliente "entrou na viagem", faça as mesmas perguntas pausadamente.

Quando sentir que explorou tudo o que podia, leve-o para a posição do observador e comente as diferenças de respostas e os tipos de pensamentos, sentimentos e comportamentos envolvidos em cada etapa. O profissional pode ocasionalmente, ao comentar um padrão específico, pedir para que o cliente saia do Espaço do Observador e vá para outro, para reforçar a percepção.

## Acessando referências de estados mentais diversos pelo método de André Percia

» Você pode abrir ou fechar os olhos como quiser durante o processo. Posicione-se de forma a ficar bastante confortável.

» Imagine uma tela de cinema e projete nela uma experiência de natureza tensa ou agitada.

» Observe de fora o que existe no "filme mental" que comunique algo dessa natureza.

» Mergulhe dentro da experiência e acolha o que percebe e experimenta.

» Crie um espaço para a experiência tensa ou agitada no chão à sua frente. Entre nele e, uma última vez, reviva esse padrão.

» Perceba o "jogo externo": quais são as coisas, pessoas e situações externas

## Capítulo 4 • Prática: gerenciando os estados internos

que geram ocorrências que não dependem de você? Perceba o "jogo interno": como reage internamente? O que mais existe dentro de você que reage a essa experiência?

» Escolha dois bons exemplos desse estado e descreva o que você vê, ouve e sente que se repete.
» Imagine uma tela de cinema e projete nela uma experiência de natureza bem relaxada e tranquila.
» Observe de fora o que existe no "filme mental" que comunique algo dessa natureza.
» Mergulhe dentro da experiência e acolha o que percebe e experimenta.
» Crie um espaço para a experiência relaxante no chão à sua frente. Entre nele e reviva esse padrão.
» Perceba o "jogo externo": quais são as coisas, pessoas e situações externas que geram ocorrências que não dependem de você?
» Perceba o "jogo interno": como reage internamente? O que mais existe dentro de você que reage a essa experiência?
» Escolha dois bons exemplos desse estado e descreva o que você vê, ouve e sente que se repete.
» Imagine uma tela de cinema e projete nela uma experiência de natureza neutra.
» Observe de fora o que existe no "filme mental" que comunique algo dessa natureza.
» Mergulhe dentro da experiência e acolha o que percebe e experimenta.
» Perceba o "jogo externo": quais são as coisas, pessoas e situações externas que geram ocorrências que não dependem de você?
» Perceba o "jogo interno": como reage internamente? O que mais existe dentro de você que reage a essa experiência?
» Pegue dois bons exemplos desse estado e descreva o que você vê, ouve e sente que se repete.

O que pensa sobre o que faz com você em cada grupo específico? Suas outras memórias de experiências agitadas, tranquilas e neutras confirmam esse "possível" padrão?

**Ancorando estados relaxantes**

Reveja o que aprendeu nos espaços de agitação, neutralidade e tranquilidade.

» Retorne mais uma vez ao espaço da tranquilidade e explore em detalhes o que vê, ouve e sente (submodalidades).
» Colocamos, a seguir, um inventário de submodalidades de Richard Bandler para viabilizar a exploração das qualidades ou detalhes que o cliente vê,

ouve e sente. A qualidade dos estados (hipnóticos, tensos, agitados etc.) reside nas características das submodalidades que compõem a "estrutura" da experiência subjetiva.

**Inventário de submodalidades**

Segundo Bandler, apresentamos exemplos do que os clientes podem explorar e identificar:

| **Visual** | | **Auditivo** | |
|---|---|---|---|
| Número de imagens | | Volume | |
| Movendo-se ou parados | | Ritmo | |
| Tamanho | | Timbre | |
| Forma | | Direção da voz | |
| Cores ou preto e branco | | Harmonia | |
| Focado/desfocado | | | |
| Brilhoso ou escuro | | | |
| Locação no espaço | | | |
| Com ou sem molduras | | | |
| Duas ou três dimensões | | | |
| Associado ou dissociado | | | |
| Perto ou distante | | | |
| Nitidez | | | |
| **Cinestésico** | | **Olfativa/Gustativa** | |
| Locação no corpo | | Fragrância | |
| Sensações táteis | | Pungência (força do cheiro) | |
| Temperatura | | Doce | |
| Medida de pulso | | Salgado | |
| Medida de respiração | | Amargo | |
| Pressão e peso | | | |
| Intensidade | | | |
| Movimento/direção | | | |

Ao identificar, amplificar e sentir intensamente nesse espaço, identificando as submodalidades predominantes de acordo com a tabela anterior, faça um gesto, crie uma imagem, fale algo ou reúna vários destes elementos (âncora) de forma singular, no momento exato em que os experimenta com intensidade. Faça repetidas associações entre a tranquilidade e a âncora estabelecida. Teste a âncora para saber se, ao acioná-la, irá experimentar o referido estado.

Teste a âncora para relaxar verificando se, ao repeti-la, experimenta o efeito de tranquilidade. Caso não sinta, volte à etapa anterior.

## Capítulo 4 • Prática: gerenciando os estados internos

Vá para o espaço tenso e agitado e acione a âncora que você criou nas duas etapas anteriores, exatamente da mesma forma. Perceba se houve uma mudança na forma como pensa, processa ou lida com a experiência tensa ou agitada. O que se espera é que essa âncora "modifique a qualidade da experiência" do sujeito, seu estado e é também um excelente treinamento de percepção e indução de estados.

### Estado *coach* e estado *crash*

Conceito e exercícios com base nos trabalhos de Robert Dilts e Judith DeLozier em NLP-II.

Para os referidos autores, pessoas até mudam, mas não necessariamente progridem com as mudanças. Há que se lidar com o enfrentamento do medo, do desconhecido e do novo, de processos de separação, perda, incerteza e vulnerabilidade.

Alguns reagem diante dos problemas e desafios da vida com inúteis estratégias de sobrevivência: luta, fuga ou paralisia, podendo gerar regressão, inércia, ambivalência, dificuldade de desapego, confusão e conflito.

Dilts e DeLozier chamaram o estado comum a essas experiências limitantes de estado *crash*.

### Estado *crash*

O anacronismo *crash* representaria os estados limitantes, com as seguintes características em geral:

- Contração (*contraction*): a pessoa contrai seu corpo e seus processos diversos.
- Reação (*reaction*): a pessoa passa a ter atitudes e comportamentos reativos.
- Análise paralisante (*analysis paralysis*): a análise que não leva a mudanças, ao contrário, que paralisa.
- Separação (*separation*): a pessoa se isola e se distancia, às vezes, de si mesma e das pessoas em geral.
- Hematomas, feridas e mágoas (*hurt and hatred*): a pessoa tem uma percepção de estar ferida e magoada.

O oposto do estado *crash*, para os autores, é o estado *coach*, que representa o equilíbrio, a qualidade de vida, objetivo de muitas terapias e, por que não, a hipnoterapia?

### Estado *coach*

- Centramento (*centered*)
- O processo de abertura para mudanças (*open*)
- Atenção presente (*attending with*)

### (*Awareness*)

- Conexão (*connected*)
- Há acolhimento (*hold*)

## Vivência

Solicite que o cliente identifique um estado limitante que poderia caber mais ou menos na definição do que seria um "estado *crash*" para que o mesmo seja trabalhado e modificado.

**No entanto ele fará uma análise do ponto de vista do estado *coach*.**

O cliente vai pensar no estado original limitante e, numa escala de 1 a 10 (onde 1 significa muito fraco e 10 significa muito forte), pontuar como se sente com relação aos quesitos do estado *coach*, buscando um significado único e pessoal para cada um deles. Uma vez tendo atribuído os graus, perguntar ao cliente:

» Como você se sente sobre a graduação que atribuiu em cada item (um por vez)?
» O que pode fazer para aumentar esse grau um pouquinho?

Embora seja desejável deixar o cliente "livre", o condutor pode sugerir que o cliente veja, ouça, converse consigo e sinta coisas que têm potencial de contribuir para esse "aumento". Em seguida, dando tempo e percebendo reações que indiquem mudanças, perguntar:

## Estado *coach*

### Centramento (*centered*)

Numa escala de 1 a 10 (onde 1 significa muito fraco e 10 significa muito forte), pontuar como sente com relação ao quesito.

» Como você se sente sobre a graduação que atribuiu em cada item (um por vez)?
» O que pode fazer para aumentar esse grau um pouquinho?
» Agora que imaginou aumentar, está em qual nível?
» Que diferença isso faz quando imagina essas coisas? O que torna possível a mudança agora?
» Peça para que o cliente preste atenção aos detalhes (submodalidades) do que ele ouve, vê, sente e fala consigo, respirando e sentindo várias vezes no momento de maior intensidade da experiência (âncora) em cada quesito.

### O processo de abertura para mudanças (*open*)

Numa escala de 1 a 10 (onde 1 significa muito fraco e 10 significa muito forte), pontuar como se sente com relação ao quesito.

» Como você se sente sobre a graduação que atribuiu em (cada item por vez)?
» O que pode fazer para aumentar esse grau um pouquinho?

## Capítulo 4 • Prática: gerenciando os estados internos

- » Agora que imaginou aumentar, está em qual nível?
- » Que diferença isso faz quando imagina essas coisas? O que torna possível a mudança agora?
- » Peça para que o cliente preste atenção aos detalhes (submodalidades) do que ele ouve, vê, sente e fala consigo, respirando e sentindo várias vezes no momento de maior intensidade da experiência (âncora) em cada quesito.

### Atenção presente (*attending with awareness*)

Numa escala de 1 a 10 (onde 1 significa muito fraco e 10 significa muito forte), pontuar como se sente com relação ao quesito.

- » Como você se sente sobre a graduação que atribuiu em cada item (um por vez)?
- » O que pode fazer para aumentar esse grau um pouquinho?
- » Agora que imaginou aumentar, está em qual nível?
- » Que diferença isso faz quando imagina essas coisas? O que torna possível a mudança agora?
- » Peça para que o cliente preste atenção aos detalhes (submodalidades) do que ele ouve, vê, sente e fala consigo, respirando e sentindo várias vezes no momento de maior intensidade da experiência (âncora) em cada quesito.

### Conexão (*connected*)

Numa escala de 1 a 10 (onde 1 significa muito fraco e 10 significa muito forte), pontuar como se sente com relação ao quesito.

- » Como você se sente sobre a graduação que atribuiu em cada item (um por vez)?
- » O que pode fazer para aumentar esse grau um pouquinho?
- » Agora que imaginou aumentar, está em qual nível?
- » Que diferença isso faz quando imagina essas coisas? O que torna possível a mudança agora?
- » Peça para que o cliente preste atenção aos detalhes (submodalidades) do que ele ouve, vê, sente e fala consigo, respirando e sentindo várias vezes no momento de maior intensidade da experiência (âncora) em cada quesito.

### Há acolhimento (*hold*)

Numa escala de 1 a 10 (onde 1 significa muito fraco e 10 significa muito forte), pontuar como se sente com relação ao quesito.

- » Como você se sente sobre a graduação que atribuiu em cada item (um por vez)?
- » O que pode fazer para aumentar esse grau um pouquinho?
- » Agora que imaginou aumentar, está em qual nível?

- » Que diferença isso faz quando imagina essas coisas? O que torna possível a mudança agora?
- » Peça para que o cliente preste atenção aos detalhes (submodalidades) do que ele ouve, vê, sente e fala consigo, respirando e sentindo várias vezes no momento de maior intensidade da experiência (âncora) em cada quesito.

Peça que o cliente pense, em algum momento futuro, em cada fator; depois de ter praticado um milhão de vezes as mudanças em cada um deles, a "presença desses fatores trabalhados" faz grande diferença sobre sua melhor qualidade de vida. Pergunte: como sabe que há uma mudança?

Solicite que ele se veja, se ouça e se sinta lá, já! Fazendo a diferença! Projete num espaço físico esse presente que está se dando diante dele. Observe o que muda por dentro e por fora!

Ao final, solicite que o cliente se imagine num futuro experimentando o conjunto do trabalho e colhendo as consequências, e dispare a âncora (respiração e movimento corporal), enquanto vivencia intensa e organicamente a experiência.

capítulo 5

# O MODELO MILTON E A LINGUAGEM HIPNÓTICA

O "Modelo Milton" é a modelagem feita por Richard Bandler e John Grinder, criadores da Programação Neurolinguística com base nas observações e estudos sobre a "forma" como Milton Erickson se comunicava com seus clientes. Baseia-se no pressuposto de que há na mente uma parte consciente e outra parte inconsciente que se inter-relacionam, por isso a necessidade de uma forma de se comunicar com cada uma delas.

No processo de comunicação entre essas "duas partes", ocorrem os fenômenos de omissão, distorção e generalização. O inconsciente é "estrutura profunda". O consciente e tudo o que acontece nesse estado se relacionam com a "estrutura superficial". O processo de transformação de elementos de uma para outra se chama derivação.

Milton Erickson chamava, de acordo com Richard Bandler e John Grinder, de "mente inconsciente" muito mais do que o conceito deixado em utilização, oriundo de Freud. Bandler e Grinder acreditaram que

> Erickson se refere parcialmente ao funcionamento do hemisfério cerebral dominante que ocorre abaixo do nível da consciência e também à função do hemisfério cerebral não dominante. Ele provavelmente refere-se a mais do que esses dois aspectos do processamento mental, mas estamos certos de que o seu uso desse termo inclui essas duas funções (BANDLER & GRINDER, 1975).

Sua estratégia geral, enquanto conduz induções de transe, de acordo com os mesmos autores, parece contemplar:

» Acompanhamento e distração do hemisfério dominante (linguagem).
» Utilizações do hemisfério dominante, processamento de linguagem que ocorre abaixo do nível da consciência.
» Acesso ao hemisfério não dominante.

Erickson buscava recursos nas pessoas com quem se comunicava, aceitando e utilizando o modelo de mundo das mesmas, o que certamente as ajudava nas mudanças e a se entregarem nas experiências.

O hemisfério não dominante parece ter alguma habilidade linguística e todas as distinções da gramática universal.

Para Gabriel de Ávila Otero,

> De acordo com a teoria gerativa, proposta por Chomsky, a linguagem seria uma característica inata e específica ao ser humano. Temos em nosso código genético uma capacidade que nos permite adquirir e desenvolver a linguagem, e essa característica é exclusiva à nossa espécie. Seria inviável que se pensasse a criança como um pequeno linguista, pronto a construir e testar hipóteses acerca de sua própria língua. E é incabível admitir que o meio ambiente linguístico que cerca a criança (pais, amigos, vizinhos, babás etc.) esteja "ensinando" (no sentido mais tradicional do termo) a linguagem para a criança.

Segundo Bandler & Grinder (1975), "trazendo o cliente para uma tarefa que pressuponha capacidades de visualização, o hipnólogo facilita a transferência de controle do hemisfério dominante para o hemisfério não dominante". Existem muitas técnicas hipnóticas que se utilizam de contagens. Para Bandler e Grinder (1975), quando um cliente se ouve ou ouve alguém contar, ele está tendendo a, simultaneamente, representar os numerais que está ouvindo de forma visual. Numerais, assim como ocorre com outras padronizações visuais, são armazenados no hemisfério não dominante; assim sendo, as técnicas de contagem acessam a parte inconsciente do cérebro dos clientes.

Para os mesmos autores, a ineficiência de técnicas de contagem para alguns se relaciona ao presente estado de inabilidade dos mesmos de acessar o hemisfério não dominante para representações visuais. Esse hemisfério aparentemente parece ser o local de armazenamento das representações melódicas em humanos. Sendo assim, segundo Bandler & Grinder (1975), o material gramático infantil que alimentamos no ouvido mais imediatamente conectado com o hemisfério não dominante também está sendo processado e respondido pelo hemisfério dominante sem consciência.

### Elementos da linguagem hipnótica

Esses padrões ajudam a induzir ao transe e propiciar que o cliente mergulhe em si, buscando uma correlação entre sua fala mais "aberta" e a vida dele, o que chamamos de busca ou pesquisa transderivacional.

### Perguntas embutidas

Fazemos uma pergunta específica para o sujeito no meio de uma frase ou história. "Eu me pergunto o quanto você já aprofundou seu estado" (pergunta embutida: você já aprofundou seu estado?). A seguir, mais alguns exemplos de perguntas feitas ao sujeito, "escondidas" no meio de uma frase ou fala:

"Alguém poderia perguntar a você: o que mais pode estar aprendendo agora?"
"Talvez se lembre daquela pessoa tão importante em sua vida que sempre te valorizou perguntando: o que é importante neste momento?".

## Capítulo 5 • O modelo Milton e a linguagem hipnótica

### Acompanhamento descritivo

Descrever para o sujeito sua evolução durante o transe hipnótico: "Percebo que sua musculatura está bem mais relaxada, a respiração está mais lenta e que suas pálpebras batem".

### Incorporação de elementos e estímulos externos

Um alarme toca na rua, o hipnólogo diz algo do tipo: "É como se um alarme alertasse sobre o melhor momento para dar aquele passo importante". Isso faz com que elementos externos não tirem a pessoa do curso da hipnose. Muitas vezes, o cliente nem se lembrará deles.

### Palavras de ligação

Conectam informações nas frases: palavras de ligação mantêm a naturalidade e o fluxo da narrativa hipnótica, tornando-a próxima de uma "fala ou escrita normal".

São elas:
- Conjunção: e...
- Disjunção: mas... ou...
- Orações adverbiais.

Exemplo: "E cada vez mais você vai se permitindo relaxar e soltar, descontrair, ou ir mais fundo como jamais se permitiu até agora... Mas sempre aprendendo com tudo isso...".

Outro exemplo: "E na medida em que vai ouvindo, ou não, a minha voz, ou arrumando o que não percebe que aprofunda agora o relaxamento e a entrada num estado sempre mais profundo, mas com particularidades que ajudam que aprenda mais e mais...".

Note que as palavras de ligação "ligam" tudo e dão um senso de que estamos numa narrativa!

### Causalidade implícita

Na indução, damos a ideia ao cliente de que uma coisa implica a outra. "Como / quando / enquanto / depois de... X então Y."

"Quando eu contar de três até zero (X), você vai aprofundar mais ainda este estado (Y) ..." (a ideia de que a contagem causará um aprofundamento).

"Enquanto eu vou falando com você (X), você vai aprofundando mais ainda este estado (Y)..."

"Depois que eu fizer o relaxamento corporal (X), então poderá perceber mais ainda o quão mais profundo experimenta este momento (Y)..."

"À medida que vou prosseguindo com essa indução (X), você tenta em vão resistir, relaxar ainda mais agora (Y)..."

### Duplo vínculo

Transmitimos ao cliente a ideia de que ele tem escolhas dentro de um universo predeterminado de opções. Na verdade, estamos direcionando o cliente para algo específico.

"Você pode começar a relaxar agora ou em alguns minutos quando estiver mais acomodado nesta confortável poltrona..."

"Talvez você aprenda algo com essa técnica agora, ou depois..."

"Não necessariamente hoje ou amanhã você vai começar esse processo de mudança..."

**Ambiguidades**

Distraem a mente consciente e facilitam dirigir mensagens à mente inconsciente.

Ambiguidades fonológicas: usar palavras diferentes que têm a sonoridade parecida.

- » Ativamente (ativa a mente, ressaltando um comando para ativar a mente).
- » Completamente (completar a mente).
- » Aprender (falar para soar, por exemplo, "apreender").
- » Transformar (falar para soar, por exemplo, "transe formar").
- » Naturalmente (dando a ideia de uma mente natural).
- » Relaxadamente (relaxada a mente).
- » Acontecendo neurologicamente (acon-"tecendo neurologicamente").
- » Geração (gera ação).
- » Empolgação (empolga a ação).
- » E se transforma agora (esse transe forma agora).
- » Aquilo que definiu com insegurança (aquilo que definiu com e em segurança – reenquadra-se o significado).
- » Inconscientemente você ativamente faz (inconscientemente: você ativa a mente e faz! – torna-se um comando, por exemplo).
- » Inconscientemente tudo vai ficando simplesmente mais fácil toda vez que ativamente respirar!

Exemplo: "Inconsciente mente: tudo vai ficando! Simples, mente! Mais fácil toda a vez que ativa a mente ao respirar ar!".

Perceba como pode virar um comando dependendo da forma como se fala. Começo sugerindo que a mente fique inconsciente e tudo vá ficando simples, e que a mente será ativada mediante a respiração. Isso requer prática!

Ambiguidades de sintaxe: uma palavra é usada e o contexto não explica bem sua função, o que gera a busca por um significado pessoal para ela.

"Hipnose para um processo estressante" (a hipnose é usada para... ou ela para / interrompe?).

"Acontecer a mudança na estrutura" (tece a mudança, há mudança).

"Não faça na vida pública aquilo que você faz na privada" (qual o sentido de privada?).

Você pode respirar tranquilamente inconscientemente relaxando todo o seu ser.

Ambiguidades de pontuação, criadas quando se juntam duas frases:
"Você vai desenvolver ouvir e sentir...".
"Há muita informação sobre o quão mais rápido você vai aprendendo isso agora...".

**Comandos embutidos**

Comandos e direcionamentos específicos se escondem dentro de frases para que sejam inconscientemente percebidos e obedecidos de forma mais fluida.

"A árvore, Maria, vai relaxando ouvindo minha voz!"

Comando: Maria, vai relaxando ouvindo a minha voz!

Comandos embutidos em citações: "Tal como minha mãe sempre dizia: valorize-se!". Comando: valorize-se!

Perguntas e comandos embutidos, para Joseph O'Connor, precisam ser destacados do restante da frase para gerar impacto:

- » Aumentando ou diminuindo o tom de voz naquela parte da frase.
- » Fazendo uma ligeira pausa logo após o comando ou pergunta.
- » Fazendo a voz mais grave ou aguda.
- » Esticando ou comprimindo as palavras.
- » Usando uma âncora visual ou gesto para destacar as palavras.
- » Treinando produzir comandos embutidos.

Identifique os comandos que você deseja embutir em sua comunicação na forma de comandos. Exemplos:

- » Relaxe agora!
- » Abra-se para aprender!
- » Como farei isso acontecer agora?
- » Busque seus recursos, capacidades e potencial interno, deixando que ajudem que seu objetivo seja alcançado mais facilmente.
- » Você tem escolhas melhores e mais saudáveis!
- » Cliente, aprenda!
- » Crie história, metáforas, referências e/ou aulas, colocando os referidos comandos.

Uma vez disse para um cliente tenso: relaxe agora! Ele ainda experimentava pela última vez certa dificuldade nesse sentido, quando um assistente presente o lembrou de que havia dito a outro cliente em situação similar: "Abra-se para aprender!".

O cliente, confuso, perguntou: "Mas... como farei isso acontecer agora?".

Respondi o que sempre digo a meus alunos em sala de aula: "Busque seus recursos, capacidades e potencial interno, deixando que esses ajudem com que seu objetivo seja alcançado mais facilmente!".

Percebendo como o cliente progredia, o assistente sorriu e disse: "Isso! Perceba que você tem escolhas melhores e mais saudáveis!".

"Assim clientes aprendem..." – pensei com meus botões...

Em seu caderno de trabalhos, crie alguns comandos que deseja embutir e histórias que dão apoio para os mesmos serem "narrados com naturalidade".

Esse uso permite o uso da linguagem hipnótica em palestras e apresentações.

### Postulados conversacionais

Forma de pergunta que convida a uma resposta do tipo "sim" ou "não" em nível consciente, mas pode funcionar como um comando inconsciente:

"Você pode se dar conta do quanto muda?". O cliente tende a responder "sim" para si mesmo e isso acaba fazendo parte do processo hipnótico.

Outros exemplos:

» "Você sabe como aprofundar mais esse estado?"
» "Conhece o quanto a mente inconsciente pode surpreender construindo resultados?"
» "Como seria buscar mais harmonia, equilíbrio e qualidade de vida?"

### Perguntas finais

Sugestão disfarçada de pergunta anexada no final de cada frase:

"Ao olhar para sua mão, você percebe uma mudança no foco, o qual denuncia uma mudança no seu estado mental, não percebe…? E você sabe o quão melhor vai se sentindo, não sabe...? E tem muito a ganhar, não tem...?".

Sugestões: Perceber, saber, ter.

### Restrição seletiva

O cliente é induzido a criar ou projetar o significado de sua experiência interna em algo externo. Trata-se de uma maneira indireta de dar sugestões e comandos ao cliente sem que ele se sinta "comandado" ou "direcionado".

"Até a natureza vai se aquietando para você relaxar… Até as palmeiras ao balançar relembram a entrada num nível cada vez mais profundo a cada respiração, que é exatamente o que você experimenta agora…".

Comando: relaxar e entrar num nível mais profundo a cada respiração.

"O universo conspira e constrói para você esse momento de aprendizagem…".

Comando: construa um momento de aprendizagem.

"O vento que sopra lá fora sussurra: 'relaxe ainda mais!'. Até a natureza compreende que você vai aprofundando esse momento…".

Comando: relaxe ainda mais e vá aprofundando esse momento.

## Capítulo 5 • O modelo Milton e a linguagem hipnótica

**Utilização da experiência do paciente**

O hipnotizador usa o que o paciente faz ou produz como se aquilo fosse "esperado" e parte da indução. Por exemplo:

O cliente entra num transe muito profundo e dorme. Ao notar isso, o hipnotizador diz: "Você apagou na indução, isso é ótimo, inconscientemente tudo vai sendo absorvido".

A pessoa suspira, o hipnotizador calibra e diz: "Isso, as mudanças vão trazendo modificações, até mesmo sua respiração mudou".

Diante de lágrimas: "Que bom saber que existe emoção disponível para nos fazer humanos!".

Padrões do modelo Milton: omissões, generalizações e distorções.

Processos mentais ocorrem e materiais fluem da consciência para o inconsciente e vice-versa. Para Bandler e Grinder, isso acarreta omissões, generalizações e distorções. Na fala hipnótica, o hipnotizador gera tais fenômenos para que a sua linguagem fique propositalmente mais "vaga", o que gera "busca ou pesquisa transderivacional", ou seja, o cliente, do que é "vago", vai buscar em si um significado para aquela fala e vai usar suas referências internas para isso.

**Omissões:**

Na fala (consciência, estrutura superficial), retiramos elementos, tornando-a incompleta. Quando os retiramos, isso faz o cliente ir buscar esses elementos que "faltam" dentro de si.

**Omissões simples**

Declarações bem vagas sobre as supostas experiências dos clientes: "Você pode aprender".

Aprender o quê? O hipnotizador está omitindo para que o cliente possa buscar a resposta em si.

"Talvez já tenha se dado conta de como vão mudando suas sensações..."

Dado-se conta de quê? Mudando como? Quais sensações? O hipnotizador apresenta a omissão, e o cliente vai buscando esse significado com o que existe dentro dele.

"Alguém, ouvindo essas palavras, faz já uma mudança em seu estado." Quem?

Que palavras? Mudando o quê/como? Qual estado? E o cliente vai em busca de "quem" e "o que" dentro dele.

"Tantas perguntas sobre o quão profundo você já experimenta esse estado são respondidas..."

Quantas perguntas? Respondidas como? O cliente vai em busca de perguntas e respostas dentro de si para essas questões.

**Índice referencial não especificado**

Deixamos de especificar quem ou do que estamos falando para que o cliente busque índices referenciais dentro de si.

"Você já aprendeu tanto com tantas pessoas em sua trajetória."

Aprendeu o quê? Quantas pessoas? Qual trajetória? O cliente vai buscar essas respostas em si.

"Algo vai se formando aí dentro e você sabe o quê... E quem vai já ganhando com essas mudanças..."

O que se forma? Dentro onde? Sei o quê? O cliente sai em busca dessas respostas.

### Verbo não especificado

Não fica clara a ação, ou seja, o que o verbo está comunicando de verdade. Isso possibilita que o sujeito crie seu próprio significado sobre a experiência sugerida pelo hipnólogo, que é o que pergunto ao final do exemplo.

"Isso, da sua maneira, você vai arrumando todas essas informações." Fica no ar: arrumando como? O cliente vai buscar um significado para isso.

"Você vai entendendo cada vez de forma mais fácil...". Entendendo como, de que forma? "Você sabe e arruma tudo isso dentro de você..." Sei o quê? Arrumo como?

### Omissão comparativa

O hipnólogo diz algo que gera uma comparação com algo mais sem explicar exatamente com o quê. O cliente busca essa comparação em suas próprias referências para criar um significado, que é o que deixo no ar com perguntas nos exemplos, exatamente o que o cliente vai buscar em si.

"Cada vez mais e mais relaxado." Comparado com o estado anterior? Comparado com o quê? Com quem?

"E dando continuidade, você se sente melhor e mais capaz..."

Melhor do que antes, comparado a quem ou o quê? Mais capaz que antes, a quem ou o quê?

### Julgamento

O hipnólogo atribui um juízo de valor a algum aspecto da experiência vivenciada pelo cliente.

"Você verá como é bom dar-se de presente este estado maravilhoso."
"É bom relaxar, se soltar."
"Este é, certamente, um momento muito especial..."

### Generalizações

Nas generalizações, em geral, algo que foi "concluído" ou compreendido num contexto específico é tratado como se fosse uma verdade em larga escala. Na hipnose, o hipnotizador gera as mesmas para criar sugestões mais amplas e de efeito maior e mais abrangente.

## Capítulo 5 • O modelo Milton e a linguagem hipnótica

### Uso de universais

Palavras universais trazem uma noção de totalidade. Dessa forma, impedimos limites autoimpostos.

"Tudo o que aprendeu está aí dentro pronto para ser utilizado."

"Sempre aquilo que experimentamos fica registrado em nossa mente e nunca nos cansamos de nos surpreender com nossa capacidade de fazer mais com menos todas as nossas conquistas."

### Operadores modais

São utilizados para sugerir regras com potencial para ação. Operadores modais de necessidade:

Transmitem a ideia de algo necessário e provável de estar acontecendo. "Você deve passar agora para um estágio ainda mais profundo."

"Você precisa permitir-se ir mais fundo um pouco."

Operadores modais de possibilidade: transmitem a ideia da possibilidade de algo estar para acontecer:

"Isso, você já pode aprofundar mais ainda esse estado."

"É provável que já possa decidir aumentar mais ainda a sua criatividade."

### Distorções

Ao tentar fazer sentido de nossas experiências, as aproximamos de referências internas. Na comunicação hipnótica, o hipnotizador inspira o cliente a "dar um sentido" ao que está sendo experimentado.

### Equivalentes complexos

O hipnólogo gera a ideia de que uma coisa equivale à outra.

"À medida que respira, vai relaxando mais e mais" (respirar equivale a relaxar). "A cada segundo você entra em um estado ainda mais profundo."

### Leitura mental

O hipnólogo dá a impressão de que sabe o que se passa com o sujeito em sua fala: "Eu sei o quanto aprofundou mais este estado nos últimos dois minutos." "Esta sensação que vibra pelo seu corpo faz a diferença."

"Neste estágio do processo, você deve estar se perguntando o que acontecerá em seguida...".

### Causa e efeito

O hipnólogo dá a entender que, quando alguém determina "porque algo acontece", isso gera outra coisa como efeito daquela primeira.

"Cada respiração aprofunda seu estado e torna-o mais relaxado" (aconteceu a respiração e o efeito é você relaxar mais).

"Eu vou contar de três até zero e cada número aprofundará mais este estado" (números serão contados, isso causará um aprofundamento no seu estado).

### Equivalência complexa

O hipnólogo faz a situação significar "algo mais."

"Sua respiração profunda significa que aprofundará mais ainda esse estado nos próximos minutos."

"Você já passou por tantas dores, isso significa que você aprendeu tantas coisas…"

### Pressuposição

O hipnólogo assume ou "pressupõe" algo ou que algo esteja acontecendo.

"Esse relaxamento vai acontecendo no seu tempo, no seu momento" (eu pressuponho que haja um relaxamento acontecendo com o cliente).

"Esse transe vai abrindo as portas da sua criatividade e você vai aprendendo a usá-la cada vez mais…" (pressuponho que haja transe, que ele abra portas da criatividade e que você esteja aprendendo a usá-la agora).

### Nominalização ou substantivação

O hipnólogo dá nomes para o que o sujeito vai experimentar.

"Esse relaxamento vai se espalhando por todo o seu corpo… assim como a compreensão vai se fazendo e a disposição para ir adiante traz a certeza da vitória!"

O sujeito tem várias experiências internas e externas e o hipnólogo dá um nome ou "sentido" para as mesmas.

## Outros padrões

### Verbos e advérbios indicativos de ação repetida

O hipnólogo transmite a ideia de que o cliente já passou pela experiência que está sendo sugerida e usa palavras como: repetir, refazer, reviver, voltar, de novo etc.

Exemplo: "Volte a uma situação agradável do passado e procure reviver esses momentos de profunda paz e relaxamento".

"Você inconscientemente vai refazendo os passos que sabe utilizar e encadear tão bem para voltar a um estado profundo, tranquilo, e de novo experimentar um momento de relaxamento profundo…".

### Verbos e advérbios indicativos de mudança de tempo

O hipnólogo pressupõe que o cliente já esteja experimentando o estado mencionado e usa palavras como: começar, continuar, terminar já, ainda etc.

Exemplo: "Você pode continuar a sentir em seu corpo essa agradável sensação de relaxamento".

"Em algum momento você vai começar a sentir seu corpo se soltar e, ainda nesta respiração, sentirá os efeitos desta técnica, enquanto continua a aprofundar mais e mais este estado...".

### Cláusulas temporais

O hipnólogo move a atenção consciente para o fator tempo, ficando pressuposto que a experiência desejada esteja ocorrendo. Para isso, usa palavras como: antes, depois, enquanto, quando etc.

Exemplo: "Antes que você possa se dar conta do quão profundo é este estado, você já terá aprendido tantas coisas".

"Enquanto a chuva cai lá fora, você amplifica a sensação de bem-estar".

### Numerais ordinais

O hipnólogo move a atenção para uma suposta "ordem" das coisas.

Exemplo: "Muitos são os sinais do relaxamento... Primeiro você pode experimentar sua musculatura solta, leve... Segundo, a mente plácida".

### Perguntas seletivas

O hipnólogo usa palavras como: Qual? Quem? Quando? Etc. Com isso, pressupõe que aquilo que quer que se sugira perto das mesmas vai ser atingido.

Exemplo: "Quando você gostaria de aprofundar esse estado de relaxamento?". "Pessoas podem nos ajudar a aprender. Eu me pergunto: quem vai me ensinar agora alguma coisa?".

### Moduladores do foco de atenção

O hipnólogo desvia a atenção para a qualificação do processo, de forma mais ou menos rápida, deixando claro não haver outra possibilidade.

Exemplo: "Eu me pergunto quão rapidamente você deseja realizar essa tarefa". "Suavemente sua mente inconsciente agora relaxa".

### Adjetivos e advérbios de comentário e de avaliação

Quando o hipnólogo desvia a atenção do cliente para palavras de comentário e avaliação, como "felizmente", "naturalmente", "claro", "lógico", entre outras, faz com que o cliente tenda a aceitar muito mais facilmente tudo o que segue.

Exemplo: "Naturalmente você vai aprofundando esse estado cada vez mais...". "Como mudar agora? Felizmente, a mente inconsciente – já! – providencia todos os ajustes...".

### Palavras indicativas de tomada de consciência

Perceber, notar, estar ciente, estar cônscio etc. Quando o hipnólogo ajuda o cliente a se conscientizar, não existe julgamento e a sugestão é aceita como certa.

Exemplo: "A essa altura, você já pode ter percebido certa sensação de prazer ao relaxar cada vez mais...".

"Note como aprofundar esse estado é algo inevitável!".

### Palavras indicativas de dúvida

Quando o hipnólogo propõe de forma suave e facilmente aceitável ao inconsciente palavras indicativas de dúvida, tudo o que as acompanha parece mais fácil! Talvez, quem sabe, pode ser etc.

Exemplo: "Talvez você já esteja notando mudanças com esse procedimento feito...". "Pode ser que nem tenha percebido o quanto aprofunda esse estado à medida que os segundos vão transcorrendo...".

### Prática de linguagem hipnótica: exemplo de roteiro com os padrões do modelo Milton

Tudo o que vimos nas descrições anteriores foi colocado na forma de roteiro a seguir, para que o leitor perceba como a linguagem hipnótica surge numa narrativa hipnótica. Quando se faz hipnose, não é necessário que você utilize todo o modelo como o fiz, mas é bastante desejável que os estudantes e praticantes de hipnose e hipnoterapia o conheçam e estudem com profundidade, para que suas induções hipnóticas se tornem ricas e sejam interessantes e atrativas para seus clientes.

O roteiro é uma indução para estimular a viver de forma mais saudável, mas, na verdade, você pode adaptá-lo a qualquer outro objetivo! Aproveite-o também como um exercício para identificar os padrões de linguagem hipnótica que apresentamos antes! Mais adiante, nesta obra, apresentaremos roteiros hipnóticos, em que o estudante poderá observar todos esses padrões de linguagem hipnótica entremeados a padrões de PNL, e recomendo que estudem e identifiquem os mesmos em cada roteiro para a melhora de sua proficiência e conhecimento. Não tem jeito, apenas a prática e o estudo farão de você um mestre hipnólogo!

### Roteiro com base na linguagem hipnótica de Milton Erickson

Agora vamos juntar tudo o que aprendemos sobre linguagem hipnótica no seguinte roteiro, sem os nomes e categorias, evidentemente.

Trabalhe com seu cliente ou grave o texto:

Algumas pessoas têm mais facilidade para ver imagens mentais. Outras, para conversar consigo. Outras, para se lembrar de sons internos, sensações internas, e algumas pessoas combinam algumas dessas coisas de maneira única. Faça aquilo que for necessário para que você inconscientemente possa, do seu jeito, da sua forma, participar desse processo aqui comigo.

## Capítulo 5 • O modelo Milton e a linguagem hipnótica

Eu vou pedir que você se sente ou se deite num lugar confortável e tenha a certeza de que não será perturbado/perturbada no processo. Este é um trabalho profundo, é um mergulho dentro de você, dentro desta sua lagoa interna.

Então... encontre uma posição confortável e respire profundamente. Respire pela boca puxando o ar de uma vez só... prenda... solte pelo nariz em quatro tempos... 1... 2... 3... 4... mais uma vez, respire pela boca... prenda... solte pelo nariz... 1... 2... 3... 4... ainda uma vez, respire pela boca... prenda... solte pelo nariz... 1... 2... 3... 4...

Eu sei que você pode relaxar a qualquer momento... eu sei... e você sabe também... que em muitas ocasiões... querendo ou não querendo... você inconscientemente disparou uma série de processos... e nesses processos... você é capaz de trazer para si um estado de tranquilidade... de relaxamento... de bem-estar... e eu quero que você escolha neste momento, agora, uma dessas experiências em que você muito fácil e prazerosamente escolheu relaxar... já... outra vez... em sua mente... e, neste momento, quero que você se imagine entrando para dentro dela... e... revivendo... vendo... ouvindo... sentindo... outra vez... não preciso que você explique... eu preciso que você mergulhe na experiência relaxante...

Experimente relaxar outra vez... traga as imagens mentais do relaxamento, as cores... as formas... o tamanho... o tipo de imagem... traga sons relaxantes... isso... o diálogo interno... tudo aquilo que você se pega dizendo para si mesmo... que corrobore esta experiência relaxante... traga também a percepção da sensação física... relaxante... experimente onde no seu corpo você sente essa sensação relaxante...

Sinta essa sensação relaxante outra vez... agora. E deixe que ela se espalhe por você... vá amplificando... otimizando essa sensação relaxante muitas e muitas vezes... e talvez você possa lembrar de outras experiências relaxantes... onde você inconscientemente já relaxou, agora!

E, relaxando dessa forma, já! Experimente gostar de fazer modificações diversas... naquilo que você vê... ouve... diz para si. Sente nesse momento e que permite que você, inconscientemente, possa ir mais fundo na mente... ainda mais fundo... aonde jamais foi possível estar experimentando agora... muitas vezes mais... e, à medida que você, inconscientemente, vai ajeitando todas essas coisas, nós vamos trabalhar com a imaginação... não importa se sua mente vai... fica. Não importa se você fica aqui comigo... se em parte sua mente vai... para outras coisas retorna... o importante é você concluir esse processo.

Imagine que você encontra uma escada que conduz do nível mais desperto da consciência para outro nível mais profundo, relaxado e tranquilo. A cada degrau que desce, você tenta em vão resistir...

Eu me pergunto se vozes relaxantes conhecidas, mas que, ao mesmo tempo, inspiram suporte e confiança, já estão se juntando a outras vozes poderosas, até que centenas delas começam a gerar comandos variados: frases, palavras, metáforas sobre relaxamento e superação. Essas vozes que chamam você pelo seu nome convidam a relaxar e a despertar aquilo que você, inconscientemente, tem dentro de si para já chegar ao seu melhor, mais pleno e sempre surpreendente...

Quantas transformações poderosas você pode suportar realizar a cada respiração?

Eu me pergunto o quanto você já aprofundou seu estado…

Alguém poderia perguntar a você: o que mais pode estar aprendendo agora para sua vida ser mais saudável?

Talvez se lembre daquela pessoa tão importante em sua vida, com atitudes saudáveis, que sempre valorizou você, perguntando: o que é importante neste momento para que eu também seja bastante saudável?

Até a árvore lá fora, [nome do cliente], vai buscando caminhos para ter uma vida mais saudável, apenas ouvindo minha voz! Toda pessoa que tem ouvidos reflete nessas palavras agora: quão mais saudável minha vida pode já se tornar?

Mas como meu médico de família sempre disse: cultive a saúde e a qualidade de vida todos os dias!

É como se um alarme alertasse sobre o melhor momento para dar aquele passo importante, o qual vai habilitá-lo a ser ainda mais saudável.

E cada vez mais, você vai se permitir relaxar e soltar, descontrair, ou vai se descobrir indo ainda mais fundo do que jamais se permitiu, agora em termos de construir uma vida muito mais saudável.

Na medida em que vai ouvindo ou não a minha voz, ou não notando o que não percebe em minhas sugestões, que aprofunda agora a noção sobre o quão mais saudável pode se tornar enquanto viabiliza a entrada num estado sempre mais profundo, mas com particularidades as quais ajudam que caminhe progressivamente na direção de um saudável estilo de vida...

E quando eu contar de três até zero, você vai aprofundar mais ainda este estado e entrar em contato com recursos saudáveis internos... 3... 2... 1... 0.

Enquanto eu vou falando com você, inconscientemente vai construindo sua saúde de todas as formas em sua estrutura, agora ou daqui a pouco.

Na medida em que vou prosseguindo com essa indução, você tenta, em vão, resistir, buscar pensamentos, atitudes e comportamentos saudáveis nas várias áreas de sua vida.

Você pode começar a ter pensamentos saudáveis agora ou em alguns minutos, quando estiver mais acomodado.

Talvez você aprenda algo com essa indução agora, ou depois. Nunca saberemos ao certo o quanto você já aprendeu e começa a utilizar na mesma proporção em que respira.

Ao abrir os olhos, mais tarde, tudo vai fazer cada vez mais sentido para você criar uma vida mais saudável!

Esta é uma indução hipnótica para um processo não saudável, o qual vai se lembrando de esquecer, gerativamente mais saudável. Agora, caso continue a respirar, você vai desenvolver o ouvir e sentir saúde em todas as suas formas, pois há muita informação sobre o quão mais rápido você vai aprendendo um estilo cada vez mais saudável, tudo isso agora.

Você pode se dar conta do quão mais saudável vai se tornando em cada momento. Você sabe o quanto melhor vai se sentindo, não sabe? E tem muito a ganhar, não tem? E parece que o universo conspira e constrói esse momento de aprendizagem profunda e saúde plena!

## Capítulo 5 • O modelo Milton e a linguagem hipnótica

Talvez já tenha se dado conta, ou não, de como vão mudando suas sensações e percepções sobre o quão mais saudável já se torna a cada respiração, pois tudo o que aprendeu sobre ser saudável ao longo de sua vida está aí dentro, pronto para ser utilizado. Nada fica de fora do seu processo de crescimento pessoal.

Aquilo que experimentamos sempre fica registrado em nossa mente e nunca nos cansamos de nos surpreender com nossa capacidade de fazer mais com menos sobre todas as nossas conquistas.

Você deve passar agora para um estágio ainda mais profundo e saudável. É provável que aprofunde o que está experimentando... para isso, precisa permitir-se ir mais fundo um pouco. Isso, você já pode aprofundar mais ainda esse estado, vivenciando essa sabedoria. É provável que já possa aumentar mais ainda a sua saúde e a capacidade de defesa do organismo.

Na medida em que respira, vai relaxando mais e mais, pois eu sei o quanto aprofundou mais este estado nos últimos dois minutos. Sei que essa sensação saudável que vibra pelo seu corpo faz a diferença. Nesse estágio do processo, você deve estar se perguntando o que acontecerá em seguida, enquanto esse relaxamento vai se espalhando por todo o seu corpo... assim como a compreensão vai se fazendo e a disposição para ir adiante traz a certeza da vitória da saúde cada vez mais presente agora!

E eu vou contar de três até zero, e cada número aprofundará mais esse estado... 3... 2... 1... 0. Isso gera processos diversos nos quais esse relaxamento vai acontecendo no seu tempo, no seu momento. Esse transe vai abrindo as portas para um estilo de vida ainda mais saudável, e você vai aprendendo a usá-lo cada vez mais e melhor!

Volte a uma fase muito saudável do passado agora! E procure reviver esses momentos de profundo bem-estar.

Você inconscientemente vai refazendo os passos que sabe utilizar e encadear tão bem para voltar a um estado saudável e equilibrado de novo, experimentando um momento de relaxamento profundo.

Você pode continuar a sentir em seu corpo essa agradável sensação de saúde e bem-estar, pois em algum momento você vai começar a sentir seu corpo se soltar e, ainda nessa respiração, sentirá os efeitos desta técnica, enquanto continua a aprofundar mais e mais esse estado.

Antes que você possa se dar conta do quão profundo é este estado, já terá aprendido tantas coisas, pois muitos são os sinais da saúde acontecendo na sua estrutura agora... Primeiro, você pode experimentar sua musculatura solta, leve... Segundo, a mente envolta por pensamentos saudáveis.

Eu me pergunto: quando você gostaria de aprofundar agora esse estado cada vez mais saudável? Quem poderá dar o apoio que necessita para seguir em frente? Eu me pergunto: quão rapidamente você deseja realizar ações cada vez mais saudáveis o quanto antes?

Naturalmente, você vai aprofundando esse estado de ser saudável cada vez mais. Como mudar agora? Felizmente, a mente inconsciente – já! – providencia todos os ajustes.

A essa altura você já deve ter percebido certa sensação de prazer ao relaxar e tornar-se progressivamente mais saudável cada vez mais. Note o quanto as mudanças fazem você se sentir melhor!

Talvez você já esteja sentindo mudanças com esse procedimento feito completamente.

Em um caderno de trabalhos, identifique os padrões que apresentamos embutidos no roteiro.

**Quer desenvolver proficiência na linguagem hipnótica?**

Tendo o roteiro anterior em mãos, grave-o com uma música ou som relaxante de fundo, ou somente sua voz. Seja o primeiro cliente, testando em si. Ao aplicar a alguém, lembre-se dos processo de (a) colocar e (b) retirar a pessoa do estado que vai aprender no capítulo de hipnoterapia com as demais instruções desta obra.

Adapte o mesmo roteiro para outros objetivos e obtenha novas e criativas induções, enriquecendo sua narrativa hipnótica. Você deve tornar a narrativa o mais natural possível e interessante para o cliente. Lembre-se de que o cliente, suas características e necessidades devem ser o elemento central de seu foco e trabalho.

Pense na necessidade de seu cliente e determine o foco do trabalho: relaxar?

Refletir sobre vencer desafios? Melhorar continuamente a qualidade de vida?

Você vai conduzir um processo fazendo menção a todo instante ao foco principal, mas se referindo a ele de forma vaga e inespecífica, para que o cliente complete o que falta com seus próprios recursos internos. Você não vai comandar o cliente, vai, na verdade, sugerir possibilidades para que ele as construa do jeito que quiser.

Um bom conhecimento da linguagem hipnótica é a base para induções hipnóticas de grande sucesso!

Visite meus canais:

>    youtube.com/ressignificando
>    www.youtube.com/andrepercia

Transcreva entre três e cinco induções e estude minha forma profissional de conduzir. Isso vai ajudá-lo a se familiarizar cada vez mais com a linguagem e a narrativa hipnótica o que vai criar intimidade com o processo.

capítulo 6

# CONHECIMENTOS QUE SEPARAM OS MELHORES DO RESTO

**Passos para realizar mudanças profundas**

Fazer um trabalho de hipnoterapia é trilhar um caminho de mudanças para o cliente. Richard Bandler, que cocriou a PNL e a utiliza abertamente conjugada com a hipnose, aponta alguns elementos importantes para processos de mudanças profundas. Tais elementos podem ser trabalhados pelo hipnólogo em seu processo de terapia, que precisa ajudar o cliente a:

- » Decidir que realmente é necessário mudar.
- » Ver o problema sob uma nova perspectiva.
- » Ter novas e atraentes opções, as quais devem ser criadas e perseguidas por ele. Como você, terapeuta ou hipnoterapeuta pode ajudar seu cliente em aplicações de hipnose ou hipnoterapias sem impor o seu mapa ou estilo pessoal?

**Sucesso de terapeutas e professores eficazes**

Hipnoterapeutas vão trabalhar com seus clientes num processo de mudança, e os fatores a seguir podem inspirá-los a dar forma a seu trabalho, tornando-o mais eficaz.

Para Bandler, terapeutas e professores eficazes:

- » Tendem a ser provocativos e diretos no que se refere ao que se pretende, e vão além do que é "formal" em suas abordagens.
- » Têm acuidade sensorial bem desenvolvida e respondem ao paciente no momento, mais que invocando um conceito sobre o que deveria ser feito.
- » Demonstram flexibilidade comportamental, tentando diferentes abordagens, e trabalham para desenvolver a mesma qualidade em seus clientes.
- » Adotam a crença – não necessariamente fazendo-a de forma explícita, de forma

que a estrutura dos problemas dos clientes é mais significante do que o conteúdo.
- » Veem "clientes-problema" como uma oportunidade de aprendizagem.
- » Consideram a condição do cliente como uma tentativa para lidar com um problema, mais que um sinal de que o cliente está paralisado ou "quebrado".
- » Possuem certos padrões de habilidades e comportamentos intuitivos inconscientes em comum.

capítulo 7

# PRINCÍPIOS HIPNÓTICOS

Em várias fontes de estudo, pesquisei fatores favoráveis para a prática da hipnose, ou seja, fatores que o hipnotizador deve ter em mente e levar em consideração para que aumente sua chance de ter sucesso, e que devem ser incorporados em sua prática. Muitos deles são estratégias importantes que ajudam a compor a percepção da hipnose e seus efeitos para o cliente, ajudando-o a abrir-se para o processo.

### Lei do efeito reverso

Algumas pessoas podem ir para a direção oposta de suas sugestões durante a indução hipnótica. Para evitar essa situação, trabalhe bastante com a imaginação e use metáforas. Dessa forma, os seus clientes terão mais chances de seguir o que está trabalhando com eles.

### Princípio da autoridade

Sugestões são mais aceitas quando apresentadas por uma "autoridade". Direta ou indiretamente, faça com que seu cliente saiba sobre suas qualificações, experiências anteriores e prática constante. Esse princípio também servirá para provocar pesquisa transderivacional. Torne-se uma "autoridade" em hipnose aos olhos de seus clientes.

### Princípio da repetição

Quando pessoas repetidamente se concentram numa ideia, esta tende a se realizar. Repetição é a força diretiva das sugestões. Faça as sugestões centrais e essenciais pelo menos três vezes para acumular o efeito. Se tem alguma coisa que o autor aprendeu em sua jornada com a PNL e a hipnose, é que a repetição de uma ou o conjunto de práticas e induções é o verdadeiro segredo da mudança e alcance dos objetivos pretendidos.

**Lei do efeito de composição**

Uma série de sugestões e processos encadeados compõe um resultado. Cada passo da indução hipnótica deve ser processado, assimilado, ou a pessoa deve concordar sobre algo ter sido "feito" para que, em seguida, vocês possam mover para outra etapa. Tenha também um senso de "todo" no processo, "orquestrando" tudo o que faz com seu cliente para que "componha" um "todo" consistente.

Imagine todo o procedimento hipnótico como um espetáculo. Todo o espetáculo precisa ter coerência e estar em harmonia, desde quando o público chega ao teatro até o momento em que vai embora, com o espetáculo pensado, ensaiado, tudo funcionando bem. Da mesma forma, toda sua relação e manejo do cliente e o que faz desde o primeiro contato até o final.

**Princípio do "padrão sim"**

Trata-se de um enquadramento de concordância. Você faz a pessoa concordar com você o máximo que for possível. Durante a indução hipnótica, use a estratégia de fazer seu cliente dizer "sim" para várias coisas. Depois que a pessoa fizer isso várias vezes e você reforçar, ela tenderá a seguir com o padrão dizendo "sim" para suas sugestões.

Você também pode fazer várias afirmações e declarações óbvias, como "você está deitado, o sofá é bastante confortável, seus olhos estão fechados", o que naturalmente fará com que ele verifique que é verdade e pense "sim"; ou quando perceber que ele verifica o óbvio ou corrobora o que está fazendo, você pode dizer "isso" ou "sim" para ele.

**Lei do efeito dominante**

Mediante duas fortes emoções conflitivas, a mais forte vence. Quanto mais conexões o cliente fizer durante a indução hipnótica entre suas sugestões e fortes emoções, mais efetivas as sugestões se tornam. Crie alavancas para motivar a mente inconsciente. Fique atento ao que funciona melhor para aquele cliente em particular. Crie processos personalizados de acordo com as características mais marcantes do cliente.

**Princípio das aproximações sucessivas**

Não espere que sempre o sujeito manifeste efeitos hipnóticos e de transe imediatamente. Hipnose também é uma espécie de "treinamento". Alguns vão aprofundando mais e mais na medida em que o processo vai tendo continuidade. Sua atitude de confiança e foco nos resultados positivos é fundamental.

É bom também incluir qualquer coisa que o sujeito experimente como se fosse "parte" do processo e esperado por você, aumentando a ideia de que "o cliente está seguindo sempre por um caminho desejado ou esperado".

## Princípio da imaginação

Na luta entre desejo e imaginação, esta última sempre vencerá. O Inconsciente é o domínio da imaginação e se comunica de forma imaginativa. Durante a indução hipnótica, envolva seus sujeitos em seu "teatro mágico"! Descubra como eles mais gostam de imaginar (com imagens? Sons? Sensações? Diálogos internos?). Use aquilo que melhor funcionar para que cada um possa "soltar a imaginação". Será sempre diferente para cada cliente!

## Princípio da associação

Pessoas respondem mais plenamente às ideias que podem ser relacionadas com algo que conhecem ou acreditam serem verdadeiro. Ao fazer sugestões, leve em consideração o mapa dos sujeitos, suas crenças, referências etc. Ao usarem metáforas, histórias e ideias, priorize o que mais é congruente com o universo de seu sujeito, para que faça cada vez mais sentido para ele.

## Congruência: poder pessoal e crenças

Cada pensamento que temos se manifesta no comportamento de alguma forma. Essa é a essência da comunicação multinível. O hipnólogo deve se comunicar sempre de forma congruente para dar consistência às suas sugestões. É essencial que o mesmo tenha experiência pessoal como sujeito hipnótico para simplesmente saber comunicar ao seu cliente, inclusive no nível inconsciente, que a hipnose funciona. Essa estratégia/postura fará com que se comunique de forma congruente com as pessoas com quem vai trabalhar, o que vai gerar mais *rapport*.

## Princípio da dor/prazer

Nós tendemos a buscar prazer e evitar a dor. Quando durante a indução você prové condições para que seu cliente se motive, esse fator aumenta o potencial positivo de resposta dele e torna suas sugestões mais poderosas.

Como seu cliente pode se motivar mais? Por exemplo: transforme essa dificuldade numa oportunidade para aprender mais, pois pessoas de sucesso fazem isso. Você quer ser uma pessoa de sucesso, então me pergunto: o que no universo das suas dificuldades já pode ser transformado em oportunidade?

Sugiro que evite trazer "problemas" aos seus trabalhos. Mesmo que tenha de trabalhá-los! Parta sempre que puder dos problemas para a "busca de soluções".

Estimule, sempre que possível, o cliente a ver oportunidades para melhorar e buscar resultados positivos e construtivos, independentemente do problema original. É um mito e um grande erro ficar colocando a pessoa para ficar revivendo problemas, dores e coisas mal resolvidas. Você pode até reforçar e piorar um quadro psicológico e emocional problemático.

**Princípio da sugestão positiva**

As informações coletadas pelos nossos sentidos são o material bruto para a construção dos mapas mentais, os quais usamos para experimentar a vida e nos expressar pelo mundo. Neste nível, não existe negação. Desenvolva a arte de produzir inúmeros meios de dar sugestões positivas. Diga ao seu cliente o que ele precisa fazer e alcançar, e não o que ele "não deve" fazer. Assim tenha foco em resultados, no que se quer alcançar!

**Princípio do reforço positivo**

Hipnose é um processo de aprendizagem para a entrada em estados de transe. Reforço positivo é fundamental em qualquer processo de aprendizagem. Reforce o transe, amplifique e desenvolva-o com *feedbacks* positivos. Cada resposta que seu cliente der para aprofundar o transe e atender às suas solicitações deve ser reconhecida e, se possível, amplificada! Faça-o perceber sua resposta positiva e seu progresso constantemente!

**Princípio da influência social**

A imitação de alguém tende a aumentar a aceitação das sugestões. Os instintos internos de uma pessoa tendem a levá-la a aceitar o modelo embutido da realidade. Pessoas também tendem a imitar os estados mentais de quem está à sua volta, assim como crenças, ideias, valores e condições desses outros indivíduos. É importante ficar atento a efeitos sistêmicos em grupo e saber lidar com grupos e indivíduos que interagem num ambiente hipnótico. Isso inclui o ambiente favorável entre o hipnotizador e seu cliente no consultório.

**A natureza interativa do transe**

As pessoas envolvidas na hipnose devem trocar pensamentos e ideias. Isso inclui o hipnotizador e seus clientes. Elicie *feedback* e calibre as respostas dos sujeitos o tempo todo, e cuide de todos os fatores e aspectos envolvidos na comunicação hipnótica.

## A coisa certa na hora certa

Quando perceber que o sujeito está entrando em transe e produzindo respostas hipnóticas, esse é um bom momento para sugeri-las e as amplificar. Espere evidentes sinais de transe para fazer sugestões de todas as formas, quando o sujeito estará ainda mais favorável ao processo.

## Princípio da ratificação

A ratificação acontece quando pessoas se convencem de terem entrado em transe ou num estado hipnótico e do que podem ser "capazes de fazer" nesse estado. Isso pode conduzir a generalizações, daí a importância dos testes de sugestibilidade, das induções rápidas e das experiências preliminares.

## Princípio da utilização

Cada sujeito é um indivíduo e vai responder de uma forma diferente. Utilização também significa o hipnotizador usar toda e qualquer coisa que acontece para manter o sujeito no processo, levando-o adiante.

## Técnica interpessoal e comandos embutidos

O hipnotizador deve fazer amplo uso dos padrões de linguagem hipnótica e processos para driblar a mente consciente, buscando estratégias para aliar-se com a mente inconsciente de seus clientes.

## Lei da parcimônia

Procure trabalhar sempre da forma mais simples. Rebuscar ao extremo e tornar seu trabalho extremamente complexo podem gerar problemas. Maestria é fazer mais com menos!

capítulo 8

# PACOTE "BANDLER" PARA ESTADOS DE TRANSE

A seguir, apresentarei três procedimentos, os quais aprendi em treinamento com o Dr. Richard Bandler pessoalmente. Um para indução rápida, outro para aprofundar o estado e outro para trabalhar direto com a mente inconsciente. Todos criados pela genialidade do Dr. Richard Bandler e bastante úteis para serem usados nesta sequência ou em separado em contextos hipnóticos.

### Técnicas para induções rápidas segundo Richard Bandler

> » O hipnólogo deve pedir ao explorador que olhe para o seu dedo indicador. Posicione-o com a ponta para cima e na frente do rosto do cliente, entre os olhos, porém numa posição em que o mesmo o possa ver com conforto.
> » O olhar do hipnotizador deve ficar desfocado, como se ele olhasse através do cliente para algo atrás dele. Procure o momento em que o cliente começa a piscar enquanto fica atento a mudanças no estado em geral.
> » Trabalhe e mantenha o *rapport*.
> » Na medida em que ele começar a dar sinais de entrar em estado de transe, especialmente piscando os olhos, mova delicadamente o dedo para frente e para baixo ao mesmo tempo, aproximando um pouco mais o seu dedo do rosto do cliente, quando os olhos dele começam a se fechar. Mover delicadamente o dedo estabelece uma correspondência e faz *rapport* com a entrada em transe por parte do cliente.
> » Ao mesmo tempo em que começa o trabalho descrito, ancore discretamente o joelho, perna ou braço do cliente, dando suaves, porém repetidos, toques no mesmo local, da mesma forma, até que o cliente feche os olhos como que "marcando" a entrada e o aprofundamento do transe.

Caso o cliente resista, acrescente frases como "apenas relaxe... suas pálpebras vão ficando pesadas, tentando em vão resistir, você vai fechar seus olhos e entrar num estado profundo da mente". Ou então mova rapidamente a mão na direção dos olhos do cliente. Isso fará com que ele pisque, e nesse momento você diz algo como: "Feche os olhos, relaxe agora!".

## Fracionamento

Fracionamento ajuda os clientes a aprofundarem o estado hipnótico. Basicamente, eles vão oscilar entre níveis de consciência várias vezes, o que só fará aumentar a possibilidade de irem cada vez mais fundo quando o processo for adiante. Bandler insiste que o fracionamento seja praticado também por hipnotizadores, pois isso os treina para, rapidamente, modificarem seu estado de consciência, o que interfere diretamente na experiência com o cliente.

» Induza um estado de relaxamento profundo usando linguagem hipnótica, *rapport* e âncoras auditivas, ou a técnica para induções rápidas de Bandler ensinada no tópico anterior. Na medida em que o cliente for respondendo com sinais de transe, vá ancorando com toques sucessivos em um dos joelhos, ou numa das mãos do mesmo.

» Depois que ele estiver bem relaxado, mude sua forma de falar e sua expressão para se tornarem vibrantes e energéticas, enquanto pede que o sujeito traga memórias de um momento em que experimentou energia, disposição e entusiasmo. Encoraje-o a abrir os olhos e conversar com você, inclusive. Ancore esse "outro" estado sucessivamente no outro joelho ou mão, também com toques repetidos e contínuos.

» Vá alternando os dois estados de relaxamento e de energia algumas vezes (incluindo seu padrão de comunicação com o cliente).

Para aprofundar, depois de "subidas" e "descidas" sucessivas nos níveis de consciência, use a âncora relaxante para aprofundar ainda mais e, na sequência, trabalhar hipnoticamente o que desejar.

Ao final do trabalho, você pode escolher acionar alternadamente as duas âncoras, enquanto sugere equilíbrio entre tranquilidade e energia.

No final, pode-se sugerir um estado de equilíbrio entre o relaxamento e a energia para se lidar com uma situação ou contexto específico e acionar as âncoras de energia para tirar a pessoa do estado hipnótico.

## Outra forma para treinar o fracionamento

O hipnólogo estabelece que, numa contagem de 10 a 0, 10 é estado de vigília (consciência) e 0 é um estado de transe ou relaxamento profundo.

Solicite que o cliente traga na memória experiências de referência para esses dois polos antes de começar.

Pense no numeral 10 e reviva intensamente com repercussões no estado e fisiologia um estado de atenção, energia ou excitação. Associe o estado que experimenta com o numeral.

Pense no numeral zero e reviva intensamente um estado de relaxamento, com repercussões no estado e na fisiologia. Associe o estado que experimenta com o numeral.

O hipnólogo pode fracionar mais ou menos assim:

10... 9... 8... 7... 8... 9... 8... 7... 6... 5... 4... 5... 6... 7... 8... 9... 10... 11... 10... 9... 8... 7... 6... 5... 4... 3... 2... 1... 0.

Toda vez que estiver próximo de dez, sua voz deve ser alta, energética e vibrante. Conforme for se aproximando de zero, sua voz deve ser relaxante, calma, suave e profunda, fazendo pausas.

## Mixtate: hipnotizando o inconsciente

Com base em Richard Bandler, o hipnotizador vai falar "direto com a mente inconsciente" do sujeito sobre como fazer os ajustes necessários para que o cliente tanto entre num estado de transe, quanto faça outros trabalhos ou algum objetivo específico.

O profissional trabalhará com "dois aspectos distintos" de seus clientes: a parte consciente e a parte inconsciente, e falará com cada uma delas de forma específica. Ao se referir à mente inconsciente, o fará de forma diferente, com ênfase diferenciada no tom de voz quando diz: "Você, mente inconsciente" algumas vezes desta forma específica, de modo que logo adiante apenas o "você" naquela tonalidade característica e forma de falar funcione como uma âncora ou comando para a ação dos recursos inconscientes.

» Inicialmente temos de especificar "quem ou o que" é a mente inconsciente, para que o cliente possa diferenciá-la de sua mente consciente, e treinar o cliente para identificá-la.

Exemplo de como eliciar a percepção da mente inconsciente do sujeito:

"Você, mente inconsciente" agora conhece [nome do cliente] mais do que eu, pois existe toda uma vida de parceria. "Você, mente inconsciente" que organiza melhor o que [cliente] vê, ouve e sente completamente é responsável por inúmeras tarefas autônomas importantes, tais como a respiração, batimentos cardíacos, circulação, sono e sonhos, portanto, sabe organizar o que já acontece neurologicamente e em muitos outros níveis para aprofundar um jeito e muitas formas para se gerar a entrada – agora! – em um estado cada vez mais profundo da mente.

Note, no texto anterior, que vamos ajudando o sujeito a compreender que estamos falando com a "outra mente", "diferente" da mente consciente. O estabelecimento dessas "partes" é fundamental e o hipnólogo só deve prosseguir depois que esse passo for cumprido.

» Estabelecida a distinção, iniciamos o diálogo "direto" com o inconsciente e pedimos diretamente a ele, que conhece todos os processos e estratégias, que disponibilize exatamente o que o cliente necessita nesse momento. De tanto repetir "você" num tom específico, o cliente já sabe que esse é um comando para a outra mente.

Nas primeiras vezes em que usamos o *mixtate*, é importante estabelecer repetidamente "quem e o que" é a mente inconsciente.

Inconscientemente, você, que já teve tantas ideias e gerou tantos *insights* em diferentes tempos, reúne agora tudo o que existe de informação sobre esse assunto e as pessoas envolvidas e criativamente encontra a melhor forma e o melhor caminho para expressar o seu melhor para você. Você escolhe as melhores oportunidades para trazer para você soluções divertidas e prazerosas para essa questão.

Esse processo, com a continuidade das sessões de hipnoterapia, torna-se uma âncora. Em induções hipnóticas subsequentes, basta que o hipnotizador diga "você..." naquele tom de voz e forma de falar característicos para se comunicar com e dar comandos para a mente inconsciente, especificamente.

Podemos usar o *mixtate* para aprofundar o estado e ajudar o cliente a relaxar: "Você ajuda fulano [nome do cliente] e simplesmente... sem razão! ... gosta de se deixar levar por memórias nas quais você gerou relaxamento, tranquilidade e a entrada num nível mental profundo em que é possível apreender mais com menos, completamente assim...".

O hipnólogo também pode trabalhar outro objetivo que não seja "relaxar" ou paralelo a relaxar de acordo com a demanda do cliente, pois partimos do pressuposto de que a mente inconsciente organiza em parte muitas de nossas atividades na vida. Se a pessoa já obteve sucesso no passado, em estudar, passando em provas e concursos, a mente inconsciente ajudou a organizar esses processos, portanto, "sabe" sobre os mesmos e pode trazer de volta isso outra vez:

Você que organizou processos diversos os quais levaram ao resultado X ou Y, recria outra vez todas as condições favoráveis, tudo aquilo o que você sabe organizar e encadear para produzir esse resultado retorna do seu jeito, da sua forma... Praticamente todas as induções que faço em vídeos e áudios contam com o recurso da Comunicação *mixtate*. Geralmente, no início do processo, estabeleço as partes e depois falo com e dou comandos para a mente inconsciente. Isso adianta e potencializa o trabalho hipnótico.

capítulo 9

# HIPNOSE, SISTEMAS REPRESENTACIONAIS E SUBMODALIDADES

Fazer hipnose ficou infinitamente melhor, mais rápido e mais fácil com o auxílio da Programação Neurolinguística. A seguir, compartilho alguns conhecimentos, os quais penso serem de grande importância para o hipnoterapeuta no trato com seu cliente.

Para a Programação Neurolinguística, todos os nossos estados, sentimentos e emoções são criados por uma tétrade: nossa fisiologia (corpo), nossa linguagem (palavras), o que nós falamos, o foco de nosso pensamento e as nossas crenças ou convicções. O estado emocional em que estamos determina nosso comportamento.

Nosso estado emocional é de nossa inteira responsabilidade. Quando estamos alegres ou tristes, desanimados ou motivados, somos nós quem estamos produzindo isso por meio da tétrade que é a origem do estado.

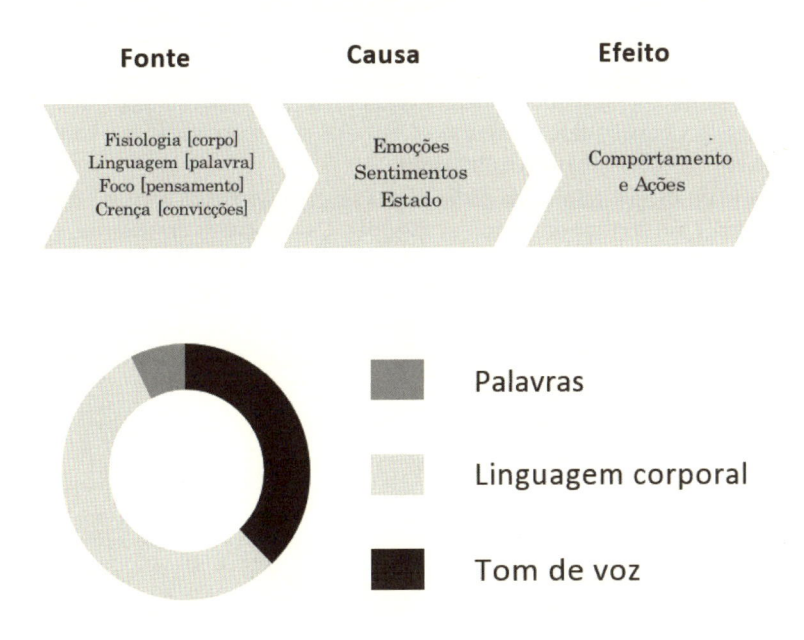

| Fonte | Causa | Efeito |
|---|---|---|
| Fisiologia [corpo] Linguagem [palavra] Foco [pensamento] Crença [convicções] | Emoções Sentimentos Estado | Comportamento e Ações |

- Palavras
- Linguagem corporal
- Tom de voz

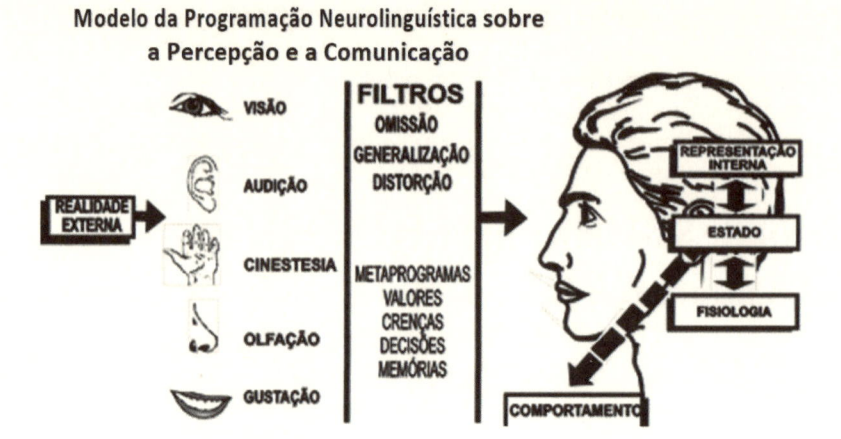

**Modelo da Programação Neurolinguística sobre a Percepção e a Comunicação**

[Diagrama: REALIDADE EXTERNA → VISÃO, AUDIÇÃO, CINESTESIA, OLFAÇÃO, GUSTAÇÃO → FILTROS (OMISSÃO, GENERALIZAÇÃO, DISTORÇÃO, METAPROGRAMAS, VALORES, CRENÇAS, DECISÕES, MEMÓRIAS) → REPRESENTAÇÃO INTERNA ↔ ESTADO ↔ FISIOLOGIA → COMPORTAMENTO]

## Sistemas representacionais

Quando pensamos, "representamos" a informação para nós mesmos, internamente. A PNL nomeia nossos sentidos como "sistemas representacionais". Usamos esses sistemas o tempo todo, mas tendemos a usar alguns mais do que outros. Por exemplo, muitas pessoas usam o sistema auditivo para conversar consigo mesmas, essa é uma maneira de pensar.

O sistema cinestésico é feito de sensação de equilíbrio, de toque e de nossas emoções. Já o sistema visual é usado para nossas imagens internas, visualização, "sonhar acordado" e imaginação. E o sistema auditivo é usado para ouvir música internamente, falar consigo mesmo e ouvir as vozes de outras pessoas.

Tendemos a ter preferências em nossos sistemas representacionais. Com uma preferência visual, você pode ter interesse em desenhar, decorar interiores, moda, artes visuais, tevê e filmes. Com uma preferência auditiva, pode ter interesse em línguas, escrever, música, treinamentos e discursos. Com a preferência cinestésica, você pode ter interesse em esportes, ginástica e atletismo.

A linguagem que usamos dá pistas para a nossa maneira de pensar. Em PNL, palavras sensoriais são conhecidas como predicados. Usar palavras do sistema representacional principal do cliente é uma maneira eficiente de construir *rapport*, apresentando a informação da maneira que o cliente naturalmente pensa sobre ela, não sendo necessário que ele a traduza para a sua própria forma de pensar.

Experienciamos o mundo, colhemos e juntamos informações usando nossos cinco sentidos.

O sistema representacional que usamos é visível por meio da nossa linguagem corporal. Ele se manifesta em:

- » Postura.
- » Tom de voz.
- » Padrão respiratório.
- » Movimentos oculares.

## Os sistemas representacionais primários e a linguagem dos sentidos

O sistema representacional primário contribui, segundo Hall e Bodenhamer, para definir o "tipo de personalidade" (como expressa seus poderes ou funções como pessoa). Eles apontam que estudos mostram a correlação entre o sistema representacional primário e certas características psicológicas e fisiológicas.

A maneira de detectar qual sistema representacional que uma pessoa usa conscientemente é escutar sua linguagem, as frases que gera e perceber os predicados que adota. Na linguagem, os predicados são verbos, advérbios e adjetivos que, na maioria dos casos, pressupõem um sistema representacional. O mais usado por cada indivíduo chama-se "sistema representacional preferencial".

A seguir, lista de exemplos de predicados e o sistema representacional ao qual pertencem.

### Visual

Para Hall e Bodenhamer, pessoas visuais tendem a se sentar de forma ereta, voltando seus olhos para cima. A respiração é sempre curta e alta no peito, e elas podem parar de respirar por alguns minutos ao acessarem uma imagem. Têm voz alta, com alto volume e com "caras e bocas" rápidas. Aprendem e memorizam vendo imagens, por isso ficam entediadas com palestras (faladas). Barulhos as distraem. Pessoas visuais precisam de recursos visuais para aprender. Tendem a ter facilidade para gerar novas imagens acompanhadas de emoção, as quais substituem velhas imagens, o que facilmente muda seus estados internos.

Corporalmente tendem a ter corpos finos, esguios com peitos longos, mantendo suas posturas de forma ereta. Precisam de espaço para trabalhar seu campo de visão. Correspondem a 60% da população.

Olhar, imagem, foco, imaginação, cena, branco, visualizar, perspectiva, brilho, refletir, clarificar, prever, ilusão, ilustrar, notar, panorama, revelar, ver, mostrar, visão, observar, nebuloso, escuro.

Frases visuais:

» Parece-me...
» Sem sombra de dúvida.
» Com os olhos da mente.
» O futuro parece brilhante.
» Eu tenho uma noção vaga.
» Você vai olhar para trás e rir.
» Isso dá cor a sua visão da vida.

» Eu vejo o que você quer dizer.
» Temos o mesmo ponto de vista.
» Mostre-me o seu ponto de vista.
» A solução explodiu ante seus olhos.
» Isto é um colírio para os meus olhos.
» Isso vai lançar uma luz sobre o assunto.
» Eu estou olhando atentamente para a ideia.

### Auditivo

Pessoas operando primariamente pelo sistema auditivo tenderão a mover seus olhos de um lado para outro. Vão respirar regularmente do meio do peito, de forma rítmica e regular.

Concentram-se nos sons das experiências. Processam informações em termos de sons, também respondem com sons e linguagem musical. Enunciam pensamentos claramente com qualidades musicais. Falam muito consigo. Têm grande sensitividade aos sons e podem se distrair facilmente, especialmente com sons não prazerosos e desagradáveis.

Aprendem escutando. Os canais auditivos geram informação de forma sequencial, por isso vão pensar e memorizar por procedimentos, passos e sequência. Tendem a ter forma corporal moderada. Gestos das mãos geralmente apontarão para os ouvidos. Tendem a se inclinar para frente ao falar e a se inclinar para trás quando acontecem os diálogos internos.

Dizer, sotaque, ritmo, ruidoso, tom, ressoar, som, monótono, surdo, tocar, reclamar, pronúncia, audível, claro, discutir, proclamar, comentar, ouvir, tom, gritar, sem fala, oral, contar, silêncio, dissonante, harmonioso, agudo, quieto, mudo.

Frases auditivas:

- » Alto e claro.
- » Entrar no tom.
- » Conversa fiada.
- » Maneira de falar.
- » Dar uma audição.
- » Segure sua língua.
- » Palavra por palavra.
- » Ouvidos de mercador.
- » Vivendo em harmonia.
- » Isso é grego para mim.
- » Claramente expressado.
- » Ouvir passarinho cantar.
- » Nunca ouviu falar sobre...
- » Música para meus ouvidos.

## Cinestésico

Quando o sistema primário é o cinestésico, essas pessoas usam muito os olhos para baixo e para direita. Respiram baixo, no estômago. Respirações vão se modificar com mudanças de sensações. O tom de voz é sempre profundo, aconchegante, usando longas pausas. Quando são de orientação externa, seus corpos vão parecer e ser sentidos como duros e musculares. Se forem de orientação interna, parecerão e serão sentidos como cheios, redondos e macios.

Movem-se muito devagar. Motive-os com ganhos físicos ou tapinhas nas costas. Gostarão de toques e proximidade. Têm mais dificuldade em sair da depressão. Representam 20% da população.

Tocar, manusear, contato, empurrar, esfregar, sólido, morno, frio, áspero, agarrar, pressão, sensível, estresse, tangível, tensão, toque, concreto, suave, segurar, pegar, arranhar, firme, sofrer, pesado, leve.

Frases cinestésicas:

- » Ser insensível.
- » Um cliente frio.
- » Continua...
- » Fundação firme.
- » Operador suave.
- » Segura um segundo.
- » Arranhar a superfície.
- » Argumento acalorado.
- » Quebrando aos pedaços.
- » Eu posso pegar essa ideia.
- » Não seguindo a discussão.
- » Eu sinto isso nos meus ossos.
- » Um homem de coração quente.
- » Eu entrarei em contato com você.
- » Eu não consegui colocar meu dedo nisso.

## Olfativo

Perfumado, mofado, fragrância, enfumaçado, fétido. Frases olfativas:

» Cheira a rato.
» A situação cheira mal.
» Fresca como uma margarida.

## Gustativo

Azedo, sabor, gosto, amargo, salgado, suculento, doce. Frases gustativas:

» Uma pessoa doce.
» Uma pílula amarga.

## Auditivos digitais

» Um comentário ácido.
» Um gosto pela boa vida.

As pessoas que têm esse sistema como primário essencialmente operam no metanível de consciência. Como se estivessem na modalidade "computador". Adoram listas, critérios, regras e metacomunicação.

O sistema digital (ou auditivo digital) é a forma de pensar usando palavras, compreendendo o ato de falar consigo mesmo (diálogo interno). A pessoa pensa basicamente conversando consigo e tende a ser mais racional e lógica.

O movimento ocular vai operar num movimento lateral padrão, como no caso auditivo, e quando acessam informações, movendo os olhos para baixo e para esquerda. Respiram de forma desigual e restrita, e seus lábios são finos e apertados. A voz vem num tom monótono. Eles sempre terão o corpo cheio e macio.

Frases auditivas digitais:

» Dar conta de...
» Isso não faz sentido.
» O ponto ou significado é...

## Neutro ou inespecífico

Decidir, pensar, relembrar, saber, meditar, reconhecer, assistir, entender, avaliar, processo, decidir, aprender, motivar, mudar, consciente, considerar.

### Sistema representacional – orientador ou condutor

O sistema orientador pode ser igual ao sistema representacional preferido ou preferencial, embora nem sempre o seja. Usamos o mesmo para buscar informações na memória.

Podemos descobrir o sistema orientador de uma pessoa observando seus movimentos oculares. Por exemplo, se perguntamos a alguém sobre suas férias, ela poderá fazer um rápido acesso visual para acessar a memória (assim seu sistema orientador é visual) e então falar sobre o tempo agradável que passou usando predicados cinestésicos (mostrando que o seu sistema preferido é o cinestésico).

Atenção: evite descrever alguém como "auditivo" ou "visual" ou "cinestésico" baseado no seu sistema representacional preferencial. Os sistemas representacionais não são identidades, apenas preferências e capacidades.

**Pistas para identificação de sistemas representacionais**

A seguir, uma tabela das pistas para a identificação de sistemas representacionais:

| | | VISUAL | AUDITIVO | CINESTÉSICO |
|---|---|---|---|---|
| **OLHOS** | Movimentos | ↑ | ⇕ | ↓ |
| **VOZ** | Tonalidade | Alta | Modulada | Baixa |
| | | | Volume | Alto |
| | | Sonoro<br>Médio e rápido | Baixo andamento<br>Lento | Mais rápido |
| **MÚSCULOS** | Tensão | Tensos | Médio | Soltos |
| **RESPIRAÇÃO** | | Superficial e curta | Diafragmática | Profunda e abdominal |
| **GESTOS** | | Aperta as vistas, toca os olhos, gesticula alto e agitadamente. | Franze a testa, toca a boca e a mandíbula, gestos perto do ouvido. | Coloca as mãos no peito ou perto do coração, gesticula mais baixo e se toca muito. |
| **POSTURA** | | Inclinada para trás, cabeça para cima. | Reta, cabeça inclinada para o lado. | Cabeça e ombros para baixo, corpo inclinado para frente. |

**Pistas de Acesso – Movimentos Oculares**

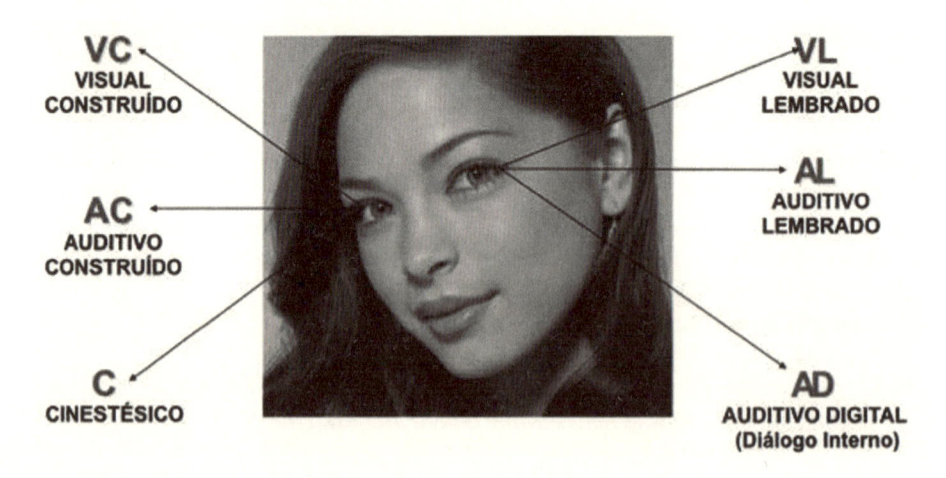

VC - VISUAL CONSTRUÍDO
VL - VISUAL LEMBRADO
AC - AUDITIVO CONSTRUÍDO
AL - AUDITIVO LEMBRADO
C - CINESTÉSICO
AD - AUDITIVO DIGITAL (Diálogo Interno)

## Capítulo 9 • Hipnose, sistemas representacionais e submodalidades

Quando o hipnólogo percebe que seu cliente tem predominância no sistema visual, ele deve, com aquele cliente, usar mais palavras visuais, imagens e usar predicados visuais na interação com o mesmo. Se o cliente for predominantemente auditivo, fale com ele. Se for cinestésico predominante, faça-o sentir e experimentar sensações.

## Submodalidades

Quando pedimos que a pessoa especifique exatamente o que está sentindo, vendo, ouvindo ou cheirando, provavelmente começará a descrever a experiência com as distinções feitas no nível das submodalidades.

Os fundadores da PNL começaram a investigar o que as pessoas consideravam "literalmente verdadeiro" e detalhes sobre como viam, sentiam e ouviam suas experiências que começaram a emergir.

A linguagem está cheia de exemplos de submodalidades, mas antes do estudo da PNL, essa linguagem era considerada apenas uma forma metafórica de expressão, por exemplo: "um peso nos meus ombros", "vermelho de raiva", "ficava o imaginando gritando comigo", "sinto-a bastante amarga" etc.

Comportamentos são originados de processos mentais internos; os pensamentos, por sua vez, têm origem no modo como organizamos nossas percepções e nosso modelo de mundo.

A experiência interna é representada no nível das submodalidades. Elas contêm a estrutura da experiência interna do indivíduo e, alterando tais submodalidades, podemos mudar todo o significado da experiência. Ou seja, mudanças nelas acarretam mudanças nas experiências.

Submodalidades têm a ver com a forma como percebemos, e acabam contribuindo para a multiplicidade de mapas e percepções da realidade. Como você sabe que sabe as coisas? Como diferença em sua mente o que é "certo" do que é "errado" por exemplo?

Em hipnose, a qualidade da experiência interna do cliente pode variar dramaticamente com o uso de submodalidades, com as quais o mesmo percebe detalhes específicos do que vê, ouve e sente em suas experiências.

Para Michael Hall, mudar crenças e entendimentos não pode ser feito apenas com submodalidades. Há que se ter um padrão, estrutura ou modelo que organize e ordene as coisas. Isso traz uma nova qualidade à representação (uma qualidade que faz a diferença), então você pode mudar a experiência. Assim, trazer uma metáfora ou estrutura relacionada ao que se quer mudar pode fazer a diferença.

A submodalidade chave influencia as outras. Quando modificada, muda tudo. A submodalidade chave é consistente e tendemos a mantê-la em todas as situações. É ela que influi dramaticamente na representação.

Na descrição de experiências, buscamos utilizar inicialmente palavras mais abrangentes que se referem à experiência global. Fábio diz que "passa no chuveiro" quando vai banhar-se e que o filme é uma delícia, enquanto sua namorada Gabriela diz que "o filme é de bom-tom". As palavras que usam indicam em que "categoria" (ou modalidade) está a experiência, sem descrever a sua natureza; mas quando pedimos que a pessoa especifique exatamente o que está sentindo, vendo, ouvindo ou cheirando, provavelmente começará a descrever a experiência com as distinções feitas no nível das submodalidades.

## Submodalidade chave

A submodalidade chave influencia as outras. É aquela que, se modificada, muda tudo. A submodalidade chave é consistente. Tendemos a mantê-la em todas as situações. E é ela que influi dramaticamente na representação.

submodalidade chave → alteração na submodalidade chave → mudança na representação cerebral

## Submodalidades digitais e analógicas

Imagine que a cor predominante em sua imagem seja o vermelho. É um vermelho-claro ou um vermelho-escuro? Vermelho-claro, tendendo à rosa. Observe que a submodalidade cor desdobrou-se nas cores do espectro de luz, onde a nova submodalidade é o vermelho. O próprio vermelho foi segmentado em tonalidade de vermelho-claro. Há, portanto, uma submodalidade (tom de vermelho) de outra submodalidade (cor vermelha) de outra submodalidade (há cor) de uma modalidade (visual). Quando uma submodalidade pode determinar outras submodalidades, nós a chamamos de submodalidade-chave. Quando você muda uma submodalidade-chave, como no exercício anterior, você altera todas as suas submodalidades componentes.

Para uma submodalidade ser chave, ela deve se constituir de valores discretos, sem continuidade. Por exemplo: ou há cor ou não há cor. Não há valores intermediários. Se há cor, ela pode ser vermelha, amarela, azul, verde ou tantas outras e não um valor entre cores. Se a cor é vermelha, no entanto, ela pode ser vermelho-escuro (100% de vermelho), ou a ausência de vermelho, com infinitos valores intermediários. Portanto, ao chegarmos ao vermelho-claro, a segmentação acaba e não há mais submodalidades.

Quando uma submodalidade apresenta valores discretos, sem gradação ou pontos intermediários, nós dizemos que ela é uma submodalidade digital. Quando a submodalidade pode apresentar infinitos valores intermediários e pode ser representada por uma linha contínua, nós a denominamos "submodalidade analógica". As submodalidades analógicas não podem ser submodalidades-chave.

Perguntas para explorar as submodalidades nas experiências dos clientes:

## Mapeamento de submodalidades

| Modalidade Visual | Pergunta | Dificuldade | Submodalidade-chave |
|---|---|---|---|
| Cor preto e branco | É colorido ou em preto e branco? Quais cores? | | |
| Brilho | As cores são vivas ou foscas? | | |
| Nitidez | A cena é nítida ou embaçada? Luminosidade: pouca ou muita luz? | | |

## Capítulo 9 • Hipnose, sistemas representacionais e submodalidades

| | | | |
|---|---|---|---|
| Foco do ponto central | O resto da imagem também está focado? | | |
| Tamanho | De que tamanho é a imagem? Compare com o tamanho real. | | |
| Distância | A que distância está a imagem de você? Seja específico? Um braço, um metro? | | |
| Localização | Onde está a imagem? | | |
| Dimensões (profundidade) | É plana, 3D, panorâmica? | | |
| Bordas | Tem moldura? | | |
| Movimento | É imóvel como um retrato ou parece filme? | | |
| Perspectiva (inclinação) | De que ângulo você vê a imagem? | | |
| Representador presente | Você está contando um caso que viveu? | | |
| Associado/dissociado | Você se vê na cena ou vê a cena com seus olhos, como se estivesse lá? | | |

| Modalidade Auditiva | Pergunta | Dificuldade | Submodalidade--chave |
|---|---|---|---|
| Som | Há sons ou vozes? | | |
| Fonte | De onde eles se originam? De dentro de você ou de fora? Da direita ou esquerda? | | |
| Volume | Alto ou baixo? | | |
| Tonalidade | Nasal ou sonoro? | | |
| Ritmo | Rápido ou lento? | | |
| Duração | Contínuo ou intermitente? | | |
| Timbre | Grave ou agudo? | | |
| Diálogo Interno | Se há DI, como é ele? | | |

| Modalidade Cinestésica | Pergunta | Dificuldade | Submodalidade-chave |
|---|---|---|---|
| Qualidade | O que descreveria sua sensação física? | | |
| Intensidade | Quanto intensa ela é? (forte/fraca) | | |
| Localização | Onde você a sente em seu corpo? | | |

| Fonte | De onde ela vem (de fora ou de dentro de você)? | | |
|---|---|---|---|
| Movimento | Há algum movimento? De que tipo? | | |
| Direção | Onde a sensação começa? Qual é a trilha que ela percorre? | | |

**Inventário de submodalidades**

Segundo Bandler, apresentamos exemplo do que os clientes podem explorar e identificar:

| Visual | | Auditivo | |
|---|---|---|---|
| | Número de imagens | | Volume |
| | Movendo-se ou paradas | | Ritmo |
| | Tamanho | | Timbre |
| | Forma | | Direção da voz |
| | Cores ou preto e branco | | Harmonia |
| | Focado/desfocado | | |
| | Brilhoso ou escuro | | |
| | Locação no espaço | | |
| | Com ou sem molduras | | |
| | Duas ou três dimensões | | |
| | Associado ou dissociado | | |
| | Perto ou distante | | |
| | Nitidez | | |
| **Cinestésico** | | **Olfativo/Gustativo** | |
| | Locação no corpo | | Fragrância |
| | Sensações táteis | | Pungência (força do cheiro) |
| | Temperatura | | Doce |
| | Medida de pulso | | Salgado |
| | Medida de respiração | | Amargo |
| | Pressão e peso | | |
| | Intensidade | | |
| | Movimento/direção | | |

Tarefas para o hipnólogo:

» Pegue o roteiro hipnótico sugerido anteriormente e trabalhe as submodalidades: detalhes daquilo que o cliente pode ver mentalmente, ouvir e sentir.
» Identifique o sistema representacional predominante do seu cliente: Visual? Auditivo? Cinestésico?
» Uma vez tendo identificado, use as submodalidades daquele sistema representacional para aprofundar e otimizar a experiência de seu cliente. Exemplo: o cliente é predominantemente visual, logo procure usar predominantemente imagens e submodalidades visuais como forma, cores, brilho, distância etc.

capítulo 10

# TESTES DE SUGESTIBILIDADE E INDUÇÕES RÁPIDAS

Inspirado em Igor Ledochowski (2003), os testes de sugestibilidade e as induções rápidas podem ou não ser usados com clientes num consultório e são muito bem-vindos em demonstrações de grupo, pois os efeitos de "resposta" de algumas pessoas afetam outras.

Basicamente, eles ajudam a "quebrar o estado" e "tirar a pessoa de seu modo normal de funcionamento". Como irão constatar, eles pegam a pessoa de surpresa, envolvendo-a em alguma coisa inusitada e inesperada, o que gera certo estado de "confusão". A "confusão" e "incerteza" que essas situações criam fazem com que o sujeito tenda a se abrir e baixar o nível de defesa e resistência, ao mesmo tempo que comunicam uma ideia de que a pessoa já está "participando de algo importante". Como tendemos a não gostar de confusões e incertezas, tudo aquilo que é "certo e diretivo" sugerido na sequência da confusão tende a ser aceito e assimilado mais facilmente.

Lembrem-se de que hipnose é, mais do que qualquer coisa, um processo interativo de comunicação e percepção entre o hipnotizador e o cliente. Isso foi o que aprendi com Richard Bandler. Por isso, na minha percepção, não importa muito se o cliente entra em "fases" ou "escalas" de hipnose estudadas por pesquisadores. O mais importante é a "qualidade" da experiência e os *insights* que o cliente obtém processando a mesma em seu sistema, não importando muito se ele está mais ou menos em transe. Isso é exatamente a falha de muitos, ao assimilar o trabalho desenvolvido por Richard Bandler. Não o importa muito o "nível do transe", mas, sim, a "qualidade da experiência", assim como os *insights* que ela gera.

Trabalhar sua comunicação e a forma como o cliente percebe o processo fará com que o mesmo se engaje e se sinta confiante, e os testes e induções rápidas poderão servir bem a esse propósito.

Vários desses processos contam com situações favoráveis para que algo curioso e diferente do usual aconteça. O sujeito que não entende de hipnose já se sente "parte de alguma coisa inesperada e inusitada", o que pressupõe que o que quer que o hipnólogo continue a fazer com ele seja mais fácil de ser aceito e assimilado na sequência.

Os resultados tendem a ser dramaticamente melhores quando o hipnólogo faz uma boa abertura, usando todos os elementos da comunicação hipnótica que ele conhece e/ou que sejam possíveis inserir, preservando a "leveza" e a naturalidade. Sua "presença" e o uso de metáforas e pressuposições de que algo está prestes a acontecer é fundamental. Ele deve acreditar realmente que "algo vai acontecer" para influenciar seus sujeitos.

Conduzir pessoas em passos menores vai gerar um direcionamento e construirá um padrão de respostas. Quanto mais os sujeitos se acostumarem a "seguir" suas instruções, mais fácil tenderão a ser tudo o que se segue na sequência, na medida em que o trabalho vai progredindo.

Alguns testes são bem fáceis e tendem a gerar o resultado desejado, o que reforça mais ainda o fator "sucesso" associado à sua condução com o cliente. Pratique cada teste até que você possa estar familiarizado com as rotinas, para fazer vários na sequência.

## Tipos de testes

Os textos a seguir já foram escritos de forma a sugerir uma condução por parte do terapeuta com seu cliente ou sujeito de demonstração, ou seja, uma sugestão de como "falar com o cliente" para testar.

## O pêndulo

- » Segure este pêndulo usando os dedos polegar e indicador ao mesmo tempo que apoia confortavelmente o cotovelo na mesa.
- » A qualquer momento, você vai começar a sentir como seu corpo agora vai gostando de responder por meio do pêndulo, fazendo-o girar. Isso, muito bem, deixe fluir e perceba a forma mais fácil de deixar sua mente se comunicar e se manifestar desta forma agora... assim.
- » Agora vou fazer perguntas. Vamos estabelecer um código? Esse movimento que está predominando poderia já representar um "sim"?
- » O movimento contrário [ou outro] poderia representar um "não"? Vamos testar.
- » Proceda com o teste e verifique que o código foi assimilado.
- » Vamos agora descobrir formas de aprofundar mais ainda o transe hipnótico. O pêndulo vai nos mostrar, dizer e fazer sentir como é possível. Isso, muito bem... deixando acontecer... deixe que o aumento no movimento e na intensidade possa já refletir a profundidade crescente do transe que se aprofunda.

Obs.: essa técnica aprofunda o *rapport*. Trata-se de uma comunicação com a mente inconsciente do sujeito, e o pêndulo serve como um elemento distrator que desvia a atenção do sujeito para outra coisa enquanto esse vai respondendo favoravelmente ao processo.

O hipnólogo, tendo estabelecido uma "comunicação" com a mente inconsciente do sujeito, pode usar esse fator e perguntar: "Você gostaria de ir mais fundo?"; ou: "Existem recursos poderosos dentro de você, os quais podem já ajudá-lo com esse processo?"; ou mesmo: "Eu posso pedir a você, inconscientemente, para retirar o pêndulo de sua mão para que, na sequência, possa aprofundar mais ainda esse estado e possamos trabalhar 'X' [a questão específica]?" – e quando o pêndulo responder que "sim", o hipnólogo aprofunda o estado e segue com o trabalho.

## Oscilação postural

Solicite que o sujeito focalize mais as suas palavras do que os próprios pensamentos. Conduza assim:

» Eu quero que você fique em pé, assim com seus pés juntos em postura ereta.
» Agora poderá notar que em algum momento começa a haver a sensação de que seu corpo esteja caindo para trás. Eu me colocarei atrás de você para segurar seu corpo. Você está seguro(a). Deixe-se cair para trás livremente, eu pego você.
» Lembre-se apenas de que sua tarefa não é tentar cair, nem resistir a cair. Apenas fique em pé ereto(a), permita-se já relaxar e ouça cuidadosamente o que eu digo. Focalize seus pensamentos no que eu estou sugerindo e, quando já estiver experimentando um empurrão ou sensação de mergulho para trás, deixe-se ir, ok?
» Então está combinado! Feche seus olhos (pressione a mão como se fosse empurrar e verifique se há tensão. Se detectar, dê sugestões de relaxamento. Com uma das mãos, dê um toque na cabeça do sujeito para trás levemente).
» Continue a dizer: "Pergunto-me se já notou que seu corpo oscila... aquela sensação inexplicavelmente irresistível de cair para trás. Deixe-se ir! Eu vou pegar... segurar você! Isso... permita-se oscilar até que seu corpo já tenha começado a cair agora!".

Tenha a certeza de que os pés do cliente estejam juntos, os olhos, fechados, e a cabeça, inclinada levemente para trás. Isso irá naturalmente afetar o equilíbrio, o que reforçará suas sugestões.

## O dicionário e o balão

Neste teste, podemos verificar o quão rápido a pessoa focaliza sua imaginação ou responde às sugestões.

» Então fique em pé com os braços esticados, um para cada lado e com as palmas das mãos para baixo [demonstrar].
» Agora vire sua mão direita para cima [demonstrar].
» Agora feche seus olhos e me ouça com atenção. Você já pode ter começado a imaginar que segura em sua mão direita um grande e pesado dicionário preto, com capa de couro, e vai sentindo seu peso quase que obrigando seu braço a descer mais... sinta o peso...

» Enquanto isso vai acontecendo continuamente, quero que imagine que sua mão esquerda está amarrada em um balão de gás azul e brilhoso, cheio de hélio. Talvez já tenha notado ou não que a mão vai ficando tão leve que a faz ficar flutuando. Há tanta leveza que a mão simplesmente flutua, tente em vão resistir!

» [Vá alternando as duas sugestões, a do dicionário e do balão por algum tempo, até que tenham ocorrido mudanças significativas nas posições dos braços].

» Excelente! Agora mantenha as mãos onde elas estão e abra seus olhos!

Este é um excelente exercício para se fazer coletivamente e, como as respostas tendem a ocorrer com quase todos, cria uma sensação grupal favorável, na qual "coisas estão acontecendo".

## Dedos grudados

» Fique de pé com os ombros afastados. Ótimo! Agora levante seus braços e entrelace os dedos das mãos.

» Agora estenda seus dedos indicadores apontando para cima e os afaste cerca de dois centímetros [demonstre cada etapa].

» Agora se concentre em seus dedos, pois em algum momento uma manivela vai uni-los até que se toquem. Você vai sentir como se uma apertada faixa de borracha fosse apertando mais e mais seus dedos.

» Pronto? Então um... aproximando... dois... mais e mais próximo... isso! E três!!!

Dedos se tocando agora!!! [Faça movimentos de manivela com seu braço e efeitos sugestivos].

Este é mais um teste a seu favor, pois as posições dos dedos coloca-os sob tensão muscular, o que faz com que eles tendam a se aproximar. Num grupo, escolha os melhores no teste do dicionário/balão para a demonstração.

## Bloqueio de números

Pessoas que trabalham muito com números, como contadores e matemáticos, são mais difíceis de serem sugestionadas.

» Sugira as muitas formas que pessoas esquecem coisas o tempo todo, como os nomes de pessoas em festas, números de telefone, onde colocaram coisas, coisas a fazer.

» Converse com o sujeito e comente quão fácil é esquecer-se de um número de telefone que acabou de ouvir, num minuto você o tem, noutro, ele se foi. Explore situações onde o sujeito tenha experimentado esquecer essas coisas.

» Depois de o envolver bastante em lembranças de esquecimentos, comece a sugerir diretamente que um número está desaparecendo. Bons números para este teste tendem a ser 3, 6, 7 e 8. Solicite coisas do tipo: apagar o número da mente, ou fazê-lo sumir, ou escondê-lo por detrás de uma parede.

**Faça essas sugestões com rapidez e confiança.**

» Solicite que o sujeito conte alto de um a dez e, ao pular o número, gere confusão, conte os dedos das duas mãos, acabando numa soma errada.
» Uma alternativa é solicitar que o sujeito veja o número, mas não seja capaz de dizê-lo.
» Ao final, "devolva" o número para o sujeito.

## Objeto quente

**Coloque um objeto pequeno nas mãos do sujeito.**

» Em algum momento, você se dará conta de estar percebendo que esse objeto misteriosamente começou a ficar "quente". Você não precisa conhecer especificamente como a mente trabalha, pois esse misterioso fenômeno vai acontecendo completamente agora. Mas você – já! – sabe que o calor e a temperatura vão aumentando, aumentando [trabalhe aqui a rapidez, a confiança, a tonalidade da voz e tudo que sabe sobre o modelo Milton]. Vá fazendo isso até que a pessoa deixe o objeto cair de suas mãos.

## Induções rápidas

Algumas induções são bem rápidas, mas requerem uma preparação cuidadosa e a escolha adequada dos sujeitos no "momento certo" para os guiar profundamente a uma natural resposta de transe.

Muitas induções rápidas vão fluir elegantemente depois de uma série de respostas "sim" e testes de sugestionabilidade hipnótica. Mais do que nunca, todo o treinamento de *rapport*, influência pessoal, padrões de linguagem e linguagem hipnótica é essencial, além da autoconfiança que o hipnotizador tem em si.

Há dois princípios fundamentais:

» Uso da surpresa/confusão/sobrecarga para criar um caminho para o transe.
» Utilização de qualquer resposta de transe que ocorra, amplificando-a.

A confusão facilita que a mente escape para um transe na tentativa de que a mesma seja resolvida. Ao detectar, seja claro e diretivo: "Entre em transe agora!"; ou: "Durma!"; "Entre num estado profundo, tente em vão resistir!". A mente em busca frenética para sair da confusão "se joga" na primeira coisa mais clara, e essa coisa deverá ser a sua sugestão e/ou o trabalho que vem a seguir.

Fique atento o tempo todo ao cliente, prestando atenção às "marcações analógicas" (mensagens não verbais), como um *feedback* para ir aprofundando, trabalhando mais e mais. O ciclo de tensão e soltura tende a aprofundar a subjetividade do transe.

Usando verdades óbvias de acompanhamento para induzir hipnose segundo Richard Bandler:

» Fale três declarações de acompanhamento (algo que o cliente possa ver, ouvir ou sentir), seguidas de uma sugestão para aumentar o conforto e o relaxamento, repetindo o ciclo três vezes (total de nove declarações de acompanhamento e três sugestões relaxantes).
» Depois, use duas declarações de acompanhamento verdadeiras e duas sugestões de relaxamento, repetindo o novo ciclo três vezes.
» Agora, uma declaração de acompanhamento e três declarações de relaxamento ou aprofundamento do transe.
» O sujeito deve estar agora num estado de transe hipnótico, pronto para que o hipnotizador trabalhe com ele alguma coisa importante.

## Retomando o teste de oscilação corporal

» Ao pegar a pessoa que vai caindo, mantenha o *momentum* e, gentilmente, abaixe-a e a sente confortavelmente em uma cadeira enquanto vai repetindo gentilmente sugestões do tipo: "Isso, deixe-se ir e aprofundar mais e mais. Sua consciência pode ou não já estar flutuando agora, na medida em que simples e completamente vai mais e mais fundo nesse estado [transe]. Amplifique essas maravilhosas sensações na medida em que você pode ou não escolher o nível de consciência – ou não, mais ou menos presente...".

Preste atenção aos "não verbais" e sinais de transe e vá usando tudo o que conhece para aprofundar mais e mais esse estado.

## O braço indobrável

Peça ao sujeito que fique de pé com o punho estendido (polegar para cima), olhando para a parte de trás do polegar.

"Agora você pode escolher usar as incríveis potencialidades da sua mente e talvez possa continuar a escolher trancar seu braço de forma que fique duro e esticado, pois em algum momento eu vou tentar em vão movê-lo enquanto você bravamente resistirá com surpresa".

Trabalhe bastante em múltiplas sugestões para que o braço fique esticado e duro. Vá testando bem de leve para que o sujeito perceba a seriedade do processo. E diga:

"Seu braço é uma barra de aço! Tão duro e rijo que eu não posso movê-lo, eu simplesmente não posso movê-lo, nem você, duro, rijo, esticado! (...) Agora teste você mesmo: tente em vão dobrar seu braço e note com fascinação e encantamento como seu braço está travado e duro".

Quando grandes grupos musculares ficam tensos por muito tempo, eles tendem a travar.

À medida que o sujeito luta para destravar o braço, comece a movê-lo em um pequeno círculo. Repentinamente, pressione o braço para baixo e leve o sujeito para trás, e faça tal e qual o complemento da oscilação postural descrito anteriormente.

Você pode experimentar dizer também "solte tudo agora, relaxe completamente", enquanto leva a pessoa até a cadeira.

### Interrupção do aperto de mão I

Faça verdadeira menção de apertar a mão do sujeito.

Não finja, crie essa intenção o mais verdadeiramente possível, ou o sujeito notará.

Pare imediatamente antes do toque.

Olhe para a mão do sujeito com curiosidade ou como quem está intrigado com algo que não deveria, ou esperava encontrar na mão da pessoa.

Diga: "Veja!!!". Quando o sujeito olhar para a mão, diga: "Você pode ver essas linhas e sombras aqui enquanto sua mente – inconsciente agora – o relaxa, fazendo com que tente em vão manter os olhos abertos, na mesma rapidez com que já deixa a sensação de conforto se espalhar rapidamente assim!".

Continue aprofundando as sugestões. Esse padrão deve ser feito com absoluta congruência.

### Interrupção do aperto de mão II

Faça um contato ocular casual e amigável com o sujeito e o mantenha. Aperte a mão normalmente, fazendo contato ocular com intenção de apertar.

Entre num estado de transe e, vagarosamente, olhe para o sujeito de forma significativa e, de forma ambígua, deixe que o aperto de mão se transforme num "segurar" a mão do sujeito de forma fixa.

Vagarosa e ambiguamente, comece a soltar o aperto. Primeiro aperte mais com um dedo e então com outro, e mais, e menos. Mantenha as mudanças incertas e irregulares. Nessa etapa, mude o foco do olhar: da pessoa para "através" da pessoa e distante. Preste atenção a respostas não verbais de transe.

Remova sua mão do aperto devagar, o sujeito deverá ter sua mão "cataléptica". Vá tocando a mão cada vez menos de forma que a pessoa não perceba exatamente quando o último toque vai ocorrer.

Continue com técnicas de aprofundamento e o trabalho que tem para fazer.

## Interrupção do aperto de mão III

Atenção: esta técnica necessita ser executada com cuidado para não machucar o sujeito! Ache um bom sujeito hipnótico, o qual já vem demonstrando sinais de entrar em estados de transe.

Proceda a um aperto de mão casual com o sujeito, com intenção.

Quando apertar a mão, puxe sua mão para baixo (na direção do seu pulso direito).

Ao mesmo tempo que executa o passo anterior, envolva sua mão esquerda por trás do pescoço do sujeito e o puxe na sua direção. Ao mesmo tempo que faz esses dois passos, diga "durma agooooora!!!", ou "em transe profundo [ou relaxamento] agora!".

Continue a aplicar uma leve pressão de forma bastante gentil na nuca do sujeito (a cabeça do cliente deve estar tombada na direção do terapeuta).

Gentil e rapidamente, produza um fluxo de sugestões na linha: "Isso, deixe-se dissolver e se envolver relaxada e profundamente num transe profundo e confortável, tente em vão resistir".

Essa é uma indução impressionante e dramática e, num grupo, levanta as expectativas de sucesso. O forte desta técnica está nas surpresas e na confusão, diga o tempo todo que o verdadeiro poder vem de dentro do sujeito!

## Método de tensão e alívio

Ciclos de tensão e alívio criam efeitos hipnóticos.

Sente-se no lado oposto ao sujeito e pressione sua palma da mão direita contra a palma da mão dele.

Instrua o sujeito a empurrar forte sua mão com a dele, enquanto você resiste.

Ao mesmo tempo que ele empurra, trave o aperto da mão na parte de trás e/ou o olhando nos olhos.

Instrua o sujeito a continuar empurrando e a começar a pensar exclusivamente em dormir e se deixar levar para um sono profundo. Aumente a pressão com sua mão.

Deixe a tensão escalar e observe o início das respostas analógicas de transe começarem.

Quando chegar ao ápice, repentinamente solte e deixe que o sujeito caia para frente. Gentilmente ampare sua cabeça com sua mão esquerda e, firmemente, dê o comando "durma!!!", ou "entre num transe profundo agoraaaa!!!".

Continue a pressionar gentilmente e dê sugestões genéricas: "Isso, deixe-se levar, cada vez mais profundamente, tente em vão resistir!".

## Sobrecarga sensorial

Aqui, fazemos uma sobrecarga na mente consciente, ocupando-a com os três maiores sistemas sensoriais: visual, auditivo e cinestésico. Dê as seguintes instruções:

"Fique em pé ereto, pois em algum momento eu gostaria de pedir para você contar de frente para trás, em voz alta, começando com o número 500".

"Enquanto faz isso, eu vou segurar nos seus ombros assim... e mover você em círculos. Agora quando você já descobrir que é bem fácil entrar confortavelmente em transe profundo, vá em frente sabendo que está em boas mãos. Pode começar a contar (500, 497, 494, 491...)".

Segure nos ombros do cliente e o faça girar suavemente em pequenos círculos, sempre com os pés fixos no chão, e diga gentilmente: "E à medida que continua a contar, tão facilmente, não conseguindo manter o que seria a sua atenção com sua cabeça girando – e me pergunto se você já se pergunta ou não para onde foram esses números – logo completamente você já vai se deixando entrar agora em transe, no qual talvez já possa ter sentido seus olhos mais e mais pesados, e me pergunto se eles vão se fechando agora, ou se fecharão completamente quando já tiver deixado as confortáveis sensações de transe continuarem a se desenvolver, ouvir e sentir".

Enquanto o sujeito conta, use as mãos para sentir se o mesmo está relaxando. Quando ele parar de contar alto, significa que está em transe ou que conscientemente está seguindo suas sugestões. Se suspeitar da segunda hipótese, recomece o processo até que entre em transe; um dos sintomas pode ser o desaparecimento dos números.

capítulo 11

# HIPNOTERAPIA

**Compilação de Informações por André Percia**

De acordo com Steve G. Jones, nos anos 1950 a Associação Médica Norte-Americana começou a prestar atenção à hipnose depois que um paciente removeu a tireoide sob efeito hipnótico, sem qualquer tipo de anestesia ou remédios.

Muitos profissionais da área da saúde usam a hipnose e recomendam pacientes para hipnoterapia em casos de combate ao tabagismo, perda de peso e superação de medos. Hoje a hipnoterapia é vista como complementar à área dos tratamentos da saúde.

Hipnoterapia não é algo que envolve um estado de transe tipo zen, metafísico, místico ou meditativo.

## Os estágios de consciência

A hipnoterapia lida com quatro estágios de consciência: beta, alfa, teta e delta.

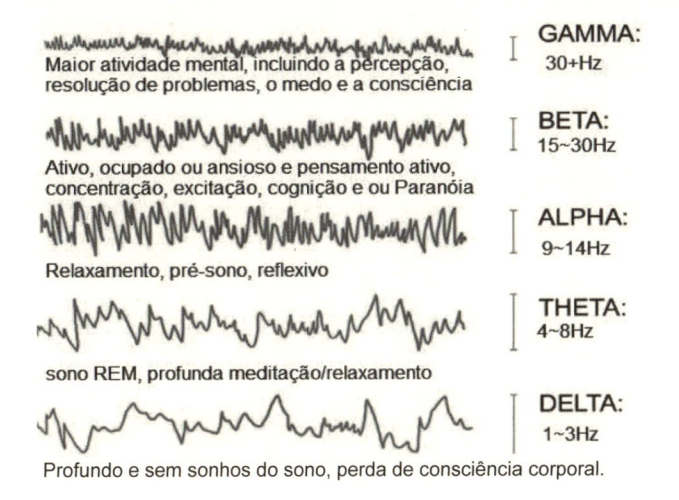

**GAMMA:** 30+Hz
Maior atividade mental, incluindo a percepção, resolução de problemas, o medo e a consciência

**BETA:** 15~30Hz
Ativo, ocupado ou ansioso e pensamento ativo, concentração, excitação, cognição e ou Paranóia

**ALPHA:** 9~14Hz
Relaxamento, pré-sono, reflexivo

**THETA:** 4~8Hz
sono REM, profunda meditação/relaxamento

**DELTA:** 1~3Hz
Profundo e sem sonhos do sono, perda de consciência corporal.

Quando estamos em alfa, estamos mais de 200 vezes abertos a sugestões. Porém o estado normal de consciência (estado de vigília) é o estágio beta.

Em alfa, há uma desaceleração e um foco maior que lhe permite direcionar o fluxo de pensamento para algo específico. Parece com estados nos quais entramos vendo um filme envolvente ou dirigindo por longos períodos, em que estímulos externos têm uma influência menor. Com o tempo, sua atenção se volta para algo de maior importância ou relevância que está acontecendo.

Outros pacientes atingem estados mais profundos, ao passo que outros não, apesar de estarem igualmente sob trabalho e efeito hipnótico. Outros chegam a estados intermediários entre esses mencionados. Existem aparelhos e dispositivos diversos, como o *biofeedback*, que monitoram essas mudanças, hoje em dia com opções de aplicativos para uso com *smartphones*.

Em alfa, o cliente está consciente e perfeitamente capaz de tomar decisões, só está focado com mais atenção a algo específico. Algumas aplicações hipnoterápicas, no entanto, são mais eficazes em teta ou delta.

Pacientes experimentam vários níveis de consciência em apenas uma sessão, e na prática tendem a se lembrar em detalhes bem menos do que acreditam.

Para Sofia Bauer, comunicação + influência = hipnose.

- **Absorção da atenção da mente consciente** – em sensações, sentimentos e percepções.
- **Eliciação da mente inconsciente** – o aparecimento dos fenômenos hipnóticos 1 + 2 = transe hipnótico.

A absorção da mente consciente, mais o aparecimento de fenômenos hipnóticos, leva à mudança.

## Fenômenos hipnóticos

- **Rapport:** aliança terapêutica. Entrosamento com o cliente, em que o hipnotizador o encontra em seu "modelo de mundo" e linguagem predominante.
- **Catalepsia:** sensação de ficar imobilizado e mais pesado durante a hipnose.
- **Dissociação:** capacidade de dissociar a mente consciente da inconsciente, seguir o hipnotizador e, ao mesmo tempo, experimentar variadas sensações, sentimentos e pensamentos.
- **Analgesia:** formigamento do corpo. Sentir sem sentir dor. Podem-se fazer cirurgias.
- **Anestesia:** deixar de sentir parte do corpo.
- **Regressão de idade:** recordação ou revivificação do passado, pode ser real ou criado.
- **Progressão de idade:** imaginar-se vivendo o futuro (ponte ao futuro na PNL).
- **Distorção do tempo:** perda da percepção do tempo transcorrido durante o transe.

- » **Alucinações positivas:** ver, ouvir e sentir o que não está lá para ser percebido sensorialmente.
- » **Alucinações negativas:** deixar de ver, ouvir ou sentir algo que está lá e seria normalmente percebido sensorialmente.
- » **Amnésia:** quando o sujeito se lembra de partes ou de nada do que ocorreu durante o transe.
- » **Hipermnésia:** lembrança de detalhes específicos de forma aguçada.
- » **Atividade ideomotora:** quando o sujeito responde automaticamente por meio de sinais como dedos que sinalizam, pêndulos, levitação da mão, escrita automática etc.
- » **Atividade ideossensória:** percepção sensorial associada a uma ideia.
- » **Sugestão pós-hipnótica:** sugestão dada durante a hipnose para que o sujeito experimente, perceba, processe algo depois da sessão.

**Critério de Hershman para adequação de estados hipnóticos**

O que acontece nos diversos estágios ou fases da hipnose? Segundo Bauer (2013), no chamado "transe leve":

- » Relaxamento.
- » Catalepsia das pálpebras e dos olhos.
- » Fechamento dos olhos.
- » Começo da catalepsia corporal (sem movimentos).
- » Respirações mais vagarosas e profundas.
- » Imobilização dos músculos faciais.
- » Sensação de peso (pesado) em várias partes do corpo.
- » Anestesia de luva.
- » Habilidades para sugestões pós-hipnóticas simples.

No chamado "transe médio":

- » Amnésia parcial (alguns sujeitos).
- » Definido retardamento na atividade muscular.
- » Habilidade em induções de sensações.
- » Marcada catalepsia em membros do corpo.
- » Habilidade para sugestões pós-hipnóticas mais difíceis.

No chamado "transe profundo":

- » Habilidade para manter o transe com olhos abertos.
- » Amnésia total (na maioria dos sujeitos).
- » Habilidade para controlar algumas reações orgânicas (pulso, pressão arterial).

- » Anestesia cirúrgica.
- » Regressão de idade e revivificação.
- » Alucinações (positiva e negativa, visual e auditiva).
- » Habilidade de sonhar material magnífico.
- » Habilidade para todas ou para a maioria das sugestões pós-hipnóticas.

No chamado "transe pleno":

- » Marcado por respostas orgânicas lentas e quase completas, inibição da atividade espontânea.

## Hipnoterapia

### Mas, afinal, o que é hipnoterapia?

Hipnoterapia é uma prática muito eficiente para mudar crenças ou comportamentos e produz resultados bem imediatos. Essa prática funciona combinando hipnose e terapia com objetivos orientados e específicos, com foco no uso de recursos da mente subconsciente ou inconsciente.

Alguns pacientes podem preferir ou responder melhor a outros tipos de terapia. Hipnoterapia não é uma panaceia que cura todos os males e problemas da humanidade como muitos insistem em vender!

Quando em transe, o corpo da pessoa não sabe a diferença entre o que é imaginado e o que é real. As respostas corporais são as mesmas. No entanto, no nível mental, o paciente sabe que está imaginando apesar de responder fisicamente como se tivesse acontecendo. Isso faz da hipnoterapia um excelente recurso para mudanças poderosas.

### Hipnoterapia: uma reavaliação

As informações a seguir têm como base o artigo "Hipnoterapia: uma reavaliação", por Alfred A. Barrios, que consiste numa compilação das principais informações sobre a hipnoterapia.

Ao longo dos anos, houve surtos periódicos de grande interesse em hipnose. Muitos fenômenos extraordinários têm sido atribuídos aos seus efeitos e grandes reivindicações feitas quanto à sua eficácia na terapia. No entanto, apesar de tais afirmações, ainda parecem ser relativamente poucos os terapeutas usando a hipnose como uma ferramenta importante.

Barrios pergunta-se: "Por quê? Será que é porque as críticas geralmente dirigidas à hipnose são verdadeiras? Que é superestimada, na verdade limitada a uma pequena gama de problemas, incapaz de produzir mudanças duradouras? Será que a remoção dos sintomas pela hipnose leva a novos sintomas? É perigosa?". E ele nos lembra que não, pois existem demasiadas evidências clínicas respondendo a essas indagações.

Percebe-se que a razão principal por trás da rejeição da hipnose tem sido o fato de ser uma prática desconhecida para praticamente a maioria das pessoas. Parece ser de natureza humana evitar ou rejeitar qualquer coisa que não pareça se encaixar, ou ser explicada racionalmente, especialmente quando esta parece ser algo potencialmente poderosa.

Para o referido autor, foram produzidos 1.018 artigos relacionados à hipnose entre 1966 a 1968, aproximadamente 40% desses relativos ao seu uso em terapia.

No mesmo período, encontramos 899 artigos sobre terapia psicanalítica e 355 em terapia comportamental.

Ao contrário da opinião popular de que a hipnose somente é eficaz em certos casos específicos de remoção de sintomas, uma vasta gama de categorias de diagnósticos foi tratada com sucesso através da hipnoterapia. Isso inclui reação de ansiedade, neurose obsessivo-compulsiva, reações histéricas e desordens sociopáticas (HUSSAIN, 1964), bem como epilepsia (STEIN, 1963), alcoolismo (CHONG TONG MUN,1966), frigidez (RICHARDSON,1963), gagueira entre outros assuntos (ALEXANDER,1965), várias desordens psicossomáticas, incluindo asma, abortos espontâneos, dismenorreia, rinite alérgica, úlceras, dermatite, infertilidade e hipertensão (CHONG TONG MUN, 1964, 1966). Também, nos últimos anos, um número crescente de relatos indica que as psicoses são bem tratáveis com a hipnoterapia (ABRAMS, 1963, 1964; BIDDLE, 1967).

**Três estudos em larga escala contêm resultados básicos**

O estudo de Richardson (1963) lidou com 76 casos de frigidez. Ele relata que 94,7% das pacientes melhoraram. O número médio de sessões necessárias foi 1,53. O critério para julgamento de melhora foi o aumento na porcentagem de orgasmos. A porcentagem de orgasmos subiu de uma média pré-tratamento de 24% para a média pós-tratamento de 84%. Acompanhamentos (período exato não relatado) demonstraram que somente duas pacientes foram incapazes de continuar a alcançar o clímax na mesma porcentagem apresentada quando o tratamento terminou. O método de tratamento de Richardson foi uma combinação de remoção direta de sintomas, exposição e remoção de causas encobertas, pois ele descobriu que somente a remoção direta de sintomas nem sempre era suficiente. Ele não relata fracassos de indução hipnótica.

O estudo de Chong Tong Mun (1964; 1966) abrangeu 108 pacientes que sofriam de asma, insônia, alcoolismo, dismenorreia, dermatite, estado de ansiedade e impotência. A porcentagem de pacientes que foram relatados com melhora foi de 90%. O número médio de sessões foi cinco. O critério para julgamento de melhora foi a remoção ou a melhora dos sintomas. O período médio de acompanhamento foi de nove meses. O método de tratamento de Chong Tong Mun foi uma abordagem tripla. Com alguns pacientes, ele trabalhou na reeducação do paciente em relação aos padrões de comportamento imediatamente subjacentes aos sintomas. Com outros, ele primeiro retrocedeu o paciente de volta ao princípio original do sintoma. Após retroceder, ele reeducou o paciente para o fato de que a causa original não mais estava operante. Além disso, ele geralmente usava sugestões adicionais de remoção direta de sintomas.

O estudo de Hussain (1964) relata 105 pacientes que sofriam de alcoolismo, algo chamado pelo autor de "promiscuidade sexual", impotência e frigidez, transtornos sociopáticos da personalidade, reações histéricas, transtornos de comportamento, transtornos de crianças em idade escolar, transtornos da fala e outras doenças psicossomáticas diferentes. A porcentagem de pacientes reportados com melhora foi de 95,2%. O número de sessões necessárias variou entre quatro e 16. O critério para julgamento de melhora foi a completa ou quase completa remoção de sintomas. Em acompanhamentos que variaram de seis meses a dois anos, nenhum caso de recaída ou substituição de sintomas foi notado.

O uso principal da hipnose não é como um meio de remoção direta de sintomas. Nem é o seu uso principal um método de descobrimento. A tendência atual é usar a hipnose para remover atitudes negativas, medos, padrões de comportamento que não se adaptam e autoimagens negativas subjacentes aos sintomas. O descobrimento de causas e a remoção direta de sintomas ainda são usados até certo ponto, mas geralmente em conjunto com essa nova função principal, segundo Barrios.

A hipnoterapia psiquiátrica, tal como praticada hoje em dia pelos mais destacados médicos da área, tem em comum com todas as outras formas de tratamento psiquiátrico moderno o fato de se preocupar não somente com os sintomas apresentados, mas principalmente com o impasse dinâmico no qual o paciente se encontra e com sua estrutura de caráter (ALEXANDER, 1965).

A objeção de que os resultados da remoção de sintomas raramente será permanente certamente não é válida. Isso pode ter sido assim no passado, quando apenas a remoção era praticada e nada era feito para fortalecer a habilidade do paciente de lidar com sua dificuldade ou de encorajá-lo a ficar "de pé por si só" (HARTLAND, 1965).

Muitos terapeutas rejeitaram a hipnose porque sua abordagem direta do sintoma no passado chocava-se violentamente com a abordagem dinâmica deles. Agora vemos que tal conflito não mais precisa existir.

Alguns hipnoterapeutas usam, em parte, uma abordagem histórica, regredindo até a infância do paciente e mudando suas atitudes em relação às causas desses padrões (FROMM, 1965; ABRAMS, 1963; CHONG TONG MUN, 1964; 1966). No entanto, em sua maior parte, a hipnoterapia é não histórica e, aparentemente, mais rápida. Se quiséssemos mudar a direção de um rio, seria muito mais fácil trabalhar sobre a corrente principal diretamente (uma vez localizada) do que subir rio acima, localizando todos os afluentes e apontando cada um em uma nova direção.

No passado, certos perigos foram atribuídos à hipnose, por exemplo: o perigo de uma crise psicótica, ou a substituição de sintomas mais prejudiciais. De acordo com vários pesquisadores (KROGER, 1963; ABRAMS, 1964), esses perigos foram excessivamente exagerados. Entretanto quaisquer perigos que havia foram virtualmente eliminados por essa nova abordagem. Os poucos acidentes que ocorreram no passado resultaram (1) do uso inapropriado da hipnose como um agente de revelação, ou (2) de seu uso inapropriado como forma de remoção direta de sintomas. O primeiro tipo de uso inapropriado foi produzido por terapeutas que permitiam, ou forçavam, que o paciente se tornasse consciente de informações reprimidas sem ser forte o suficiente para as enfrentar. O segundo tipo de uso inapropriado ocorreu quando os terapeutas arrancavam um sintoma que o paciente usava como muleta, antes que o mesmo estivesse suficientemente forte para andar por si só.

## Capítulo 11 • Hipnoterapia

Freud abandonou a hipnose por causa do "pequeno número de pessoas que podiam ser colocadas num estado profundo de hipnose", naquela época e porque, na abordagem catártica, os sintomas desapareciam primeiro, mas reapareciam mais tarde se a relação paciente-terapeuta fosse perturbada (FREUD, 1955, p. 237). Nos estudos citados, os únicos fracassos em indução hipnótica foram relatados por Chong Tong Mun (oito fracassos em 108 pacientes). Isso pode significar uma entre duas coisas: que os procedimentos de indução hipnótica melhoraram desde a época de Freud, ou que a abordagem de recondicionamento usada nesses estudos (em contraste com a abordagem catártica de Freud) não requer níveis muito profundos de hipnose. Existem evidências de que ambos os fatores podem estar envolvidos.

Embora muitos tivessem pensado que a suscetibilidade hipnótica era um conjunto de traços de personalidade, existem vários estudos que agora parecem indicar que esse não é o caso e que a responsividade pode ser aumentada por certas mudanças no procedimento de indução hipnótica (PASCAL; SALZBERG, 1959; SACHS; ANDERSON, 1967; BAYKUSHEV, 1969), bem como através de uma conversa introdutória (pré-talk), voltada a assegurar uma atitude positiva, uma expectativa apropriada e uma alta motivação em relação à hipnose (DORCUS, 1963; BARBER, 1969; BARRIOS, 1969). Em relação à profundidade de hipnose necessária para a abordagem de recondicionamento funcionar, existem vários terapeutas que sentem que somente um estado leve de hipnose é necessário (VAN PELT, 1958; KLINE, 1958; KROGER, 1963). Um estudo por Barrios (1969) dá a esse argumento algum suporte: foi verificado que um aumento na condição da resposta salivar podia ser produzido quase tão eficazmente por níveis mais leves de hipnose quanto por níveis mais profundos.

A última afirmação nos faz indagar se a indução hipnótica é de algum modo necessária para que a abordagem de recondicionamento funcione. A julgar pelo trabalho de Wolpe (1958), parece que a hipnose não é um requisito absolutamente necessário. Essa ideia também seria apoiada pelo trabalho de Barber (1961, 1965), que descobriu que fenômenos hipnóticos podem ser produzidos sem uma prévia indução hipnótica. No entanto a verdadeira questão a ser respondida não é se a indução hipnótica é absolutamente necessária, mas se ela pode, além disso, simplificar o processo de condicionamento. O próprio Wolpe concorda que a hipnose aparentemente simplifica o condicionamento: "Os pacientes que não podem relaxar não vão avançar com esse método. Aqueles que podem ou não serem hipnotizados, mas que podem relaxar, vão fazer progressos, **embora, aparentemente, mais lentamente do que quando a hipnose é usada**" (WOLPE, 1958, p. 141, grifo do autor).

Tal como observado na teoria (BARRIOS, 1969), a sugestão hipnótica e em estado de alerta estão no mesmo espectro, e a indução hipnótica deveria ser considerada um procedimento por meio do qual podemos aumentar a probabilidade de obtermos uma resposta mais positiva à sugestão. A próxima questão a ser decidida agora não é se os procedimentos de indução hipnótica aumentam a responsividade (isto é muito bem aceito – por exemplo, BARBER, 1969), mas quais variáveis na indução hipnótica estão agindo como fatores-chave e o que pode ser feito para fortalecer a eficácia desses fatores.

Na comparação de Wolpe das abordagens da psicanálise e de sua própria (WOLPE; SALTER; REYNA, 1964), verificamos o seguinte: baseado em todos os pacientes psiconeuróticos analisados, o número de pacientes curados ou que tiveram grande melhora através da psicanálise foi de: 45% em um estudo envolvendo 534 pacientes e 31% em outro estudo envolvendo 595 pacientes (os únicos dois estudos em larga escala na literatura sobre psicanálise). A duração média de tratamento para os pacientes com melhora (informada somente no primeiro estudo) foi de três a quatro anos com uma média de três a quatro sessões por semana, ou uma média de aproximadamente 600 sessões por paciente. Na abordagem de Wolpe, verificamos, com base em todos os pacientes analisados, que a taxa de recuperação foi de 65% em seu próprio estudo envolvendo 295 pacientes (geralmente relatados como 90% de 210 pacientes) e 78% num estudo de Lazarus envolvendo 408 pacientes. A duração do tratamento para os pacientes com melhora foi na média de trinta sessões no primeiro estudo e quatorze no segundo.

Calculando as estatísticas anteriores, concluímos que a hipnose ainda é encarada como uma prática "desconhecida" pela maioria dos terapeutas. Estes ainda não estão cientes de qualquer explicação racional para os fenômenos hipnóticos que os satisfizessem, uma explicação que colocasse esses fenômenos no nível de fatos e leis observáveis. Enquanto a hipnose continuar a emitir um cheiro de misticismo e charlatanismo, ela continuará a ser rejeitada por muitos, não importando quão grandes sejam as reivindicações em seu nome.

O terapeuta experiente realmente não deveria se surpreender com a eficácia da hipnose em simplificar a terapia. A indução hipnótica pode ser vista como uma técnica para estabelecer um *rapport* (entenda-se "empatia") bem intenso, para estabelecer maior segurança, maior crença no terapeuta, pelo qual suas palavras serão muito mais eficazes. Para a teoria wolpiana (também conhecida por "comportamental"), podemos esperar uma incidência de melhora de 72%, após uma média de 22 sessões, e com a hipnoterapia podemos esperar uma incidência de melhora de 93% após uma média de seis sessões.

É interessante notar a correlação negativa entre o número de sessões e a porcentagem de incidência de melhora. À primeira vista, isso parece paradoxal. No entanto, se uma forma de terapia é verdadeiramente eficaz, esta não apenas deveria aumentar a incidência de melhora, mas também encurtar o número de sessões necessárias (bem como ampliar a gama de casos tratáveis).

Apesar de todos os relatórios encorajadores, continua a ser considerável a hesitação por parte dos psicoterapeutas para usar a hipnose.

Assim como Sundberg e Tyler (1962) observaram, uma das características comuns entre todos os métodos de psicoterapia é a tentativa de criar um forte relacionamento pessoal que possa ser usado como um veículo de mudança construtiva... É um fato significativo que muitos escritores teóricos, à medida que suas experiências aumentam, vêm a dar muito mais ênfase nesta variável (SUNDBERG e TYLER, 1962, pp. 293-294).

A questão que permanece, no entanto, é esta: qual é exatamente o processo pelo qual "meras palavras" podem produzir enormes mudanças na personalidade? Tal como observa a teoria da hipnose de Barrios (1969), a capacidade de as palavras produzirem mudanças não é realmente tão difícil de compreender se estivermos familiarizados com os princípios do condicionamento de ordem superior. Primeiramente, sabemos que palavras podem agir como estímulos condicionados. Pavlov reconheceu este fato:

Para o ser humano, obviamente a fala fornece estímulos condicionados que são tão reais como qualquer outro estímulo. A fala, levando-se em conta toda a vida precedente

## Capítulo 11 • Hipnoterapia

do adulto, está ligada a todos os estímulos internos e externos que podem alcançar o córtex, sinalizando todos eles e substituindo todos eles, podendo, portanto, trazer à tona todas aquelas reações do organismo que normalmente são determinadas pelos próprios estímulos reais (PAVLOV, 1960, p. 407).

Hoje em dia, de acordo com os princípios do condicionamento de ordem superior, sabemos que, ao unirmos a palavra B com a palavra A, transferiríamos a resposta produzida pela palavra B para a palavra A e, consequentemente, qualquer coisa que evocasse a palavra A. Dessa maneira, por exemplo, se quisermos condicionar uma pessoa a ficar mais relaxada na presença das demais, uniríamos as palavras "pessoas" (A) e "relaxada" (B), usando uma sentença ou sugestão tal como: "De agora em diante você se sentirá mais relaxada na presença das pessoas". As formulações teóricas de Mowrer sobre as frases como um mecanismo condicionador (MOWRER, 1960) tendem a sustentar esta alegação. Naturalmente, sabemos que sob circunstâncias normais as sugestões não são sempre aceitas (e, portanto, o condicionamento nem sempre acontece quando uma sugestão apropriada é dada). Por que isso acontece?

Osgood (1963) acredita que uma sugestão tenderá a ser rejeitada se for incongruente com as crenças e atitudes prévias do indivíduo ou suas percepções atuais. Parece então que se houvesse meios de eliminar essas últimas, seríamos capazes de ter uma sugestão mais prontamente aceitável, simplificando então o condicionamento de ordem superior. A hipnose é um desses meios.

Assim, chegamos à razão de a hipnose ser tão eficaz na simplificação da terapia: as percepções, crenças e atitudes dissonantes se abstêm de interferir com a sugestão (e assim com o condicionamento). Como disse Pavlov:

"O comando do hipnotizador, em correspondência com a lei geral, concentra a excitação no indivíduo (que está numa condição de inibição parcial) em alguma região clara e distintamente estreita, ao mesmo tempo intensificando (por indução negativa) a inibição do resto do córtex e dessa maneira abolindo todos os efeitos conflitantes dos estímulos contemporâneos (percepções atuais) e sinais deixados por aqueles anteriormente recebidos (crenças e atitudes prévias). Isto explica a grande e insuperável influência das sugestões como um estímulo durante a hipnose, bem como logo após essa" (PAVLOV, 1960, p 407).

Como exemplo, vamos considerar que queremos mudar a autoimagem de um paciente daquela de uma pessoa incompetente para uma mais autoconfiante. Se sob circunstâncias comuns sugeríssemos que ele não mais se sentisse incompetente, isso muito provavelmente teria pouco êxito. Isso ocorre porque a autoimagem negativa do paciente, geralmente sempre presente e inteiramente dominante, rapidamente suprimiria qualquer imagem positiva sugerida, ou pelo menos evitaria que essa fosse muito vívida ou real. Mas, no estado hipnótico supersugestivo, as condições são diferentes. A autoimagem negativa do paciente é mais facilmente inibida e, portanto, deve ser menos propensa a interferir quando evocamos a autoimagem positiva por meio da sugestão. Como resultado, o condicionamento pode acontecer e novas associações podem ser feitas. A pessoa pode autenticamente imaginar-se se sentindo autoconfiante em várias situações, e essas novas associações condicionadas, por sua vez, podem resultar em um novo comportamento. Essa nova atitude pode agora tornar-se permanente, por meio de autorreforço, assim como sua velha atitude negativa tinha sido mantida estável pelo autorreforço. Enquanto o paciente tem atitudes negativas, estas são autorreforçadas. Elas fazem com que ele se sinta tenso, aja inoportunamente e cometa muitos erros. Além disso, ele provavelmente não acreditaria em qualquer elogio ou qualquer ocorrência positiva, caso aconteçam. Mas se essa autoimagem negativa tiver sido substituída por uma positiva, pode resultar o ciclo oposto. Ao ser mais confiante e descontraído, ele naturalmente tenderá a ser mais aceito. Além disso, ele estará agora mais aberto a acreditar e aceitar os elogios e resultados positivos.

Para consultar as referências de Barrios, acesse o site:
http://www.stresscards.com/hypnotherapy_reappraisal.php

## Responsabilidades do hipnoterapeuta

(Compilação com base em várias fontes.)

» Gerar mudanças positivas e saudáveis no cliente.
» Trabalhar apenas com quem responde ao seu trabalho e com o paciente para quem a hipnoterapia pode ser realmente útil.
» Estabelecer metas sólidas, produtivas e razoáveis, dando tempo para que o cliente assimile o processo.
» Seguir todas as leis locais sobre o uso da hipnose.
» Sempre que o paciente estiver em tratamento médico, procure conversar com o médico sobre o caso quando a hipnoterapia tiver relação com questões médicas.
» Adaptar o processo às necessidades e características de cada cliente.
» Usar um tom de voz adequado para o tipo de trabalho que pretende realizar. Steve G. Jones recomenda o tom monótono e a voz tranquila e vagarosa.

Richard Bandler recomenda modificar a voz, o volume e a interpretação de acordo com as circunstâncias e objetivos do trabalho.

» Usar palavras positivas e evitar usar o "não... X" (exemplo: não coma mais doces), pois a mente inconsciente tende a não ter uma representação para a palavra "não", o que acarretaria um reforço do que não se quer (exemplo: coma doces).
» Procure gravar as sessões para o cliente, especificamente a parte da indução hipnótica, para que o mesmo ouça entre 21 e 30 vezes. Steve G. Jones recomenda que, se possível, o hipnoterapeuta procure falar através de um dispositivo que faça com que clientes ouçam a indução via fones de ouvido e que também coloquem máscaras nos olhos do cliente para se proteger da claridade e de distratores visuais.
» Estabelecer uma política de desligamento de aparelhos eletrônicos que possam soar ou vibrar, sejam os seus ou os dos clientes, de forma que não haja interferências nas sessões.

## Capítulo 11 • Hipnoterapia

- » Em casos de psicopatologias graves, tais como psicoses e esquizofrenias, encaminhar o cliente para um profissional de psiquiatria e/ou psicologia especializado.
- » Ter vídeos, artigos e livros sobre hipnose e hipnoterapia presentes em seu consultório para que seus clientes possam ler e folhear, familiarizando-os com o universo da hipnose, de modo que se identifiquem com os processos.

## Procedimento genérico para induções

### Sugestões para os procedimentos hipnóticos

Entrevista inicial e fala introdutória (na primeira sessão).

- » Acomodar a pessoa de forma que seja mais confortável.
- » Pedir que respire profundamente. Respirar profundamente algumas vezes ajuda a mudar a fisiologia e gerar relaxamento.
- » Induções de relaxamento: trazer experiências de referência tranquilas, pedir que as pessoas revivam as mesmas. Dinamizar e espalhar. Essa foi uma aprendizagem que tive com Richard Bandler, que acelera muito a entrada no transe.
- » Aprofundar (escadas etc.).
- » Usar uma técnica, padrão ou abordagem central escolhida.
- » Imaginar um futuro melhor com as mudanças sugeridas (ponte ao futuro).
- » Sugestões de amnésia.
- » Tirar a pessoa do estado, contando de zero a sete (por exemplo).

## A primeira sessão de hipnoterapia

A primeira sessão de hipnoterapia deve ter idealmente duas horas. A primeira hora para conhecer o cliente, seus motivos e suas razões para procurar a hipnoterapia e para fazer a fala introdutória; e a segunda hora para o procedimento hipnótico propriamente dito.

A seguir, apresento o protocolo ou relatório do cliente e do terapeuta, para que cada um possa completar a gerar *insights* para o terapeuta usar nas sessões futuras.

Primeiro, teremos o relatório de sessões do cliente. Sugiro que seu cliente complete um desses formulários para cada sessão, ficando com uma cópia e deixando outra cópia para seus arquivos.

Em seguida, ofereço o formulário de sessões do hipnoterapeuta, para que ele organize e tenha um registro de suas sessões com seus clientes e possa rever o trabalho quando quiser.

## Relatório da sessão do cliente

**Terapeuta:** _____
**Cliente:** _____

**Sessão número:** _____ **Data:** _____

**O cliente deve avaliar o resultado de sua sessão:** _____
_____
_____

**O que deu certo?**
_____
_____
_____

**O que aprendeu?**
_____
_____
_____

**Qual foi o "ponto alto" da sessão?**
_____
_____
_____

**Como esta sessão contribui para o processo como um todo?**
_____
_____
_____

## Relatório da sessão de hipnoterapia (profissional)

**Terapeuta:** _____
**Cliente:** _____

**Sessão número:** _____ **Data:** _____

**Objetivo/ foco:** _____
_____
_____

## Capítulo 11 • Hipnoterapia

**Quais recursos/ferramentas utilizou?**
_____
_____
_____

**Quais os resultados obtidos?**
_____
_____
_____

**Quais tarefas foram definidas?**
_____
_____
_____

**Quais aprendizados você adquiriu?**
_____
_____
_____

### Fala introdutória

A fala introdutória é um dos momentos mais importantes para a hipnoterapia. Nela, explicamos ao cliente o que vai acontecer durante o processo que ele vai iniciar, o qual pode se repetir por muitas sessões. Ela é especialmente importante na primeira vez em que o cliente passar pelo processo, e mais importante ainda se o cliente nunca fez hipnose.

Explique para o cliente os níveis de consciência (beta, alfa, teta e delta) e que em alfa ele estará relativamente consciente e participando ativamente, apesar de que, sob o efeito hipnótico, ele poderá pensar que a hipnose não esteja funcionando.

Você pode (preferencialmente) conversar com o cliente sobre algumas ou todas as questões a seguir ou ter um texto similar a esse, o qual poderá ler e comentar com o cliente.

### Exemplo de fala introdutória antes da sessão hipnótica:

Existem muitas coisas interessantes e mitos sobre hipnose circulando na televisão, revistas e jornais. Hipnose é uma prática que existe há muito tempo, com resultados extraordinários, e vem sendo inclusive recomendada pela Organização Mundial da Saúde, sendo uma excelente coadjuvante para tratamentos médicos e psicológicos. Existem muitas formas de se fazer e de se experimentar estados hipnóticos, e cada paciente experimenta o processo de forma única.

Eu desejo que você simplesmente se esqueça de tudo o que já aprendeu sobre hipnose. Muitas pessoas acreditam não serem hipnotizáveis. Isso se deve a estereótipos vindos de filmes e hipnoses de palco, que retratam hipnose como algo místico ou um forte transe que tira a pessoa de seu autocontrole e a deixa submissa ao hipnotizador.

Talvez você se surpreenda ao saber quantas vezes por dia você experimenta episódios "hipnóticos" sem saber, por exemplo, quando fala ao telefone e "mergulha" num filme simplesmente diminuindo a atenção com relação ao que está à sua volta. Mesmo assim, tal como na hipnose, você mantém a capacidade de tomar decisões. Sob hipnose, você não poderá ser forçado a fazer nada contra sua vontade ou que agrida seu código moral.

Gostaria que pudesse considerar agora o que pode ocorrer durante o processo hipnótico, assim como os benefícios que isso pode trazer para você. Mais do que qualquer coisa, desejo que você possa se sentir confortável com o processo.

É perfeitamente possível que você fique consciente de tudo o que lhe é dito ou trabalhado durante o processo feito naquela sessão, seja ele qual for (ou parte) e está tudo bem, porque você estará em hipnose. O estado alfa é facilmente alcançado por muitas pessoas.

Alguns nem se dão conta de que alcançaram um estado de transe, mas aos poucos poderão notar que o foco se estreita e a respiração se torna mais lenta à medida que se alcança o estado alfa, que é um nível abaixo do estado de vigília e consciência ordinária.

Em alfa, sua mente desacelera um pouco, seu foco se estreita, sua respiração se torna mais lenta e você se sentirá mais relaxado(a). Nesse estágio, mesmo em sua versão mais leve, você estará 200 vezes mais suscetível a sugestões, qualquer coisa, além disso, por mais interessante que seja, é desnecessária para muitos trabalhos hipnóticos. O trabalho hipnótico pode ser bem eficaz, ao mesmo tempo que você fica bem consciente do processo.

Também não há nenhum problema caso sua consciência se modifique um pouco mais e você tenha a sensação de ter dormido. Muitas pesquisas demonstram que ouvir é um processo que se mantém vigilante e constante, pois há uma parte do cérebro que nos mantém sempre em alerta mesmo que "adormeça", uma parte sua continua gravando informações em sua mente inconsciente.

Você pode estar consciente e ter facilidade em responder a perguntas que eu venha (e possa) eventualmente fazer, também, estabelecer sinais ou respostas verbais predeterminados para facilitar nossa comunicação.

Não se preocupe em "não acordar", pois nem todos atingem estados profundos e, mesmo esses, despertam sem problemas no final da sessão.

Outra informação importante tem a ver com o nível de inteligência. Quanto mais inteligente for, mais fácil será engajar-se em eventos hipnóticos, pois tem mais facilidade de transferir informações da mente inconsciente para a mente consciente.

O cliente fica sempre no controle e se, por qualquer motivo, precisar interromper ou finalizar a sessão hipnótica, basta que conte de 1 a 3 e abra os olhos.

Eu farei tudo o que for possível para que você tenha uma experiência agradável e positiva. Apesar de práticas hipnóticas existirem há milhares de anos, recentemente a hipnose se tornou uma profissão estruturada, respeitável, coadjuvante (mas não substituta) de muitas práticas e tratamentos.

Estou à sua inteira disposição para esclarecer quaisquer dúvidas a respeito do que vamos fazer.

## Contornando ab-reações

Ab-reação é a descarga emocional na qual o afeto ligado a uma recordação traumática é liberado, quando essa recordação, que estava inconsciente, chega à consciência. A ab-reação pode ser provocada durante o processo terapêutico, mas pode também ocorrer espontaneamente.

Algumas poucas pessoas podem ter ab-reações: chorar, gritar, ter convulsões etc.

O que sabemos é que hipnose é algo normal, como qualquer outra coisa na vida da pessoa, o que significa que a pessoa pode ter essas reações em qualquer outro lugar também.

Caso aconteçam ab-reações, garanta ao cliente que está tudo bem e que tudo está sob controle.

Uma das alternativas é acolher e utilizar o "princípio da utilização", ou seja, tratar a ab-reação como se fosse parte "natural" do processo, dizendo, por exemplo: "Isso, neste momento, percebo que lágrimas e emoções vêm à tona". Ótimo! Fico me perguntando: o quanto isso pode nos ensinar sobre o seu processo em algum momento?

Se as reações forem muito violentas ou não cessarem, prossiga para o término do estado de transe com tranquilidade. A atitude calma e tranquila do hipnotizador é fundamental nesse processo. Explique ao cliente, na sequência, que essas reações podem ocorrer algumas vezes.

Caso o hipnoterapeuta perceba que há questões psicológicas e psicodinâmicas mais complexas, deverá encaminhar o cliente para tratamento psicológico ou médico adequado.

## Induções de relaxamento

Apesar de não ser essencial e indispensável, é muito desejável que a indução se inicie com sugestões de relaxamento. Existem várias "escolas" ou linhas de trabalho hipnótico que recomendam abordagens diferentes.

Algumas linhas enfatizam que temos de falar de forma monótona e "entediante" para que o sujeito se "desligue" e entre em transe.

Evidentemente que "relaxar" requer uma comunicação verbal e não verbal "relaxantes", o que significa falar com tom de voz tranquilo, lento, aconchegante.

Richard Bandler e a Programação Neurolinguística em geral enfatizam a eliciação de estados, o que significa que o tom "monótono" ganha certo "colorido" e várias interpretações quando estamos eliciando um estado específico. Podemos relaxar uma pessoa, mas trabalhar aspectos específicos de nossa narrativa, dando toda uma dimensão à interpretação, que será tudo menos "monótona". Dependendo do que estamos eliciando, haverá algumas alterações no volume, ritmo, intensidade, emissão e outros fatores para que a interpretação seja envolvente.

Bandler também enfatiza bastante que o hipnotizador deve "ir primeiro", ou seja, eliciar em si um estado de recursos consistente com o que vai trabalhar com o sujeito, para que isso esteja presente em sua neurologia na hora em que estiver atuando. Essa abordagem mudou completamente minhas induções hipnóticas para melhor.

Apesar da interpretação, precisamos lembrar-nos de que precisamos manter o estado e o ritmo relaxante.

As duas "linhas" não chegam a ser contraditórias. São dois direcionamentos distintos e também uma questão de estilo de conduzir.

**Relaxamento, aprofundamento e sistemas representacionais**

Como vimos anteriormente, temos cinco sentidos e representamos o mundo e nossas experiências com base neles. A PNL chama tais sentidos de sistemas representacionais (visual, auditivo, digital, cinestésico e, sempre que der, olfativo e gustativo).

Devemos iniciar uma indução e principalmente o relaxamento, ajudando o cliente a evocar imagem, sons, diálogos internos, sensações, gostos e cheiros. Quando essa etapa acontece dentro de uma atmosfera relaxante, isso tende a aprofundar mais ainda a experiência e a entrega do sujeito.

Se a proposta é relaxar, faça o sujeito imaginar lugares, paisagens e ambientes tranquilos e agradáveis, em que ele vai interagindo com o mesmo e vai vendo, ouvindo, conversando consigo, sentindo, cheirando e sentindo gostos de modo que essas ações levem ao estado relaxante ou ao estado que se pretenda trabalhar com o cliente (curiosidade, entusiasmo, vencer desafios etc.).

No início de uma indução hipnótica, é desejável que o cliente relaxe. Algumas linhas de hipnose aplicam o relaxamento corporal, relaxando cada parte do corpo, mas o processo pode se tornar longo, tomando muito tempo. Outras aplicam o uso da imaginação, guiando o cliente para um mundo de imagens, sons, diálogos internos e sensações relaxantes, o que pode ser bem mais rápido que a proposta anterior.

A Programação Neurolinguística tem ainda outra abordagem, a qual considero muito eficaz e rápida, que eu aprendi pessoalmente com Richard Bandler: pedir que o cliente se lembre de experiências relaxantes e tranquilas nas quais ele relaxou profundamente. Essa recordação deve ser "associada", ou seja, o cliente deve imaginar que está vivendo outra vez o(s) momento(s) relaxante(s), pois, dessa forma, trará de volta para sua fisiologia as estratégias que levam ao relaxamento. E ainda pode ser combinada com a estratégia anterior da imaginação.

Capítulo 11 • Hipnoterapia

## Aprofundamento do transe

O aprofundamento vem após a indução relaxante e antes do roteiro ou técnica central. O objetivo do aprofundamento, como o nome indica, é contribuir para que o sujeito entre em um estado mais profundo de consciência.

Após a indução relaxante, o paciente está relaxado, confortável e tranquilo.

Agora é o momento de fazer com que ele aprofunde esse estado ainda mais.

Você pode sugerir, talvez, que ele vá descendo um conjunto de escadas, um elevador ou uma escada rolante. A sugestão é a de que, no momento em que o cliente tiver chegado ao fundo, ele vai estar bem mais relaxado e tranquilo.

Durante o aprofundamento, certifique-se de que seu paciente vá se imaginar fazendo o que você pede de forma que se sinta seguro. Por exemplo: a cada passo, você está se permitindo ir cada vez mais fundo na direção de um estado ainda mais profundo e relaxado, sentindo-se ao mesmo tempo confortável e seguro. No momento em que chegar ao fundo, você vai estar muito, muito relaxado.

Sugira que as escadas (ou o meio que escolher) são o que permitem aos clientes irem mais fundo, na medida em que dão cada passo.

No momento em que o sujeito estiver descendo, é desejável que se faça uma contagem regressiva de 10 até 0 (por exemplo), o que reforça ainda mais a noção de aprofundamento do estado.

Nessa fase, podemos aplicar o *mixtate* e o fracionamento ensinados por Richard Bandler, explicados anteriormente. Funciona muito bem!

Outro recurso inspirado em Richard Bandler é pedir que os sujeitos imaginem um coro de vozes relaxantes dando ordens, comandos e fazendo convites para que o sujeito relaxe. É fundamental imaginar a força e a vibração das vozes incidindo sobre a fisiologia do sujeito. Tal recurso faz parte do Design Human Engineering™.

Antes de a contagem começar, diga ao seu cliente que ele vai descer uma longa escada (ou o meio que escolher) e que, no momento em que você chegar ao 0, ele estará num estado de profundo relaxamento e ele poderá fazer isso porque já relaxou muitas vezes. Acompanhe seu cliente e faça o processo gradualmente, fazendo seu melhor para criar uma atmosfera sugestiva de aprofundamento.

Outra interessante possibilidade é incorporar atividades de que o cliente goste para o aprofundamento. Se ele gosta de caminhar, por exemplo, solicite que ele se imagine caminhando ou descendo uma colina. Se ele gosta de esquiar, pode imaginar-se esquiando com segurança montanha abaixo.

Não importa qual seja o cenário, apenas certifique-se de dizer ao seu cliente que tudo vai ficar bem durante todo o processo. Muitas vezes. Especialmente nas primeiras sessões.

Lembre-se de usar o tempo todo e com ênfase palavras como "mais profundo", "profundamente" e "relaxante". Essas palavras sugerem aprofundamento do nível de consciência.

Embora existam clientes que, durante a indução, possam chegar imediatamente a teta ou delta, ainda assim mantenha o aprofundamento na primeira sessão. Depois que o cliente estiver acostumado a fazer induções e estiver reagindo bem a elas, você pode "encurtar" ou "pular" o aprofundamento.

Além de indicadores físicos, tais como desaceleração da respiração, ou pulso mais lento (observado visualmente no pescoço, cabeça, mãos etc.), você também pode verificar em que fase da consciência um cliente entrou com uma simples entrevista com ele no final da sessão, perguntando como foi sua experiência.

### Exemplo de roteiro com indução relaxante e aprofundamento

Este trabalho necessita que você, inconscientemente, colabore com o processo usando ativamente agora a sua imaginação.

Algumas pessoas têm mais facilidade para ver imagens mentais, outras para conversarem consigo, outras para se lembrarem de sons internos, sensações internas, e algumas pessoas combinam algumas dessas características de maneira única. Faça aquilo que for necessário para que você inconscientemente possa, do seu jeito, da sua forma, participar desse processo aqui comigo.

Eu vou pedir que você se sente... ou se deite... num lugar confortável... e, para este trabalho, é fundamental que você coloque os fones de ouvido e tenha a certeza de que você não será perturbado(a) enquanto durar este trabalho. Este é um trabalho profundo... é um trabalho que é um mergulho dentro de você... dentro dessa sua lagoa interna, e é necessário que você faça cada uma dessas faixas na íntegra e que não seja perturbado(a) até que todo o processo se conclua.

Então... encontre uma posição confortável e respire profundamente. Respire pela boca puxando o ar de uma vez só... prenda... solte pelo nariz em quatro tempos... 1... 2... 3... 4... mais uma vez... respire pela boca... prenda... solte pelo nariz... 1... 2... 3... 4...

Ainda mais uma vez... respire pela boca... prenda... solte pelo nariz... 1... 2... 3... 4...

Eu sei que você pode relaxar a qualquer momento... eu sei... e você sabe também... que em muitas ocasiões... querendo ou não querendo... você inconscientemente disparou uma série de processos... e nesses processos... você foi capaz de trazer para você um estado de tranquilidade... de relaxamento... de bem-estar... e eu quero que você escolha neste momento, agora, uma dessas experiências em que você muito fácil e prazerosamente escolheu relaxar, já... outra vez... em sua mente... e, neste momento, quero que você se imagine entrando nela... e... revivendo... vendo... ouvindo... sentindo... outra vez... não preciso que você explique... eu preciso que você mergulhe dentro da experiência relaxante.

Experimente relaxar outra vez... traga as imagens mentais do relaxamento... as cores... as formas... o tamanho... o tipo de imagem... traga sons relaxantes... isso... o diálogo interno... tudo aquilo que você se pega dizendo para si mesmo... que corrobora esta experiência relaxante... traga também a percepção da sensação física... relaxante... experimente onde no seu corpo você sente esta sensação relaxante... sinta esta sensação relaxante outra vez... agora... e deixe que ela se espalhe por você... vá amplificando... otimizando esta sensação relaxante muitas e muitas vezes... e talvez você possa lembrar de outras experiências relaxantes... onde você inconscientemente já relaxou, agora!

E, relaxando dessa forma, já! Experimente fazer modificações diversas... naquilo que você vê... ouve... diz para si... sente... que permite com que você inconscientemente possa ir mais fundo na mente... ainda mais fundo... aonde jamais foi possível estar experimentando agora... muitas vezes mais... e, na medida em que você, inconscientemente vai ajeitando todas essas coisas... nós vamos trabalhar com a imaginação... não importa se sua mente vai... fica... não importa se você fica aqui comigo... se em parte sua mente vai... para outras coisas e retorna... o importante é você concluir esse processo.

Imagine que você encontra uma escada que conduz do nível mais desperto da consciência para outro nível mais profundo, relaxado e tranquilo. A cada degrau que desce, você tenta em vão resistir.

Eu me pergunto se vozes relaxantes conhecidas (mas que, ao mesmo tempo, inspirem suporte e confiança) já estão se juntando a outras vozes poderosas, que se criam agora até que centenas delas começam a gerar comandos variados: frases, palavras, metáforas sobre relaxamento e superação. Essas vozes, que chamam você pelo seu nome, convidam-no(a) a relaxar e a despertar aquilo que você, inconscientemente, tem dentro de si para já chegar ao seu melhor, mais pleno e sempre surpreendente.

Quantas transformações poderosas você pode suportar realizar a cada respiração?

## Scripts, roteiros e técnicas centrais

O ponto culminante de uma sessão hipnótica é o uso de uma técnica central ou *script* (roteiro).

Um *script* ou roteiro é o propósito maior de uma sessão de hipnose. É o "ponto culminante" da hipnoterapia. Se você não tem um roteiro ou ao menos um propósito direcionado, você não está fazendo hipnoterapia. Sem um direcionamento, você pode estar até hipnotizando o cliente, mas poderá não estar promovendo uma mudança.

Um *script* é a parte da sessão de hipnose na qual o terapeuta sugere mudanças e tem o direcionamento principal ou fundamental para a mente inconsciente. A fala introdutória, o relaxamento e o aprofundamento prepararam o cliente para o *script* ou roteiro.

Roteiros podem ser direcionados para diferentes objetivos: atrair parceiros, gerar um estado interno de prosperidade e sucesso financeiro, emagrecimento e forma ideal, melhora de diferentes processamentos mentais, superação de adições, medos, fobias, aumento da confiança e uma infinidade de outros propósitos. Steve G. Jones sugere que hipnoterapeutas pratiquem a auto-hipnose, escrevendo um roteiro para eles próprios aumentarem a criatividade ao trabalhar com clientes, sugerindo que a mente subconsciente aumenta a criatividade ao produzir roteiros para outros clientes. O *script* é onde você forma novas associações mentais para o cliente.

Roteiros também podem – e devem – conter técnicas de Programação Neurolinguística. Mas para as usar, o hipnoterapeuta deve ter formação em PNL e aplicar técnicas as quais tenham a ver com seu nível de proficiência (*practitioner, master practitioner, trainer, master trainer*).

Se você é novo na hipnoterapia, talvez queira começar com um roteiro escrito por outra pessoa. Mais adiante, nesta obra, você encontrará vários roteiros para diferentes objetivos, para poder iniciar sua prática de hipnoterapia, os quais incluem avançadas técnicas de PNL, prontinhos para seu uso. Pratique alguns desses roteiros antes que você se aventure a construir os seus.

Ao usar um roteiro que alguém tenha escrito, certifique-se de o ler e o compreender antes da sessão de hipnose com seu cliente. A pior coisa que você pode fazer com seu cliente é uma sessão sem antes ter lido o roteiro.

Você precisa estar familiarizado com o roteiro por várias razões. Primeiro, o cliente estará com os olhos fechados, o que lhe dará mais tranquilidade para o ler. Segundo, é preciso avaliar como o roteiro deve melhor ser adaptado à realidade de seu cliente.

Cada cliente é diferente, então você terá que identificar e até mesmo alterar algumas coisas que não se aplicam a ele, ou devem ser evitadas por conta de algum motivo. Há que se ter uma compreensão ampla do *script* de modo que possa adaptá-lo para alcançar os melhores resultados possíveis em cada caso. Por ter forte influência de Milton Erickson e Richard Bandler, acredito que procedimentos, técnicas e roteiros devam sempre – sempre –, todas as vezes, sem exceção, serem adaptados às questões, necessidades e características de cada cliente.

Prepare-se com dedicação para ler e interpretar os roteiros ou quaisquer induções hipnóticas. Você está lidando com a parte mais preciosa de um ser humano: sua mente. Trate-a com delicadeza!

Nunca insira nada que possa causar problemas ou mal-estar para seus clientes ou sujeitos. Nossa função é ajudar as pessoas. Crie induções que gerem prazer, bem-estar e momentos saudáveis para seus clientes. Evite coisas assustadoras, polêmicas ou prejudiciais. Não excite seu cliente em demasia.

Pergunte-se ao compor o *script* ou indução: "Qual é a meta do meu cliente"? Ou melhor: pergunte a ele, defina com ele. Em seguida, dê vazão à sua criatividade.

Queremos manter o foco do cliente na possibilidade desse gerar uma mudança positiva interna. O cliente deve imaginar que a mudança "já aconteceu" durante a indução. Lembre-se de que o corpo não sabe a diferença entre algo que se imagina e algo que realmente aconteceu. Durante o processo, o cliente sabe racionalmente que a situação sugerida não aconteceu, por isso, nos níveis fisiológico e emocional, o cliente tem a impressão de experimentar o sugerido.

**Comandos para amnésia: lembrando-se de esquecer**

Amnésia é o momento da sessão de hipnoterapia no qual sugerimos ao cliente que ele vai esquecer o que foi dito durante a sessão.

Não é indispensável, mas é desejável que o cliente esqueça o máximo da sessão possível no nível consciente. As memórias não serão perdidas. A informação é armazenada na mente inconsciente do cliente.

Segundo Steve G. Jones, a amnésia é desejável porque a mente consciente é parte do que está causando o estado presente do problema no cliente. A mente consciente tende a ser analítica e cética, tentando desmerecer e duvidar daquilo que o hipnoterapeuta está tentando construir.

Por mais que muitos clientes se "abram" para o trabalho, é desejável que a mente consciente esqueça o ceticismo, o processo analítico e as defesas. Por isso, usamos a estratégia da amnésia.

No final da sessão em que usamos a estratégia da amnésia, a sugestão é que o cliente esqueça em nível consciente o que lhe foi dito. Ele vai apagar aquilo de sua mente, mesmo que aja consistente com as sugestões pós-hipnóticas (as sugestões que damos durante a hipnose para serem seguidas em algum momento após a hipnose).

No entanto é imprescindível ser sutil sobre esse processo.

Quando usar a amnésia, sugira que o cliente se esqueça em nível consciente de uma quantidade considerável do trabalho feito. Ele vai fazer isso mesmo se você não usar amnésia, porque vai trafegar por diferentes estágios de consciência. Alguns clientes temem perder o controle e vão tentar ficar acordados o tempo todo, e despertar duvidando e criticando o trabalho. É por isso que a amnésia é tão útil.

Não seja muito direto e objetivo dizendo: "Esqueça-se de tudo". Isso vai despertar mais ainda o lado crítico e desconfiado de seu cliente.

Steve G. Jones sugere a seguinte metáfora:

"Vamos dizer que a mente subconsciente é um armário de arquivo em um escritório. Apenas o secretário pode acessar o arquivo. O chefe é a mente consciente. Quando realizamos a amnésia, o secretário se torna confuso e incapaz de fazer o seu trabalho, mas nenhum arquivo é perdido".

Steve G. Jones sugere um *script* para a amnésia:

"Na medida em que você continua a relaxar, cada respiração tem um efeito calmante, e eu quero que você agora se torne consciente da sua respiração. E eu me pergunto quanta atenção você dedicou a todos os diferentes pensamentos que se passam por sua mente... E então você pode se tornar consciente de como é difícil lembrar o que eu estava dizendo exatamente há dez minutos. E você pode tentar lembrar o que eu estava dizendo há cinco minutos, ou o que você estava pensando há 14 minutos. Não lhe parece que dá muito trabalho tentar lembrar de tudo isso? Na verdade, parece que é preciso fazer mais esforço do que vale a pena, então eu quero que você agora relaxe e entenda que não é necessário lembrar o que eu digo na medida em que dá muito trabalho fazer isso. Você pode optar por esquecer-se de lembrar ou lembrar-se de esquecer o que eu disse. A escolha é sua...".

Esse processo faz com que seja difícil para a mente consciente ficar acompanhando ou acreditar que vá se lembrar de tudo.

A programação neurolinguística sugere, como estratégia para amnésia, trazer experiências de referência sobre amnésias, ou seja, fazer com que o cliente lembre-se de que esqueceu muitas coisas muitas vezes em sua vida. O hipnólogo vai sugerir que ele reviva esses momentos que estavam "esquecidos" e experimentar saber como é o "não saber", e sugerir que se muitas vezes ele lembrou-se de esquecer muitas coisas muitas vezes; isso significa que a mente inconsciente tem estratégias para gerar esquecimentos e que isso pode estar acontecendo agora outra vez.

Mais uma vez, precisamos deixar bem claro que não estamos apagando a informação da mente do cliente. A informação vai ficar para sempre com ele.

Alguns clientes vão entrar espontaneamente num estado de transe tão profundo que você pode eliminar a etapa da amnésia. No final da sessão, sempre pergunte ao seu cliente do que ele recorda e como se sente. Se o cliente relata que foi fundo e "apagou" ou não se lembra de nada, sinta-se livre para eliminar a estratégia de sugestões para a amnésia da próxima vez que fizer a sessão, ou a faça brevemente. No entanto, se houver qualquer dúvida, use a amnésia.

## Tirando o cliente do estado de hipnose

Essa etapa se refere ao processo de trazer um cliente de volta para o "nível beta" ou estado de vigília. O processo deve ser bem simples, como por exemplo: quando eu contar de X a Y (exemplo: de 0 a 7 etc.), você estará de volta ao estado de vigília e consciência. A cada número você vai retornando e se sentindo mais e mais desperto.

Você deve permitir que o cliente faça a transição lentamente de alfa, delta ou teta para o nível beta (consciência desperta normal). A transição não deve ser brusca. Ser despertado abruptamente não é agradável. Funciona, mas não é agradável.

Você vai fazer essa transição de forma gentil, mas firme! Sua voz deve se alterar de um tom suave, monótono, profundo para um tom mais forte e expressivo na medida em que vai "despertando" a pessoa.

Escreva um modelo seu, pessoal para cada etapa de suas sessões de hipnoterapia.

- » Sua fala introdutória.
- » Sua indução relaxante.
- » Seu aprofundamento.

**Escreva um roteiro**

Ponte ao futuro (cliente imaginando-se no futuro já colhendo os benefícios, mudou e repetiu mais de um milhão de vezes!).

- » Seu comando para amnésia.
- » Tirando a pessoa do estado.

## Diagnóstico para avaliação – intervenção (base em Sofia Bauer)

Em seus trabalhos, Bauer traz ferramentas as quais ajudam os hipnoterapeutas a melhor conhecerem seus pacientes. No trabalho a seguir, ela apresenta características internas que podemos observar nos possíveis clientes.

## Categorias intrapsíquicas

### A) Fazendo uso da percepção, da atenção:

1. **Interno** - voltado para dentro, preocupado com seus próprios problemas/sentimentos/sensações, não olha para fora.
   **Externo** - observa tudo à sua volta, quer estar bem ao olhar do outro, sabe sobre os outros.

2. **Focalizado** - olhar sempre fixado em uma coisa só.
   **Difuso** - desloca o olhar o tempo todo. Não fica focalizado.

3. **Visual** - observa, usando palavras como: "Eu vejo, observo, olho...".
   **Auditivo** - presta atenção à música, aos sons que desagradam. Fala "isto soa", "ouça aqui".
   **Cinestésico** - corporal, tátil. Fala de sensações: "Eu sinto, eu percebo".

### B) Processo de elaboração:

1. **Linear**
   **Metódico** - segue uma sequência linear, organizado, faz as coisas em sequência lógica (1, 2, 3...).
   **Mosaico** - elaboração diversificada, vai ao meio, volta ao princípio, depois vai ao final, e entremeia coisas num determinado assunto.

2. **Ampliador**
   **Positivo** - exagera para o lado positivo: "A hipnose é uma experiência fantástica...".
   **Negativo** - exagera para o lado negativo: "Este seu problema... que lhe traz tanta dor... pode ser focado de uma maneira sublime...".
   **Redutor** - qualifica de forma redutiva, com menos emoção. Olha um elefante e vê um rato. Faz-se um transe mais circunspecto: "E você pode reparar em certas coisas que lhe interessam...".

### C) Desequilíbrio:

Qual destas categorias está mais desequilibrada? Utilize-a levando-a ao equilíbrio.

A seguir, elaborei uma tabela com base e inspiração em informações interpessoais e sociais, que Bauer considera importantes para ter em mente e na qual podemos anotar características específicas sobre as quais podemos planejar sessões:

## Categorias interpessoais e sociais

**Categorias interpessoais e sociais**  **Observações**  **Planejamento das sessões e induções**

**1. Estrutura familiar. Como é?**
_____
_____
_____


**2. Região. Urbana ou rural?**
_____
_____
_____


**3. Intrapunitivo (tende a autopunir-se) ou extrapunitivo (tende a punir os outros).**
_____
_____
_____


**4. Absorvente (absorve) ou radiante (emana coisas de si).**
_____
_____
_____


**5. Audacioso ou protetor.**
_____
_____
_____


**6. (Voltado para) estresse ou homeostase (busca do equilíbrio).**
_____
_____
_____


**7. Dominante ou submisso.**
_____
_____
_____

## Terapia sob medida

Sofia Bauer nos relembra que Erickson tinha uma modalidade única e especial de fazer "terapia sob medida", por isso é impossível tentar sistematizá-lo. Mas observamos que existem características específicas em seu trabalho que os ericksonianos adotam como padrão de abordagem:

1. Entrar pelo sintoma, modificando o padrão do problema.
2. O uso de analogias e metáforas.
3. Intervenções paradoxais.

## A intervenção no padrão que modifica a ação do problema (entrar pelo sintoma)

Ao se trabalhar com a queixa que o paciente traz e ao qual não oferece resistência, podemos ver que, nas psicoterapias tradicionais em que se busca a causa do conflito, as resistências aparecem rapidamente.

Erickson trabalhava apenas com aquilo que o cliente lhe oferecia, mesmo que fosse somente a resistência. Sem buscar algo mais no passado ou onde quer que fosse! De acordo com Erickson, o interessante era mudar o padrão de respostas automáticas que contém ou acompanham as experiências ou condutas indesejadas (sintomas). Assim, é importante reunir o maior número de elementos sobre a queixa do paciente, e com isso modificar o sintoma.

Você deve observar:

**Características a serem observadas no cliente**      **Observações do terapeuta**

**1. A linguagem.**
_____
_____
_____

**2. Interesses e motivação.**
_____
_____
_____

**3. Crenças e marcos de referência.**
_____
_____
_____

**4. Condutas.**
_____
_____
_____

**5. Sintomas.**
_____
_____
_____

**6. Resistência.**
_____
_____
_____

O'Hanlon mostra 15 modalidades que ele observou no trabalho de Erickson ao injetar um vírus que modifica o padrão do problema.

Principais modos de intervenção no padrão:

1. Mudar a frequência/ritmo.
2. Mudar a duração do sintoma.
3. Mudar o momento (dia/semana/mês/ano).
4. Mudar a direção (no corpo/no mundo).
5. Mudar a intensidade.
6. Mudar alguma outra característica ou circunstância própria do sintoma.
7. Mudar a sequência dos acontecimentos.
8. Criar um curto-circuito na sequência (do início para o final).
9. Interromper a sequência ou impedi-la de outro modo.
10. Tirar um elemento.
11. Fragmentar um elemento unitário.
12. Fazer com que o sintoma se despregue de seu padrão.
13. Fazer com que o sintoma se despregue do padrão-sintoma com exceção do sintoma (comer muito, mas em pouco tempo).
14. Inverter o padrão.
15. Vincular o aparecimento do padrão-sintoma com outro padrão (tarefa condicionada pelo sintoma).

## Capítulo 11 • Hipnoterapia

Erickson utilizava dessas modalidades para injetar um vírus no padrão do sintoma, às vezes sem sequer questionar as causas dos problemas, e obteve excelentes resultados.

Assim, podemos dizer que, numa terapia bem estratégica e breve, conseguimos modificar um padrão de conduta e muitas vezes uma vida! Tornando-a, inclusive, mais adaptativa e feliz.

Algumas vezes, ele usava a abordagem de "Prescrever o Sintoma", visando com isso que o paciente fizesse voluntariamente aquilo que antes fazia automaticamente (inconscientemente).

A partir do momento em que o sintoma deixava de ser automático, denunciava o que o mesmo deseja "falar" ou "fazer", e com isso as pessoas se curavam.

**PRESCRIÇÃO:**

a) **Por obediência:** dá-se uma ordem de aumentar o sintoma para depois baixá-lo. Pode ser feita com pessoas obedientes, permissivas, que cooperam com o terapeuta, e quando o paciente acha que seus sintomas estão fora de combate.

b) **Por desafio:** espera-se que o paciente desafie, aberta ou encobertamente, o pedido do terapeuta. O paciente resiste ou se rebela à prescrição. Esse tipo de prescrição de sintomas é aplicado a pessoas controladoras e com grande oposição, as quais veem seus sintomas como potencialmente controláveis. Assim podemos ver os paradoxos dados pelo terapeuta como: de prescrição – roer unhas, chupar determinados dedos; de restrição – "não faça isso, vá devagar" (quando é para ir depressa); de posicionamento – trocar a posição de um problema (aceitando ou exagerando uma afirmação do próprio paciente sobre seu problema).

Para Fishen e Anderson, os paradoxos podem ter três classes de estratégia paradoxal:

1. **Redefinição:** modificar o significado da interpretação atribuído ao sintoma. Exemplo: redefinir uma criança como extremamente sensível, quando fóbica.
2. **Escalada:** é o intento de criar uma crise ou um aumento da frequência da conduta sintomática.
3. **Reorientação**: trocar um aspecto do sintoma, prescrevendo circunstâncias particulares do sintoma (chupar o dedo só na frente do pai, fazendo muito barulho para o assustar muito).

capítulo 12

# POR QUE TRABALHOS QUE USAM HIPNOSE, PNL E COACHING PODEM ESTAR FUNCIONANDO?

**Efeito placebo e a epigenética[4]**

A hipnoterapia, o *coaching* e a Programação Neurolinguística ajudam as pessoas a construir um futuro desejado em suas mentes, antes que o mesmo aconteça no mundo real, e por muito tempo vem acumulando grande sucesso em várias áreas: saúde, negócios, terapia e desempenho (pessoal, esportivo, de carreira etc.).

Desde que disponibilizei induções no meu canal de vídeo em 2007 e depois com meus CDs e gravações, recebo incontáveis cartas, e-mails e *feedback* de pessoas que relatam "melhoras" em múltiplos níveis. O que faço tem sempre base na PNL, hipnoterapia e *coaching* e também no Design Human Engineering (DHE)™, Neuro-Hypnotic Repatterning (NHR)™ e Third Generation NLP, além da neurosemântica e do trabalho com metaestados. Todas essas disciplinas, de um jeito ou de outro, começam a construir agora o que queremos depois através de inúmeras técnicas e processos.

Mas qual a "ciência" por trás desses resultados tão animadores que podem estar se referindo a mudanças verdadeiras? Por que o que fazemos pode de fato funcionar?

Estudiosos como o célebre Dr. Joe Dispenza, que ficou mundialmente famoso no filme *Quem somos nós*, vem acumulando evidências sobre o efeito placebo que, em última análise, explica como a mente reverte processos emocionais e até mesmo fisiológicos, os quais parecem se refletir nos estados de saúde.

A seguir, reuni algumas das ideias do Dr. Dispenza sobre o efeito placebo, a epigenética e os mecanismos interiores de cura e transformação publicados no recente livro *You are the placebo*, e farei correlações com processos tanto da Programação Neurolinguística (PNL) quanto do *coaching* e da hipnoterapia.

Quando você está realmente focalizado em uma intenção, visando um resultado no futuro, se seu pensamento interior for mais forte do que o que acontece no ambiente externo durante o processo, o cérebro não saberá a diferença entre os dois. Em

---

[4] Texto com base nas ideias do livro *You are the placebo*, de autoria de Joe Dispenza. Eu compilei ideias de Joe Dispenza e fiz reflexões juntando-as com meu conhecimento sobre hipnoterapia, Programação Neurolinguística (PNl) e *coaching*.

seguida, seu corpo, assim como a expressão de sua mente inconsciente, começará a experimentar esse novo evento futuro no momento presente. O processo sinaliza novos genes, de novas maneiras, preparando a pessoa para o evento futuro imaginado. Se você continuar a praticar mentalmente muitas vezes essa nova série de escolhas, comportamentos e experiências, seu cérebro vai começar a instalar fisiologicamente uma mudança, um novo circuito neurológico, e a processar a partir desse nível, como se a experiência já tivesse acontecido.

Você estará produzindo variações epigenéticas, as quais levam a alterações estruturais e funcionais reais no corpo pelo pensamento, exatamente como fazem aqueles que respondem ao efeito placebo. Em seguida, seu cérebro e corpo deixarão de estar vivendo no mesmo "passado", ou velho padrão limitante e disfuncional, para construir o novo "futuro" que você criou em sua mente.

Tanto a PNL quanto o *coaching* partem do estado atual para construir o estado desejado e trabalham com a construção no presente de objetivos no futuro, ajudando seus praticantes a formularem esses objetivos hoje, da melhor forma, para que seus sistemas possam construí-los depois.

Ao vivenciar essa nova emoção, a emoção de experimentar hoje o futuro que deseja construir amanhã, você estará saturando seu corpo na neuroquímica que necessita estar presente para que esse evento futuro realmente ocorra.

O seu cérebro e corpo não sabem a diferença entre "ter uma experiência real" em sua vida e "só pensar na experiência". Neuroquimicamente, dá no mesmo. Estudos com a hipnose já apontavam para isso há muito tempo. O seu cérebro e corpo começam a acreditar que eles já estão vivendo a nova experiência no momento presente. Esse é um dos motivos pelos quais deve fazer a "ponte ao futuro" depois do roteiro hipnótico. Mantendo o seu foco nesse evento futuro sem deixar outros pensamentos distraí-lo, em poucos momentos você pode diminuir as ações dos circuitos neurais ligados ao "velho padrão", os quais começam a desligar os genes antigos, começando a disparar e conectar novos circuitos neurais que iniciam os sinais corretos e adequados para ativar novos genes, de novas maneiras.

Graças à neuroplasticidade do cérebro, os circuitos começam a se reorganizar para refletir o que você está ensaiando mentalmente. E quando você mantém a conexão de seus novos pensamentos e imagens mentais com fortes emoções positivas consistentes, então sua mente e corpo estarão trabalhando juntos e você criará um novo estado de ser. Nesse ponto, o seu cérebro e corpo não serão mais uma repetição do passado, mas, sim, um mapa para o futuro: um futuro que você criou em sua mente. Seu pensamento torna-se sua experiência e você se torna "o placebo".

A PNL sempre trabalhou com esses fatores, mas seu fundador, Richard Bandler, nos anos 1990, desenvolveu o Design Human Engineering (DHE)™, em que o explorador é levado a ganhar ainda mais poder sobre suas poderosas representações internas, como, por exemplo, nos detalhes do que você vê, ouve e sente (submodalidades usadas de forma mais expressiva), como a transformação de diálogos internos, em que Bandler chega a pedir que pessoas imaginem um coro de vozes poderoso dizendo o que cada representação interna precisa ouvir, para se sentir diferente. Toda essa mudança dramática de representações altera a resposta fisiológica.

Desde os anos 1970, a PNL trabalha com técnicas de linha de tempo (Timeline), em que o explorador imagina e constrói de inúmeras formas um futuro desejado, alinhando

## Capítulo 12 • Por que trabalhos que usam hipnose, PNL e coaching podem estar funcionando?

inúmeros processos para os tornar congruentes e ecológicos. Nos exercícios de linha do tempo, a pessoa vai ao futuro e se imagina lá, vivenciando sua conquista e desdobramentos, experimentando aquela "realidade" que ainda não aconteceu. De certa forma, cumprindo o que hoje se estuda como sendo "desejável" ao processo descrito por Dispenza. No entanto a PNL o fez modelando o sucesso de outras pessoas, sem a preocupação de fazer "pesquisa" (inicialmente).

Na PNL da terceira geração, Robert Dilts e Judith DeLozier, com Deborah Bacon Dilts, estreitam as relações entre a mente, o corpo e o campo e incluem trabalhos de percepções e otimização de sensações positivas, que se espalham e até mesmo se ancoram pelo corpo, como um meio para mudar como a pessoa se sente hoje na construção de seu futuro desejado. Mais uma abordagem favorável aos estudos de Dispenza.

A hipnoterapia já trabalha processos de mudança interna por mais de 100 anos, em que aquilo que se faz com a mente se reflete em como a pessoa se sente com seu corpo, e só agora estudos mais recentes explicam o "sucesso" de muitos casos. O *coaching* cria um processo de mudanças em que se determina no presente aquilo o que se quer construir efetivamente no futuro, e esse processo é feito no "agora", em que *coaches* movem seus clientes do "estado atual" para o "estado desejado".

Muitas experiências sobre o ensaio mental evidenciam que, quando você se concentra em uma determinada região do corpo, seus pensamentos estimulam a região do cérebro que governa esse local, e se você continuar fazendo isso, mudanças físicas na área sensorial do cérebro podem acontecer. Faz sentido, porque se você continuar colocando sua consciência no mesmo lugar, estará disparando e conectando as mesmas redes de neurônios. E, como resultado, vai construir mapas cerebrais mais fortes nessa área.

Desde os anos 1970, a PNL apresentou seu "modelo de comunicação" de maneira metodológica e empírica, no qual as representações internas geram o estado que interfere na fisiologia que, finalmente, altera o comportamento; ou seja, o que as coisas "significam" altera o modo "como nos sentimos", que altera "como funcionamos", o que altera o que "fazemos". O que era apenas um modelo funcional, agora ganha respaldo das pesquisas modernas.

O lobo frontal, localizado logo atrás de sua testa, é o seu centro criativo. Essa é a parte do cérebro que aprende coisas novas, sonha, gera novas possibilidades, toma decisões conscientes, define intenções e assim por diante. É como um "executivo". O lobo frontal também permite que você observe quem você é e avalie o que você está fazendo e como está se sentindo. É a morada de sua consciência. Isso é importante, porque, uma vez que você se torna mais consciente de seus pensamentos, você pode melhor direcioná-los.

Praticar o ensaio mental, concentrar-se e focalizar o resultado desejado faz do lobo frontal seu aliado, pois também reduz a influência do mundo exterior, de modo que não fique tão distraído com informações vindas de seus cinco sentidos. Os estados hipnóticos que levam a pessoa do estado de consciência de vigília beta para o estado alfa já diminuem há anos o ruído externo, aumentando o foco nos processos internos, e a hipnoterapia há muito tempo acumula um sem-número de evidências nas quais a mente "hipnotizada" afeta inúmeros processos fisiológicos, como anestesia, hemorragia, entre outros.

No momento em que você imagina um novo futuro para si mesmo, pensar em uma nova possibilidade e começar a se fazer perguntas específicas do tipo "como seria viver sem esta dor e limitação?", seu lobo frontal, em questão de segundos, cria tanto a intenção de ser saudável (para que você possa ter clareza sobre o que você deseja criar e aquilo que você não quer mais experimentar) e uma imagem mental de ser saudável para que você possa imaginar o que isso significa.

Como "executivo", o lobo frontal tem ligações com todas as outras partes do cérebro. Ele começa a seleção das redes de neurônios para criar um novo estado de ser como uma resposta para a referida pergunta, enfraquecendo o velho processo e a seleção de diferentes redes de neurônios, de diferentes partes do cérebro, conectando-as numa nova rede para criar um novo processo mental que reflete o que você está imaginando.

É o seu lobo frontal que muda a sua mente e que faz o cérebro trabalhar em diferentes sequências, padrões e combinações. Uma vez que o lobo frontal seleciona diferentes redes de neurônios, é perfeitamente possível ativá-los em conjunto, para criar um novo estado de ser, e uma nova imagem ou representação interna aparece em sua mente. Isso é exatamente o que fazemos em trabalhos de hipnoterapia, PNL e *coaching*.

Antes desses estudos modernos conduzidos recentemente e depois publicados por Dispenza e outros da PNL, Richard Bandler apresentou os sistemas de propulsão, que são exatamente o processo de, simultaneamente, enfraquecer o que é limitante e reforçar ou amplificar aquilo que é positivo e desejado. Depois, ele trabalhou isso de diversas formas no DHE™ e no NHR™.

Do ponto de vista da neuroquímica, se o seu lobo frontal está conectando várias redes neurais para você se concentrar em uma intenção específica, vai chegar um momento em que o pensamento se tornará a experiência em sua mente, que é quando a sua realidade interior é mais real do que a realidade exterior.

Uma vez que o pensamento se torna a experiência, você começa a sentir a emoção de como o evento seria na realidade, pois as emoções são as assinaturas químicas das experiências. Seu cérebro produz um tipo diferente de química, um neuropeptídeo, e o envia para as células do seu corpo. O neuropeptídeo procura os receptores apropriados em várias células, de modo que possa entregar a sua mensagem para os centros hormonais do corpo e, em última instância, o DNA das células, e as células começam a propagar a mensagem de que o evento "ocorreu".

Quando isso acontece, ele responde acionando alguns genes e desligando outros, para apoiar o novo estado de ser. E, ao se acionar um gene, ele produz uma proteína. Assim, quando um gene é desligado, torna-se desativado e fica mais fraco e não produz muitas proteínas. São mudanças mensuráveis em nossos corpos. Se novos pensamentos podem criar uma nova mente, ativando novas redes neurais, criando neuropeptídeos mais saudáveis e hormônios (que sinalizam as células em novas formas e epigeneticamente ativam novos genes, para fazer novas proteínas), e se a expressão de proteínas é a expressão de vida e é igual à saúde do corpo, logo os pensamentos podem curar o corpo!

Células-tronco são parcialmente responsáveis pela forma como o aparentemente impossível se torna possível, segundo Dispenza. Oficialmente, são células biológicas indiferenciadas que se tornam especializadas. Ao serem ativadas, elas se transformam em qualquer tipo de célula corporal, como células musculares, células ósseas, células da

## Capítulo 12 • Por que trabalhos que usam hipnose, PNL e coaching podem estar funcionando?

pele, células do sistema imunológico e as células nervosas, ou mesmo cerebrais, a fim de substituir as células lesadas ou danificadas no corpo dos tecidos, órgãos e sistemas.

Quando você corta o dedo, o corpo precisa reparar a ruptura na pele. O trauma físico local envia um sinal para os seus genes de fora da célula. O gene é acionado e produz as proteínas adequadas, que, em seguida, instruem as células-tronco a se transformarem em células da pele que funcionam de uma forma saudável. O sinal traumático é a informação para que a célula-tronco se "transforme" em uma célula de pele. Milhões de processos como esse ocorrem em todo o nosso corpo o tempo todo. Tal processo já gerou curas, hoje documentadas, em partes do corpo como fígado, músculos, pele, intestino, medula óssea e mesmo o cérebro e o coração.

Em estudos de cura de feridas, por exemplo, quando a pessoa está em um estado emocional altamente negativo como a raiva, as células-tronco não passam a mensagem de forma clara. Quando há interferência no sinal, assim como acontece com a estática no rádio, a célula potencial não recebe o estímulo certo de forma coerente para se transformar em uma célula útil. A cura vai demorar mais tempo porque a maior parte da energia do corpo é ocupada em lidar com emoções como a raiva e seus efeitos químicos.

Quando o efeito placebo está funcionando, você cria o estado de ser adequado com uma intenção clara, e o combina com uma emoção elevada e nutritiva, o tipo certo de sinal que pode chegar ao DNA da célula. A mensagem não só irá influenciar a produção de proteínas saudáveis para melhorar a estrutura e função do corpo, mas também produzir novas células saudáveis a partir de células-tronco latentes que estão apenas esperando para serem ativadas com a mensagem certa. Diversos estudos têm mostrado o aumento de vários anticorpos depois que pessoas assistem a um vídeo cômico ou de humor. Uma pesquisa da Universidade da Carolina do Norte, em Chapel Hill, revela que o aumento das emoções positivas produz aumento no tônus vagal, que desempenha um papel importante na regulação do sistema nervoso autônomo e na homeostase. Em um estudo japonês, quando os ratos bebês recebem cócegas cinco minutos por dia, durante cinco dias em uma sequência para estimular a emoção positiva, os cérebros geraram novos neurônios. Em cada um desses casos, fortes emoções positivas ajudaram a desencadear mudanças fisiológicas reais, as quais melhoraram a saúde.

De acordo com muitos estudos sobre o placebo, o momento em que alguém começa a gerar uma intenção clara de um novo futuro (querer viver sem dor ou doença) e, em seguida, combina isso com uma grande emoção (emoção, esperança e expectativa verdadeira de viver sem dor ou doença), é o momento em que o corpo não está mais no passado. O corpo está começando a viver agora esse novo futuro porque, como vimos, o mesmo não sabe a diferença entre uma emoção criada por uma experiência real e uma criada apenas pelo pensamento. Assim, esse estado elevado de emoção em resposta ao novo pensamento é um componente vital desse processo, porque é uma nova informação que vem de fora da célula e vai para o corpo, e a experiência do ambiente externo ou ambiente interno é a mesma.

Richard Bandler, com o Design Human Engineering (DHE)™ e o Neuro-Hypnotic Reppaterning (NHR)™, deu um passo que faz todo o sentido. Ele pede, por exemplo, que as pessoas ouçam um coro de vozes interno e amplifiquem as sensações positivas. Isso interfere dramaticamente nas representações internas e põe em prática o que Dispenza sugere.

John Grinder faz a mesma coisa no New Code NLP, e Robert Dilts ativa poderosos processos de conexão entre processos cognitivos, somáticos e de campo com a Third Generation NLP.

Estudos mostram que entrar em contato com emoções positivas e expansivas, como a bondade e as emoções de compaixão, tende a liberar um neuropeptídeo diferente, a oxitocina, que naturalmente desliga os receptores na amígdala, a parte do cérebro que gera medo e ansiedade. Bandler já se referiu à oxitose em seu livro *The secrets of being happy*, que é bem anterior ao famoso *You are the placebo*, de Dispenza.

Com o medo fora do caminho, podemos sentir mais confiança, perdão e amor. Passamos de egoístas para altruístas. E à medida que incorporamos esse novo estado de ser, o nosso circuito neural abre portas para possibilidades infinitas, as quais nunca poderiam sequer ser imaginadas anteriormente, porque agora nós não estamos gastando toda a nossa energia tentando descobrir como sobreviver. Os cientistas estão encontrando em áreas do corpo como os intestinos, o sistema imunológico, fígado e coração, assim como muitos outros órgãos que contêm receptores locais para oxitocina. Esses órgãos são altamente sensíveis ao efeito de cura por oxitocina, que tem sido associada ao crescimento de mais vasos sanguíneos no coração, estimulando a função imune, aumentando a motilidade gástrica e normalizando os níveis de açúcar no sangue.

Na Third Generation NLP, Dilts e DeLozier trabalham harmonizando vísceras, coração e cérebro, o que estaria também, tal qual fazem Bandler, Grinder, Hall e outros, ajudando a pôr em prática, de forma objetiva e pontual, aquilo que parece acontecer "por acaso" em alguns casos de remissão espontânea.

O lobo frontal nos ajuda a desconectar três elementos: o corpo, o meio ambiente e o tempo, que são os três focos principais de alguém em "modo de sobrevivência". Ele nos ajuda a construir um estado de consciência pura, no qual não temos ego. Nesse novo estado, quando nós encaramos o que desejamos, nossos corações estão mais abertos e as emoções positivas podem fluir através de nós para que, agora, o ciclo de perceber o que estamos pensando e o que estamos sentindo finalmente trabalhe em nosso favor. O padrão da mente egoísta que tínhamos quando estávamos em modo de sobrevivência já não existe, porque a energia que nós canalizávamos para necessidades de sobrevivência agora foi liberada para criar algo novo.

Desconectando-nos do antigo estado de ser e ligando os circuitos do novo estado de ser, nossa química interna começa a transmitir novas mensagens para nossas células, que, agora, podem se preparar para fazer mudanças epigenéticas, sinalizando novos genes de novas maneiras. Note que viver elevadas emoções "como se já estivessem acontecendo" sinaliza os genes à frente do meio ambiente. Assim, não estamos esperando e "tendo esperança" para mudar, nós somos a mudança!

Não se trata apenas de ter uma saúde e se curar de doenças. Esses estudos versam sobre criar efetivamente seu futuro desejado!

capítulo 13

## PADRÕES E TÉCNICAS DE PNL PARA SEREM ENCAIXADOS NOS ROTEIROS HIPNÓTICOS

As sessões hipnóticas ficam ainda mais poderosas quando, na hora em que estamos fazendo o roteiro, encaixamos alguma técnica ou exercício. A Programação Neurolinguística (PNL) modelou a excelência em termos de fazer "aquilo o que funciona" para ajudar as pessoas a ter uma vida melhor, pois, como vimos, ela modifica a estrutura da mente, o que, na opinião deste autor, é mais eficaz do que "dar sugestões" apenas.

A PNL foi desenvolvida como uma metodologia oriunda da modelagem da excelência. Não houve inicialmente, por parte dos criadores, intenção de fazer pesquisa científica. No entanto, posteriormente, muita pesquisa científica e produção acadêmica sobre a PNL foi e continua sendo feita. A seguir, compartilho alguns *links* para os interessados:

> https://www.ia-nlp.org/scientific_research
> https://eric.ed.gov/?id=ED350538
> https://files.eric.ed.gov/fulltext/ED350538.pdf
> https://jep.ro/images/pdf/cuprins_reviste/79_art_3.pdf

A PNL também é uma forma de terapia, confira:

> https://www.psychologytoday.com/intl/therapy-types/neuro-linguistic-programming-therapy

Neste capítulo, apresentarei técnicas bem "pontuais". Na segunda parte desta obra, apresentarei técnicas embutidas em roteiros mais complexos e elaborados. Inclusive várias técnicas entremeadas umas nas outras, num mesmo roteiro.

Existem muitas e muitas técnicas de PNL. Apresento algumas a seguir, as quais venho usando com a hipnoterapia.

## Criando memórias: gerando experiências mentais impactantes

Inspiradas em Richard Bandler:

» Escolha uma memória que realmente tenha acontecido sobre algo prazeroso e saudável. Anote detalhes do que vê, ouve e sente (veja tabela de submodalidades).
» Como sabe que a memória se inicia e é verdadeira? Anote.
» Construa uma memória de algo prazeroso e saudável que nunca aconteceu, mas que seria ótimo se tivesse acontecido.
» Como você sabe qual é real e qual não é? Veja a tabela de submodalidades para identificar diferenças.
» Mude o que vê, ouve e sente (submodalidades), a locação, diálogos internos e tudo mais que puder da memória criada para ficar igual à memória real. Imagine que vai alterando cada componente do que vê, ouve e sente, até que fique o mais próximo do que é real na sua estrutura.
» Mantenha as memórias conforme separadas e ache um lugar na sua vida para elas. Viva-as intensamente e perceba como se sente imaginando que essas memórias fazem parte de você.

## Técnica para o alívio da dor ou incômodo

As técnicas a seguir são inspiradas em Richard Bandler e na PNL. Indicação: dor ou incômodo.

Indicação: sintomas físicos e/ou emocionais.

Escolha uma citação ou metáfora fortalecedora sobre mudanças, poder da vontade, e a conte para seu cliente gerando pesquisa transderivacional.

Peça para a pessoa imaginar-se entrando numa sala de cinema e se sentando confortavelmente numa gostosa e macia cadeira.

Faça-a notar que a tela está posicionada cerca de 20 graus acima do considerado normal (portanto mais alta). Faça-a imaginar-se "projetada" para fora de seu corpo, atrás, olhando para seu corpo na cadeira, o qual está olhando para a tela. Incentive o cliente a se imaginar flutuando e sentindo prazer, leveza e bem-estar "onde ele está", sensação essa que aumenta dramaticamente, ao mesmo tempo.

» Incentive o cliente a colocar na tela uma representação concreta ou abstrata da dor. Depois de algum tempo contemplando-a, afaste a tela, congele a imagem, distorça-a e coloque uma moldura específica.
» Depois de um tempo, traga um filme colorido, agradável de ser apreciado, com uma representação saudável da pessoa no contexto que era o da dor ou do incômodo e na vida em geral.
» Solicite que o cliente indique quando ficou satisfeito com o que vê, ouve e sente e o "traga de volta" para o corpo, fazendo-o sentir a diferença em sua experiência.

## Trabalhando sintomas

Feche os olhos, entre em um estado relaxado e receptivo e esvazie a mente.

Pense sobre o sintoma ou o problema que esteja incomodando você. O sintoma pode ser uma dor, uma disfunção, um estado ou uma emoção que seja desconfortável. Permita surgir espontaneamente em sua mente uma imagem que o represente.

Observe o sintoma representado nessa imagem detalhadamente, o tamanho, a luminosidade, a nitidez etc.

(Veja a tabela de submodalidades.)

Veja, ouça, sinta e fale consigo.

» Dê uma voz à parte que estiver criando seu sintoma e pergunte o que ela está querendo lhe comunicar, ou fazer você perceber por meio do sintoma.
» Observe e ouça com atenção. Expresse mentalmente para essa parte o que acha e sente sobre o que acredita ter aprendido com tudo isso.
» Gaste o tempo necessário para essa primeira etapa.
» Imagine-se agora flutuando, vendo a si mesmo e ao sintoma abaixo. Contraste as diferenças e semelhanças entre você e o sintoma. Observe o sintoma durante um minuto.
» Agora, desça flutuando para entrar "no lugar" do sintoma, olhando através dele para você. Como você (agora a parte que criou o sintoma) se sente a respeito de você (a pessoa)? Expresse para você (a pessoa) tudo que você (a parte) quer, espera e sente. Leve o tempo que precisar para fazer isso.

O autor gosta, nessa fase, de sugerir à parte que criou o sintoma que busque três outros caminhos mais saudáveis para "enviar suas mensagens importantes" para a pessoa que não tenha de passar pelo processo do sintoma. Preferencialmente, uma forma prazerosa que ganhe a atenção do sujeito de forma positiva. O objetivo é fazê-lo(a) gostar de as receber.

Quando tiver terminado, flutue para cima de novo, ou para o lado, para observar novamente a sua interação com o sintoma, vendo e ouvindo os dois de uma posição neutra, buscando perceber o que mudou nos dois lados.

## A sabedoria dos mentores

Indicação: buscar recursos internos para agir e ter atitudes internas.

Talvez você admire algumas pessoas que conquistaram metas similares às suas ou simplesmente que tenham algo especial que você admira. Alguma coisa na forma como elas fazem o que fazem faz a diferença. Como seria adaptar algo dessas habilidades para caminhar no sentido da realização de sua meta?

Mentores são pessoas de referência para nós, pois projetamos recursos nossos em outros. Escolher "mentores com recursos" é outra forma de identificar recursos nossos associados à imagem e à representação de outras pessoas:

- » Imagine uma tela de cinema na qual podemos ver um filme do seu mentor, num contexto em que ele manifeste os recursos que deseje adaptar para sua prática. Veja, ouça e sinta de fora.
- » Ajuste o enquadramento, imagem, cores, brilho, tamanho da imagem, foco, som e características outras do filme até que ele lhe pareça muito bom e envolvente.
- » Entre na imagem no lugar do mentor, no contexto de ápice do recurso. Veja, ouça e sinta o mundo como se fosse ele e experimente usar o recurso. Perceba no seu corpo onde mais intensamente sente a presença dos mesmos nesse momento e amplie o movimento e a direção, num *loop* contínuo, até que se espalhem por todo o seu corpo. Respire e sinta. Faça um gesto simbólico que marque a presença do recurso nos momentos em que o vive de forma mais intensa.
- » De dentro desse estado de recursos, imagine outra tela de cinema manifestando sua meta com esse recurso. Veja, ouça e sinta de fora.
- » Entre na imagem vendo, ouvindo e sentindo plenamente o que significa estar lá vivendo e colhendo os resultados desejados. Faça o mesmo gesto simbólico do terceiro passo e perceba onde sente a experiência de forma mais intensa em seu corpo, até que se espalhe por ele todo.
- » Use a técnica com quantos mentores quiser.

Conforme usa outros mentores e pratica a técnica, quando estiver no quinto passo, combine a adaptação das várias influências dos vários mentores ao imaginar-se construindo as metas.

## Ressignificando a autoestima

Indicação: melhorar a harmonia pessoal e a autoestima.

Muitos dizem que o sucesso de uma pessoa nunca será maior do que sua autoestima. Apresento aqui algumas técnicas para essa finalidade que são simples, porém eficazes, com base na PNL e inspiradas no trabalho do inglês Paul McKenna. Trabalhando a autoestima, tenderemos a melhorar nossa autoimagem e nossa autoconfiança, o que certamente influencia nossa atitude para construir a meta.

## Elogio

Faça esse exercício ao menos uma vez por dia, por cerca de vinte e um a trinta dias, para o mesmo objetivo. Faça-o diante de um espelho, preferencialmente um espelho que permita a visão de todo o corpo:

Capítulo 13 • Padrões e técnicas de PNL para serem encaixados nos roteiros hipnóticos

» Olhe para sua imagem e feche os olhos. Recorde-se de um momento no qual tenha recebido um elogio sincero e verdadeiro de alguém.

Acreditando ou não, quero que escolha uma experiência na qual a pessoa realmente acreditava no que estava lhe dizendo. Traga a experiência de volta e perceba como reage a isso.

» Amplifique dentro de si o que existe de bom no que vê, ouve e sente sobre esse elogio recebido.
» Abra os olhos e localize em você, em seu corpo, rosto e expressões os locais onde estão os efeitos desse elogio.

**Autoestima e mentores**

Pense em alguém que você considere que tenha uma excelente autoestima dentro do conceito que sugeri anteriormente. Essa pessoa pode ser alguém que você conheça bem, pouco ou não conheça pessoalmente (alguém cuja biografia você leu), ou mesmo um personagem (Sherlock Holmes, por exemplo). O importante é que você represente essa pessoa na sua realidade mental como detentora do que considera um bom exemplo de autoestima, a qual desejaria adaptar para a sua vida.

» Fique em pé diante do mesmo espelho, veja sua imagem, feche os olhos e imagine que, do outro lado, surja a imagem dessa pessoa num estado e contexto de plena autoestima. Observe. Veja, ouça, sinta. Como qualquer pessoa pode perceber isso apenas observando a expressão corporal?
» Agora entre para dentro do espelho e se coloque no lugar dessa pessoa, vendo, ouvindo e sentindo plenamente esse estado de autoestima. Perceba no seu corpo onde ele mais se manifesta, a sua direção, intensidade e depois aumente até se espalhar por todo o seu corpo.
» Quando tiver sentindo esse estado de forma bem intensa, abra seus olhos e focalize os seus olhos na imagem do espelho, enquanto vai ampliando o que sente e talvez diga para si mesmo.
» Abra os olhos e identifique onde esse elogio está presente em você. Em seguida, faça uma foto mental dessa percepção e a guarde no seu coração.

**Vibrando amor para si mesmo**

» Diante de um espelho, identifique em sua imagem aquilo que não está bom em você ou na sua vida. Feche os olhos e vibre para você do outro lado do espelho todo o amor e carinho possível e veja, ouça e sinta o que todas essas emoções recebidas já fazem lá por você. Se quiser, fale e expresse de todas as

formas esse afeto e seu suporte pleno. Perceba como já existem ali repercussões significativas.
- Entre lá, veja, ouça e sinta como é estar vivenciando tudo isso. Perceba no seu corpo onde isso se manifesta, a sua direção, intensidade e depois aumente até se espalhar por todo o seu corpo.
- Abra seus olhos e veja o resultado desse amor transformando o seu ser!

Recomendo que esses exercícios sejam praticados de forma alternada e que, eventualmente, você vá escrevendo suas impressões e ideias sobre como trabalhar sua meta.

## Âncora multinível para relaxamento ou outro recurso

### Técnica inspirada em Richard Bandler

Indicação: busca de recursos internos para algo importante no momento presente. Conduza com seu cliente assim:

- Imagine na sua frente um quadrado iluminado no chão com a cor e a energia da tranquilidade, calma e bem-estar (ou com as características de um recurso que necessite buscar e reviver que vai ajudar no seu objetivo: determinação, resiliência, comunicação, autopreservação etc.).
- Dentro do quadrado veja, ouça e sinta você num momento de grande relaxamento físico e descontração bastante agradável (ou com as características do recurso que necessita). Qualquer pessoa vendo as imagens reconheceria essas características presentes.
- Entre no quadrado e se associe, vendo, ouvindo e sentindo outra vez a experiência (de relaxamento, ou outro recurso de que necessite para conseguir sua meta ou de ações que levem a ela), identificando como sabe que é possível já se sentir cada vez mais dessa forma.
- Perceba onde, no corpo, estão as sensações que fazem você saber sobre quão verdadeira e intensa é a sua experiência. Identifique onde ocorrem e as amplie. Nesse momento, sinta a luz e a energia do quadrado iluminarem seu ser.
- Dentro do quadrado, veja, ouça e sinta você num momento de serenidade e calma (ou experimentando um outro recurso). Qualquer pessoa reconheceria essas características presentes em você.
- Entre no quadrado e viva a cena intensamente, vendo, ouvindo e sentindo outra vez, como sabe que é possível, cada vez mais dessa forma agora!
- Dentro do quadrado, veja, ouça e sinta você num momento de grande autocontrole e autoconfiança, experimentando o recurso. Qualquer um, mesmo sem conhecer, reconheceria essas características presentes.

Como sabe que é possível já se sentir cada vez mais dessa forma agora?

» Agora, veja-se num momento futuro em que você já mudou uma situação prestes a se lembrar de esquecer onde respondia com ansiedade e/ou tensão (ou com um velho padrão), mas já completamente transformada para calma, tranquilidade e relaxamento (ou o recurso desejado).
» Deixe a luz e energia do quadrado atravessar seu ser e despertar tudo aquilo já compreendido completamente, assim, nesse exercício, se ajeitando do seu jeito e da sua forma agora!

## Superando compulsões e hábitos inadequados

### Técnica baseada em Richard Bandler

Indicação: ajudar a modificar comportamentos compulsivos.

» Identifique uma situação onde possa existir uma compulsão ou a manutenção de um hábito indesejado.
» Recupere a estratégia que dá início ao processamento mental que leva à execução imediata do hábito. Qual o exato momento em que se encaminha para iniciar a execução do hábito?
» Tendo-a identificado, repasse a estratégia inicial na mente e, antes que se forme a estratégia inicial de execução, em frações de segundos:
» Acenda em sua mente uma luz branca que toma toda a representação visual e silencie qualquer som. Pode ser o som de uma estática de rádio também.
» Em seguida, o mais rápido que for possível, na sequência, visualize da forma mais prazerosa e agradável possível uma situação futura onde houve ali – já – uma mudança mais ecológica e saudável sobre a situação específica.
» Coloque uma tela branca e, depois de alguns segundos de intervalo, repita o terceiro e o quarto passos.

## Exercício de reversão da ansiedade

### Exercício baseado em Richard Bandler

Indicação: modificar experiências internas que geram ansiedade.

» Pense em alguma coisa que ainda lhe traga sentimentos de temor ou ansiedade. Conduza assim:
» Perceba em que direção a sensação física que se manifesta em alguma parte do seu corpo se move (círculos, contração, expansão etc.), visualizando flechas vermelhas para apontar a direção do movimento, como se fosse uma animação.
» Leve o movimento na forma de setas para fora do seu corpo e o reverta, imaginando que as setas vermelhas transformam-se em setas azuis indicando o movimento na direção oposta. Processe a mudança e a reversão fora e depois reassocie-o novamente ao seu corpo, no mesmo lugar de onde saiu.

- » De volta ao corpo, continue ampliando o processo revertido enquanto percebe que se sente diferente.
- » Pense em algo que o faz sentir-se bem confortável e observe a trajetória das sensações em seu corpo. Amplie e amplifique.
- » Enquanto faz isso, veja, ouça e sinta de que forma você pode lidar melhor com as coisas reais e importantes de sua vida, especialmente aquelas que geravam ansiedade.

## Gerando aprendizagem ampla para o cliente

Indicação: situações em que tendemos a brigar, fugir ou paralisar de forma limitante.

Em *From coach to awakener* (2003), Robert Dilts nos apresenta os quatro níveis de aprendizagem definidos por Gregory Bateson, uma das pessoas que inspiraram os criadores da PNL:

- » **Aprendizagem zero:** é a não mudança. Envolve comportamentos repetitivos nos quais o indivíduo, grupo ou organização está numa espécie de armadilha "dentro da caixa", envolvendo hábitos, resistência e inércia.
- » **Aprendizagem I:** é mudança incrementadora, gradual. Tem a ver com fazer correções e adaptações pelo comportamento, com flexibilidade. Tais mudanças podem até estender as capacidades de pessoas, grupos e organizações, mas ainda estão "dentro da caixa", estabelecendo e redefinindo novos procedimentos e capacidades, e essa aprendizagem é facilitada por meio do ensino.
- » **Aprendizagem II:** rápida, mudança descontinuada. Envolve mudança instantânea de resposta para uma nova categoria inteiramente diferente ou classe de comportamento, na qual se muda "a caixa". Facilitada pelo processo de mentoria.
- » **Aprendizagem III:** é a mudança evolutiva. Ocorrem alterações significativas, as quais empurram a pessoa para além dos limites de identidade dela, do grupo ou da organização. Foca a "caixa" e a "construção", onde podem ocorrer coisas como transição de papéis e mudanças de identidade. Há que se patrocinar para que tais mudanças melhores ocorram.
- » **Aprendizagem IV:** mudança revolucionária. Despertar para algo completamente novo, único e transformador, completamente fora da caixa. Um novo mundo, com novas tecnologias e capacidades abrindo portas para possibilidades desconhecidas.

De acordo com Dilts (2003), são padrões profundos internos inconscientes, geralmente estabelecidos numa idade bem anterior, e abrangem tipicamente respostas como lutar (atacar), voar (escapar) ou congelar (paralisar). Formam uma parte de nossa programação fundamental e funcionam como uma espécie de meta-programa, a qual dá forma sobre como abordamos a vida e os relacionamentos. Fazem parte de uma programação profunda que compartilhamos com outros animais como estratégia de sobrevivência.

## PROCESSO:

» Pense num problema ou relacionamento no qual continua a cair numa velha estratégia de sobrevivência, embora ineficaz (nível 0 de aprendizagem).
» Volte para lá e o reviva. Demonstre ou encene a resposta comportamental que manifesta na situação, sabendo que o padrão pode envolver uma sequência de estratégias de sobrevivência.
» Dê um passo atrás e reflita sobre esse padrão de comportamento. Note como responde mentalmente e fisicamente à situação. Explore como poderia ajustar ou adaptar seu comportamento (aprendizagem I). Encene algumas possibilidades sobre como variar o comportamento corrente. Adquira mais flexibilidade.
» Dê outro passo atrás e vá para uma posição de "observador", observando-se na situação.
» Note como vem categorizando ou observando a situação até agora. O que percebe como questão de sobrevivência? Que crenças vêm mantendo sobre si, outros ou sobre o contexto que levaram você a perceber tal situação como de "sobrevivência"?
» Pense em outro tempo ou situação em que foi capaz de agir ou responder de uma forma completamente diferente e com mais recursos (aprendizagem II). Volte para lá mentalmente.
» Crie uma "ponte de crenças" para a situação-problema. Qual crença você possui que lhe permite agir com recursos na situação? Que crença necessita ter para dar suporte a uma nova classe de comportamento na situação-problema? Pense em um mentor que o ajudaria a manter essa nova crença.
» Revisite a situação problemática e aja "como se" tivesse essa crença e essa diferente classe de comportamentos associadas na situação. O que seria diferente?
» Dê mais um passo atrás, refletindo sobre si e sobre a classe de comportamentos que tem tido disponível para si em sua vida. Considere um sistema completamente diferente, com uma gama diferente de comportamento, num nível de identidade diferente que não seja o seu (aprendizagem III).
» Ache uma pessoa, animal ou ser que teria uma estratégia completamente diferente da sua naquela situação. Encontre o modelo e "entre nele" (segunda posição na PNL). Que crença precisa ter para se colocar no lugar deste "outro ser"?
» Da perspectiva desse "outro ser", qual é a metáfora para si enquanto usa esse modelo? Qual é o seu "chamado" neste modelo? Pense num patrocinador em sua vida que o ajudou a expandir sua percepção sobre quem é e se imagine novamente naquela situação-problema, respondendo a ela "como se" fosse essa outra pessoa, aplicando o "chamado" ou "inspiração" que este possui para lidar com o desafio e a metáfora que criou.
» Dê um passo atrás do espaço da aprendizagem III. Entre num estado de "nada saber". Abra-se para o que Bateson chamou de "padrão que conecta" e "mente maior". Pense em algo ou alguém que o tenha "despertado", abrindo sua visão sobre o que era possível. Crie uma âncora ou símbolo

para esse estado. Usando a âncora ou símbolo para que se mantenha no estado, vá retornando para cada um dos níveis de aprendizagem até voltar à "situação-problema" e aja espontaneamente. Que comportamento poderia produzir, o qual não se encaixaria em nenhuma classe ou sistema de comportamento? (Aprendizagem IV.)

**PADRÃO CHOCOLATE GODIVA**

Indicação: estratégia para fazer algo considerado importante, mas ainda não motivante.

Esse padrão pode ser usado para melhorar a motivação para fazer algo que atualmente tenha dificuldade ou não gosta de fazer, mas que decidiu de forma congruente que quer ou precisa.

É importante avaliar a ecologia da escolha, ou seja, se o "pedido" é congruente e os resultados e consequências serão realmente bem-vindos. Isso vale para todas as técnicas apresentadas neste manual.

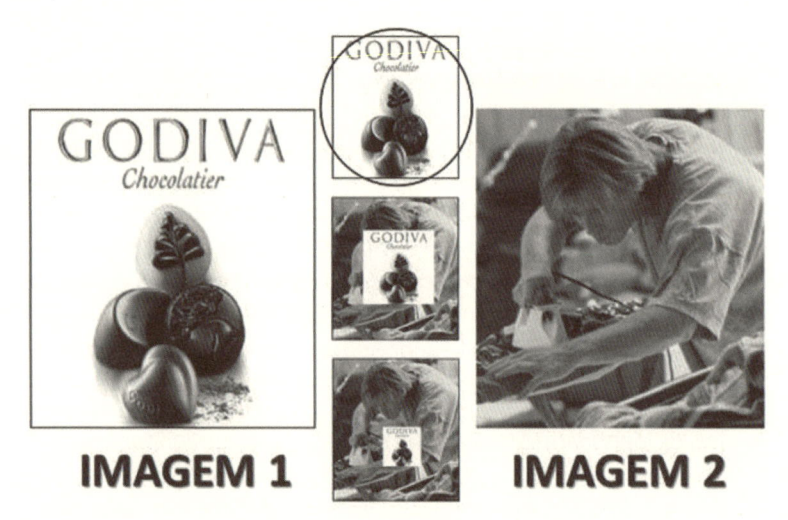

IMAGEM 1    IMAGEM 2

» Crie uma imagem de algo que ama fazer, como se estivesse lá de novo revivendo todos os detalhes da experiência e a sentindo intensamente.
» Crie em seguida uma imagem dissociada de si mesmo fazendo algo, uma tarefa que precisa ou tem que fazer (dissociado significa que se "vê de fora" como se fosse um observador).
» Verifique se o que deseja gera conflitos ou divisões internas e, uma vez identificando essas coisas, pare tudo e trabalhe na resolução até que o cliente tenha algo que deseja fazer que não gere conflitos com outras partes internas.
» Em sua mente, faça uma montagem das duas imagens. Coloque a imagem dissociada fazendo aquilo que precisa fazer ao fundo, ocupando todo o plano da tela mental. Depois, em formato circular e pequeno, como se fosse o

diafragma de uma máquina fotográfica, coloque a imagem daquilo que ama fazer, com toda a emoção e fisiologia envolvidos.

» Expanda a imagem pequena até que ela atinja o tamanho igual ou maior que a outra, trazendo as sensações e sentimentos ligados a essa primeira imagem (sobre o que ama fazer).
» Diminua novamente a imagem daquilo que ama fazer, mantendo as sensações ligadas a ela.
» Repita o processo o mais rápido que puder de 3 a 5 vezes. O objetivo do "padrão Godiva" é conectar a imagem 1 à imagem 2, conectando também a representação do que se "ama fazer" com o que se "tem de fazer".
» Imagine-se num futuro próximo, botando em prática tudo o que foi modificado, amando mais o que tem de fazer.
» Pergunte-se, ao final do processo, como se sente sobre o que tem de fazer agora.

## Resolvendo conflitos no tetralema

Resolução de conflitos inspirados nas técnicas de Robert Dilts e de Stephen Guilligan.

Indicação: considerar processos para expandir suas possibilidades internas de realizar mudanças.

» Imagine-se num local bem amplo e, no centro, criando um "círculo de excelência", pense num estado em que tenha experimentado muitos recursos.
» Reviva essa experiência intensamente! Veja, ouça e sinta, deixando que os recursos se espalhem pela barriga, começando num ponto abaixo do umbigo, centrando-se.
» Em seguida, chegam ao coração, que se abre para a emoção dos recursos e, logo após, chegam ao alto da cabeça, trazendo lucidez e presença.
» Sinta os pés no chão e o contato com a terra, a cabeça conectada ao universo e a conexão com campos de infinitas possibilidades.
» Pense no estado atual limitante e perceba se ele está à sua direita ou esquerda. Primeiro contemple-o de fora, depois entre nele e perceba o jogo interno e externo. Acolha.

Perceba como você ainda estrutura, da sua parte, a limitação.

» Volte para o centro, em contato com recursos, postura ereta, centramento na barriga, abertura no peito e lucidez na cabeça, além de estar em conexão com a terra, o universo e um campo de infinitas possibilidades.
» De outro lado, perceba uma nova possibilidade, na qual reagiria ao jogo externo e produziria um jogo interno completamente diferente. Apenas crie algo assim. Veja de fora num primeiro momento, depois entre lá, acolha e experimente ver, ouvir e se sentir completamente dessa forma.

» Volte para o centro, em contato com recursos, postura ereta, centramento na barriga, abertura no peito e lucidez na cabeça, além de estar em conexão com a terra, o universo e um campo de infinitas possibilidades.

» Vá e venha a essas duas posições duas ou três vezes, até que ambas sejam processadas de formas bem distintas, sempre, entre uma e outra, voltando para o centro, em contato com recursos, ereto, centrado na barriga, aberto no peito e lúcido na cabeça, além de estar conectado com a terra, o universo e um campo de infinitas possibilidades.

» Dê um passo para trás para uma espécie de posição de observador, considerando as três posições: a do centro, a da esquerda e a da direita. Note as semelhanças e diferenças mais marcantes, analise, perceba como se sente nessa posição.

» Dê um passo à frente e perceba que deixou tudo para trás. Perceba o livre-arbítrio para fazer essas escolhas conhecidas, novas, ou outras mais, ainda nem pensadas. Mas perceba que você é muito mais do que tudo isso! Explore o que existe a mais!

Veja, ouça, sinta e mergulhe nessa percepção!

» Volte para o centro, em contato com recursos, postura ereta, centramento na barriga, abertura no peito e lucidez na cabeça, além de estar em conexão com a terra, o universo e um campo de infinitas possibilidades.

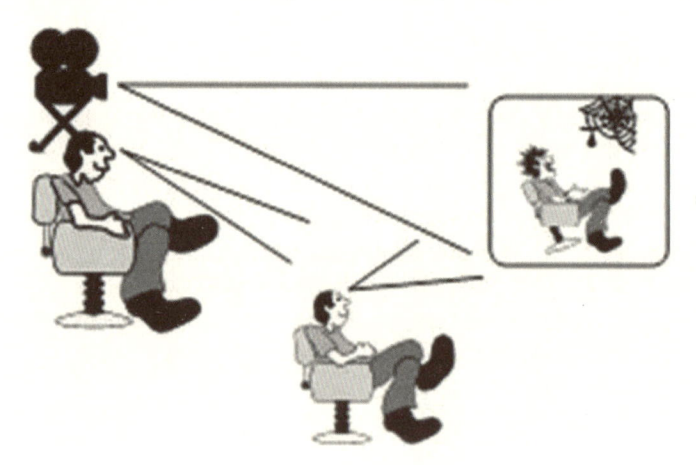

## Trabalhando fobias

Indicação: reações fóbicas. Não serve para "medos" em que a pessoa, mesmo incomodada, faz o que teme.

Roteiro:

» O guia estabelece um bom *rapport* e faz uma ressignificação da fobia, explicando que essa foi uma aprendizagem que ocorreu de forma rápida e perfeita

## Capítulo 13 • Padrões e técnicas de PNL para serem encaixados nos roteiros hipnóticos

e que a parte que criou a resposta fóbica estava tentando fazer alguma coisa pela pessoa entendida então como "proteção".

Discuta com a pessoa essa questão até que fique bem claro: uma parte da pessoa tentava, por meio da fobia, fazer algo por ela, como a proteger, por exemplo. Discuta também, mesmo que a resposta não venha agora, de que formas seria possível ter segurança e proteção por outros caminhos que não os da fobia.

O guia estabelece junto com o cliente um estado desejado, bem formulado, verificando a ecologia (ganhos e perdas) que o cliente terá em sua vida, mudando o comportamento fóbico que ainda impera.

- O que ele(a) quer no lugar da fobia?
- O que depende dele(a) e de mais ninguém para isso?
- Quais as evidências de que estará obtendo melhoras?
- Quais recursos tem para melhorar?
- Como a mudança acontecerá de forma harmônica para a pessoa e para os que estão em seu entorno?
- Como será prazeroso mudar?

O guia ajuda o cliente a identificar a primeira, a mais antiga ou uma das mais significativas e antigas experiências que deram origem à fobia (caso o cliente não se lembre ou não saiba qual é a primeira).

1. O cliente deve imaginar-se sentado num cinema, olhando para uma tela na qual se vê numa cena, imediatamente anterior ao evento traumático. Nessa cena, o cliente estava bem e seguro (a imagem congelada, em preto e branco, como se fosse um *slide*). Solicite que o cliente apague essa imagem e se veja, em seguida, numa cena segura e tranquila depois de o evento traumático ter terminado, do mesmo jeito que viu a primeira (em preto e branco).
2. Em seguida, o cliente deve imaginar que vai até a sala de projeção do cinema, onde se vê sentado no meio da sala, vendo sua própria imagem na primeira cena (antes do evento traumático). Isso cria uma dupla dissociação. O guia ancora, com um toque no ombro, essa dissociação, dizendo: você está aqui sentado comigo, totalmente seguro, enquanto se vê, olhando a sua própria imagem, lá na tela. O guia ressalta bem as três posições: a posição na sala de projeção, a posição na plateia e a posição na tela. Eu e outras pessoas gostamos de pedir, nesse momento, que o cliente reviva uma experiência de autoconfiança, na qual experimenta confiar em si, e a ancoro junto com as posições.
3. Enquanto o guia segura a âncora de dissociação, pede ao explorador que passe o filme do evento traumático, em preto e branco, a partir da primeira cena, até a cena após o evento traumático, congelando-a ao terminar.

4. O guia pede ao explorador que coloque cores nessa última cena. Solta a âncora e pede que ele saia da sala de projeção, voltando para a sua posição no meio do cinema. Em seguida, caminha até a tela e entra na imagem congelada, associando-se dentro da cena.
5. O explorador passa o filme do evento traumático, do final para o início, em cores, rapidamente, de 2 a 5 segundos. O guia simula a passagem do filme para trás, emitindo o som de um filme rebobinando.

- » Repita, rapidamente, do passo 1 ao passo 5, de três a cinco vezes, passando cada vez mais rápido todo o processo. Após isso, o guia calibra a resposta mudada do explorador ao falar da fobia que tinha, ressaltando-a para que o mesmo perceba.
- » Ponte ao futuro. Pergunte ao explorador: "O que você vai poder fazer agora sobre (o que era a fobia), que não fazia antes?" O explorador deve ser orientado a imaginar-se no futuro, tendo o novo comportamento e se sentindo bem com isso. O guia deve amplificar o que existe de bom que ele vê, ouve e sente. Se for possível, faça um teste da nova resposta.

## Trabalhando alergias

Indicação: alergias. Atenção: não substitui tratamento médico ou cuidados essenciais. Roteiro:

- » Pergunte como seu cliente sente-se na presença de um alérgeno. Observe a fisiologia da pessoa, pistas oculares de acesso, respiração etc.
- » Explique que o sistema imunológico pode ter cometido um equívoco, interpretando como perigoso algo que, na realidade, não é. No entanto isso significa que o mesmo pode ser treinado novamente, rapidamente.
- » Pergunte ao cliente o que seria sua vida sem o sintoma da alergia. Alguma consequência positiva ou negativa? Estabeleça com o cliente um plano de ação antes de continuar.
- » Encontre um contraexemplo que seja o mais similar possível ao alérgeno e ao qual o sistema imunológico responda apropriadamente. Por exemplo: o cliente tem alergia a um perfume quando sente o cheiro. O que causa alergias por cheiro nas pessoas que não causa alergia no cliente?

O guia não quer uma resposta racional, quer eliciar um poderoso estado e sentimento de confiança no cliente sobre a capacidade que o mesmo tem de confiar num sistema imunológico que SABE protegê-lo em muitas ocasiões. Enfatize isso para o cliente.

- » Ancore a resposta fisiológica do estado eliciado com um toque, por exemplo, no ombro da pessoa e, então, segure a âncora durante todo o processo que se segue.

Certifique-se de que a pessoa esteja associada quando ancorar, ou seja, sentindo esse estado. Se for possível, deixe a pessoa encontrar seu próprio exemplo do que seja similar ao alérgeno e não cause alergia.

Usar uma parede de vidro é uma maneira fácil de estabelecer uma dissociação. Enquanto segura a âncora, sugira que o cliente se veja do outro lado do vidro, tendo o recurso e o padrão de atitudes e respostas para se sentir bem, mesmo diante do que lhe causava alergia. Lembre a seu cliente que ele pode ser quem quiser ser.

Enfatize que o contraexemplo é uma entre muitas evidências de que o sistema imunológico sabe proteger a integridade do mesmo, pois é o que predomina na vida da pessoa. Seja persuasivo(a) ao trabalhar todo esse segmento, energizando sua expressão e suas palavras.

» Enquanto a pessoa está se observando atrás do vidro, introduza, devagarinho, o alérgeno, ou seja, a "coisa" que costumava causar problema. Introduza-o gradualmente, dando oportunidade para a pessoa acostumar-se a ele. Espere até ver uma mudança fisiológica e se lembre, constantemente, do significado da âncora que você está segurando e o resultado que ela traz em termos de ajudar numa mudança iminente. É como se o sistema imunológico dissesse a partir de agora: "Tudo bem, eu consegui. Posso lidar com isso e me sentir muito bem".
» Verifique se a resposta fisiológica e reações do cliente condizem com a sugestão de forma favorável. Em caso positivo, traga-o para dentro de seu próprio corpo e o faça imaginar que ele está na presença do alérgeno, enquanto você continua segurando a âncora de recursos e reforçando o que é perceptível em termos de mudanças e quão melhor a pessoa se sente!
» Faça o cliente imaginar-se num tempo futuro, no qual ele está na presença do alérgeno que costumava causar uma resposta alérgica, mas já experimentou um milhão de vezes uma reação muito mais saudável!

Trabalhe bem esse "futuro presente" já experimentado e a certeza da mudança na estrutura agora!

» Teste cuidadosamente como a pessoa se sente no momento, agora com a técnica. Recomendo deixar "sugerida" uma mudança mais do que confrontar o cliente com seu velho problema de alergia, deixando que aconteça espontaneamente a comprovação da mudança.

Jamais venda uma cura da alergia ou incentive que seu cliente teste alergias severas, mas faça a técnica, no caso de ele espontaneamente ter contato sem intenção com o alérgeno.

### Técnica do perdão

Exercício inspirado em Robert Dilts.

Indicação: perdoar a si e/ou a outros. Na verdade, reduzir o senso de mal-estar de algo "pendente" no cliente sobre algo feito a ele(a) ou por ele(a) sofrido.

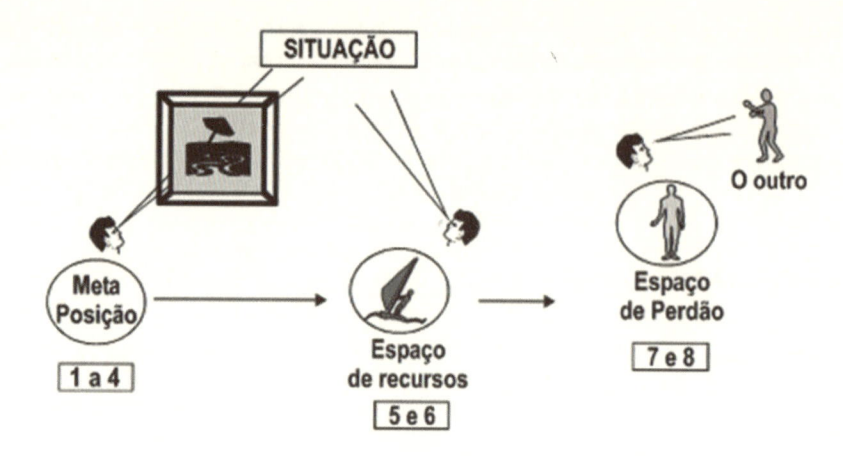

```
        ┌─SITUAÇÃO─┐
                              ↗ O outro
  Meta                  Espaço
  Posição              de Perdão
  [1 a 4]    Espaço      [7 e 8]
           de recursos
             [5 e 6]
```

» Identifique sentimentos de raiva, animosidade ou ressentimento. Uma situação na qual alguém causou dor ou magoou você, ou você tenha causado a alguém (conforme o caso).

» Veja a interação ou a situação passada, imaginando que você a esteja vendo outra vez, porém se sentindo seguro pelo fato de estar vendo através de uma parede de vidro espesso que isola você do que houve lá.

» Questione-se e responda às seguintes perguntas enquanto você observa mais analiticamente do que revive (com distanciamento):

- O que a pessoa queria fazer por si que se expressou naquele comportamento? Ou se for o caso do autoperdão: o que eu quis fazer de bom por mim naquele momento no qual aquele comportamento que produzi se manifestou?
- Que limitações causaram aquele comportamento na pessoa/em mim?
- Que recursos pessoais a pessoa/eu precisava? (Por exemplo: empatia, compaixão, reconhecer limites, autoestima etc.).

» Estabeleça um espaço no chão que você possa usar como um "espaço de recursos". Identifique um momento na sua vida em que você teve esses recursos, que faltaram na pessoa/em si lá atrás da parede de vidro, e reviva o momento intensamente, dentro do espaço que marcou no chão.

» Depois de reviver memórias nas quais manifestou os referidos recursos; de dentro do espaço de recursos, observe o comportamento da pessoa no passado (ou seu no passado) na situação original, com os novos recursos acessados. Como ela/você seriam diferentes? Observe como você se sente de maneira diferente, agora com essa manobra.

» Crie agora um "espaço de perdão". Encontre, no seu passado, um momento no qual você tenha verdadeiramente e voluntariamente perdoado completamente alguém e reviva a experiência dentro do círculo do perdão. Identifique

os fatores e critérios que possibilitaram o perdão. Especialmente o que viu, ouviu e sentiu dentro de si, as sensações corporais etc.
» Dentro deste espaço, avalie-se (se for autoperdão) e à outra pessoa no contexto original.
» Se gosta do que sente, imagine-se vivendo melhor no futuro com essa mudança de significado sobre o que aconteceu no passado.

## Trabalhando lutos

Exercício inspirado em Robert Dilts.
Indicação: luto, perda por morte.

» Identifique uma situação de perda.
» Traga à sua mente uma memória que envolva um estado de equilíbrio e sabedoria e mergulhe dentro da memória, revivendo-a, mais do que tentando explicá-la.
» Imagine-se recebendo o suporte de dois mentores, que funcionam como se fossem metaforicamente "anjos da guarda" na sua vida, com grande importância e significado para você enquanto pessoa. Pessoas que acolhem e dão apoio.
» Crie em seguida um holograma da pessoa que se foi no seu estado de ser ideal (não fragilizada por uma doença, por exemplo).
» Note quaisquer ideias ou sentimento sobre essa pessoa que podem lhe ocorrer. Tenha em mente, no entanto, a proposta e oportunidade de transformar como se sente.
» Imagine que uma "força maior" permite uma comunicação com a pessoa nessa forma, inclusive a voz da pessoa.
» Experimente pensar nessa pessoa como um novo "mentor" em sua vida. Pergunte a essa pessoa: "Qual o presente que vem querendo me dar?".
» Troque de posição com essa pessoa e experimente, imaginando ser ela, perceber-se por meio dos olhos dessa pessoa e dê a si o presente.
» Volte para a primeira posição (você) e receba esse presente e responda a mesma pergunta: "Qual o presente que você vem querendo me dar"? Imagine um presente, um símbolo lhe sendo dado e reflita sobre o significado e a importância dessa troca de presentes. Perceba a diferença sobre como se sente.
» Imagine seu novo mentor se conectando e harmonizando com seus outros mentores, os quais estavam lhe dando apoio.
» Traga esse novo mentor e o presente para o espaço onde antes estava experimentando uma experiência de perda, e perceba os efeitos curativos. Faça um processamento amplo do significado de sua experiência e o que a mudança traz para você.

capítulo 14

# REGRESSÃO BÁSICA PARA INICIANTES

**Reescrevendo a história pessoal: roteiro hipnótico**

O roteiro a seguir tem como objetivo ajudar pessoas que acreditam terem sido influenciadas por acontecimentos passados, os quais deixaram traumas ou marcas que estariam influenciando suas vidas até o presente momento. O processo é inspirado na técnica da PNL "*Reimprinting*" (reimpressão), a qual adaptei para que se transformasse numa indução.

Lembre-se de que a eficácia das induções hipnóticas está, sobretudo, na forma como você emite sua voz, na sua comunicação geral, a qual envolve expressão corporal, facial, congruência e muitas coisas. Estabelecer e manter o *rapport* são atos muito importantes também.

Antes de prosseguir nas etapas do roteiro, perceba (calibre) seu cliente para averiguar se ele assimilou a fase anterior e está no processo de fato.

Estratégia da técnica que será desenvolvida na indução:

» Identifique uma situação limitante e estabeleça o intento positivo.
» Leve o sujeito a imaginar uma linha do tempo, marcando presente, passado e futuro.
» Ao lado do presente dissociado, estabeleça quais são ainda as características do desafio.
» Associe o sujeito e peça que ele caminhe para trás até chegar à situação originária ou representativamente significante. Estabeleça o que aconteceu e quais as pessoas envolvidas. Identifique duas pessoas importantes, as quais esse sujeito acredita terem contribuído para estabelecer a marca limitante.
» Desassocie o sujeito, levando-o para o lado, e pergunte o que lhe faltou ali para que pudesse reagir de outra forma. Peça para que a pessoa caminhe ao lado de sua linha do tempo e identifique um período de sua vida, em que tenha vivido plenamente esses recursos. Peça ao cliente para associar, deixe-o reviver.
» Leve o sujeito até a experiência original e, de fora, sugira que ele incorpore o uso daqueles recursos naquela situação. Associe-o, disparando em seguida

a âncora (1). Se for complexo e necessário, faça visitas a vários tempos e uma pilha de âncoras.

**Estabelecendo a história previamente percebida**

Roteiro com base na estratégia resumida anteriormente:

Estagnação... uma lagoa com água estagnada tende a morrer... quantas pessoas não se lembram de lagoas que tinham peixes... e, todas uma fauna... uma natureza... à sua volta, e que durante um tempo... muito tempo... fizeram a alegria de famílias... de pessoas que pescavam... que vinham se banhar nas águas saudáveis e... que... por alguma razão... algumas dessas lagoas tiveram seus canais... que alimentavam lagoas... que renovavam as águas... interrompidos... obstruídos... poluídos... e isso fez com que muitas dessas lagoas viessem a morrer... viessem a ficar com suas águas estagnadas... sujas... e o ecossistema se exauriu.

O mesmo acontece quando nós estagnamos... o senso de quem nós somos.

E eu me pergunto... se você já se perguntou... como seria possível para você inconscientemente desobstruir os canais que renovam o seu ser... reescrever a história pessoal... seria como abrir a comporta de recursos internos para renovar o senso de quem nós podemos ser.

Esse trabalho necessita que você, inconscientemente, colabore com o processo usando ativamente agora a sua imaginação.

Algumas pessoas têm mais facilidade para ver imagens mentais... outras para conversarem consigo... outras para se lembrarem de sons internos... sensações internas... e algumas pessoas combinam algumas dessas coisas de maneira única. Faça aquilo que for necessário para que você inconscientemente possa... do seu jeito... da sua forma... participar deste processo aqui comigo.

Eu vou pedir que você sente-se... ou deite-se... num lugar confortável... e, para este trabalho, é fundamental que você coloque os fones de ouvido e tenha a certeza de que você não será perturbado(a) enquanto durar este trabalho. Este é um trabalho profundo... é um trabalho que é um mergulho dentro de você... dentro desta sua lagoa interna...

» Desassocie-o e peça que identifique:
   » O que muda agora.
   » O que faltou nas duas pessoas escolhidas para que pudessem apoiar o sujeito na ocasião.

» Leve o sujeito a um ou dois momentos de sua linha do tempo onde ele usou esses recursos (7b) em sua vida. Faça uma pilha de âncoras (2), associando com a sinestesia. Na falta de referência, use mentores.

» Leve o sujeito para a experiência original e o coloque nas posições dessas pessoas, disparando a âncora. Trabalhe a mudança.

» De fora, acompanhe o efeito dominó até o presente e futuro.

Então... encontre uma posição confortável e respire profundamente. Respire pela

## Capítulo 14 • Regressão básica para iniciantes

boca puxando o ar de uma vez só... prenda... solte pelo nariz em quatro tempos... 1... 2... 3... 4... mais uma vez... respire pela boca... prenda... solte pelo nariz... 1... 2... 3... 4... Ainda uma vez... respire pela boca... prenda... solte pelo nariz... 1... 2... 3... 4.

Eu sei que você pode relaxar a qualquer momento... eu sei... e você sabe também... que em muitas ocasiões... querendo ou não querendo... você inconscientemente disparou uma série de processos... e nesses processos... você foi capaz de trazer para você um estado de tranquilidade... de relaxamento... de bem-estar... e eu quero que você escolha neste momento, agora, uma dessas experiências na qual você muito fácil e prazerosamente escolheu relaxar já... outra vez... em sua mente... e neste momento quero que você se imagine entrando nela... e... a revivendo... vendo... ouvindo... sentindo... outra vez... não preciso que você explique... eu preciso que você mergulhe na experiência relaxante.

Experimente relaxar outra vez... traga as imagens mentais do relaxamento... as cores... as formas... o tamanho... o tipo de imagem... traga sons relaxantes... isso... o diálogo interno... tudo aquilo que você se pega dizendo para si mesmo... que corrobora esta experiência relaxante... traga também a percepção da sensação física... relaxante... experimente onde, no seu corpo, você sente esta sensação relaxante... sinta esta sensação relaxante outra vez... agora... e deixe que ela se espalhe por você... vá amplificando... otimizando esta sensação relaxante muitas e muitas vezes... e talvez você possa lembrar de outras experiências relaxantes... nas quais você inconscientemente já relaxou, agora!

E, relaxando desta forma, já! Experimente fazer modificações diversas... naquilo que você vê... ouve... diz para si... sente... que permite com que você inconscientemente possa ir mais fundo na mente... ainda mais fundo... onde jamais foi possível estar experimentando agora... muitas vezes mais... e, na medida em que você, inconscientemente, vai ajeitando todas estas coisas... nós vamos trabalhar com a imaginação... não importa se sua mente vai... fica... não importa se você fica aqui comigo... se em parte sua mente vai... para outras coisas e retorna... o importante é você concluir este processo.

Eu desejo que você imagine... da maneira que você quiser... a sua linha do tempo... A linha do tempo é uma linha imaginária que você coloca, nesta linha, a sua história pessoal. Ela pode ter o tamanho... a forma... as dimensões... as cores... que você quiser... ela pode estar distribuída da maneira que você quiser... pode estar toda na sua frente... uma parte na frente, outra atrás... isso... apenas deixe que surja a representação mental, agora... da sua linha do tempo... apenas cuide para que ela tenha em algum momento o passado... em algum lugar o presente... e o futuro em algum lugar.

E eu quero que de fora... neste momento... você observe o presente... o passado... e o futuro... de fora. Eu quero que você olhe na direção do passado.

Veja... ouça... sinta... de fora da linha do tempo... e perceba aquele evento original do seu passado que você acredita que... de alguma maneira... deixou algum tipo de marca em você... que de alguma maneira definiu muitas coisas que aconteceram depois na sua vida... na sua história de vida... que de alguma maneira você ainda acredita que definiu a sua identidade... quem você se tornou... e perceba de fora... lá no passado... e acolha a percepção disso que você ainda percebe desta velha forma... e, perceba na linha do tempo... no passado... outras coisas que pertencem ao passado... inclusive coisas que já passaram... concluídas... finalizadas... meio que próximas de onde estão essas coisas que aconteceram... esse evento que marcou você... pertencendo ao passado... o que já houve...

Deixe que a sua atenção flutue agora para o presente... e pelo lado de fora... perceba o presente... ou seja... como ainda... talvez inconscientemente ainda... mantém a percepção do hoje... do agora... ainda... com certa influência disso que já passou... Como diz o Dr. Richard Bandler, que criou a Programação Neurolinguística... "A melhor coisa do passado é que ele já passou"... e enquanto isso não se torna parte da sua estrutura de perceber as coisas... desta forma já... assim... tente em vão resistir... você percebe ainda como no presente, talvez uma última vez... ainda exista uma influência... ou uma crença... de que existiria uma influência daquilo que aconteceu, influenciando quem você é hoje e... talvez o que você venha a ser no futuro... Mas, ao mesmo tempo... quero que você olhe agora para o futuro e... perceba a mudança já, lá, chegando bem rápido... o momento em que... de alguma forma... já... todas as mudanças que permitem que... seja lá o que aconteceu... você lembrou de esquecer lá, já, no futuro... e se tornou já uma outra pessoa... de outra forma... e de alguma forma já... mesmo não sabendo o que você inconscientemente modificou ativamente agora me ouvindo... apenas perceba aquilo que você vê... ouve... sente... e diz para si... num futuro que já está chegando logo ali... perto... no qual existe uma modificação na forma diferente como já você faz... sente... pensa... diz para si... que permite qualquer pessoa observando saber que já houve uma modificação na forma como você antes percebia a influência daquele velho exemplo... daquele velho evento... igual a vários outros eventos... e exemplos em que houve uma modificação já na forma como você percebia, e isso constrói inconscientemente... a cada respiração... uma forma muito mais positiva para perceber o futuro... neste momento.

E de fora... eu quero que você gaste algum tempo percebendo o passado... o evento que aconteceu... ou o grupo de eventos... mas localize um evento específico como representativo... o presente... aquilo que você uma última vez ainda percebe... e o futuro... em que já houve a mudança para algo muito melhor... mais saudável... mais prazeroso... mais positivo... e perceba o que existe de semelhante... e de diferente... em cada um desses tempos... o que existe além de você... de semelhante em cada um desses tempos... no presente... no passado... no futuro... eu não preciso que você explique... eu quero apenas que você perceba... acolha... perceba o que existe de bem diferente entre estes três tempos neste momento... e vá percebendo este contraste e... a percepção muitas vezes envolve o estudo de ilusões de ótica.

É interessante como imagens que nos permitem perceber muitas coisas e contornos sobre os quais projetamos significados podem ser algo que nos confunde; quantas pessoas olham para manchas... para nuvens... para eventos... e veem... ouvem... sentem coisas... coisas completamente diferentes! Quantas pessoas vão ouvir um debate político com dois ou três candidatos e, depois, enfaticamente contam para os seus amigos que o candidato A ganhou o debate e... outro diz: "Não, foi o candidato B que ganhou o debate!"... enquanto outros vão dizer... "não... vocês estão enganados... quem ganhou foi o candidato C!".

Existem muitas ilusões de ótica... ilusões de percepções... e existe um fenômeno incrível que é a nossa projeção... que é aquilo que existe dentro de nós... as molduras... os filtros que nós ainda usamos... que contaminam a maneira como nós percebemos certas coisas que estão acontecendo neste momento... o que significa que você havia escolhido perceber até então... sobre esse evento passado em questão... como outras pessoas poderiam perceber isso de outra forma já... como alguém bem resolvido tal e qual você no futuro, já muito mais saudável agora... neste momento... a cada respiração... percebe de forma mais saudável esse evento passado... isso.

## Capítulo 14 • Regressão básica para iniciantes

Eu vou pedir neste momento que você se imagine entrando na linha do tempo... no presente.

Mergulhe no momento presente... e tente compreender uma última vez... como você ainda percebe o que lhe aconteceu... como você ainda tem uma percepção... ou não... temporal... determinista... imaginando que as coisas que já aconteceram no passado não necessariamente tendem a influenciar aquilo que você experimenta hoje e... provavelmente poderiam influenciar como você será amanhã... se você já não estivesse modificando de outra forma... existe um princípio estudado na Programação Neurolinguística que é o princípio da familiaridade.

Muitas pessoas ficam com o conhecido não porque isso necessariamente é melhor... simplesmente porque é o conhecido... porque é familiar... muitas pessoas mantêm percepções negativas não porque são melhores... mas porque é o que elas conhecem... já se habituaram com aquilo ali.

Então... eu quero que você vá acolhendo neste momento tudo isso... e eu quero que... de dentro da linha do tempo... você perceba como isso ainda influencia você hoje... nos ambientes onde você vive... nas ações que você faz... nos recursos e capacidades que você usa... naquilo que você acredita... naquilo que é importante para você... como isso que aconteceu ainda influencia o seu senso de identidade... de quem você é... uma última vez desta velha forma... e como, além de você, isso ainda se espalha... pelo mundo... pelas pessoas... pelo sistema... e dentro de sua linha do tempo... eu quero que você vá andando de costas... para o passado... na direção do passado... relembrando de frente para trás vários eventos que aconteceram nessa regressão... e que tinham influenciado até então... aquilo que seria o seu senso de ser influenciado por esses eventos... se já não estivessem se modificando... se já não se modificou... e você ainda não percebeu... até que você se imagina chegando lá no momento... na situação original... em que aconteceu esse evento... que você acreditava até então... ter marcado você... e eu quero que neste momento você o acolha.

Acolhimento significa perceber e lidar com os elementos externos que não dependem de nós e... com os elementos internos, que é como nós reagimos a uma série de coisas.

Lembre-se de vários momentos em que você escolheu perceber aquilo que acontecia fora de você e... aquilo que acontecia dentro de você... e como nesta percepção deste externo com o interno... você aprende tantas coisas agora... eu digo para você... perceba!

E eu quero que você se imagine agora... com esta proposta de aprendizagem... imaginando que você retorna à situação original... para que você possa estabelecer aqui o que aconteceu com você... veja... ouça... sinta... uma última vez da velha forma... o que aconteceu com você... mantendo sempre a moldura positiva de estar aprendendo... de estar prestes a modificar alguma coisa muito importante na sua vida... perceba quais foram os fatores externos que aconteceram e que não dependeram de você... outras pessoas... outros eventos... fatores externos diversos... perceba também como você internamente reagiu a essas questões externas... pessoas externas... fatores externos... e o que mais havia dentro de você que ajudam a reagir dessa velha forma que havia estabelecido como problemática até então... a sua reação interna e externa a esses eventos.

E eu quero que... neste momento agora... você identifique mais duas pessoas que estiveram envolvidas nessa dinâmica toda também... Algumas vezes, essas coisas que aconteceram no passado foram feitas ou tiveram a participação bem explícita de uma terceira pessoa... de alguém... alguém que fez alguma coisa... ou teve algum tipo de atitude... ou agiu de uma determinada maneira que nos influenciou e existe alguém... perceba... e eu quero que você encontre uma segunda pessoa... alguém que talvez pudesse ter feito alguma coisa... ter percebido o que estava acontecendo... mas não fez... ou não percebeu... e tudo isso me lembra Jung... Carl Jung... que trouxe alguma coisa muito importante para o mundo... que é a noção de sombra... sombra é tudo aquilo que é nosso, mas nós ainda não estamos percebendo que é nosso... sombras são coisas que têm a ver conosco... com coisas que nós sentimos... passamos... experimentamos... nós processamos... mas por alguma razão nós ainda não estamos percebendo como sendo... coisas que nos pertencem... e aí nós temos aquela sensação de que alguma coisa nos perturba... nos invade... nos faz sofrer... mas na verdade é alguma coisa nossa... que nós precisamos perceber... como nossa... para que nós possamos justamente reintegrar isso e... não ficar... como uma bola de ferro pendurada no pé... que dificulta andar... mas trazer isso que parecia até então dissociado... como uma oportunidade para aprender... para que essa energia seja reintegrada a este momento... e possa fazer uma diferença para o nosso processo de crescimento... de desenvolvimento... e eu quero que você perceba justamente essa dinâmica.

Você... passando pelo que você passou... aquilo que você acreditava que até então havia marcado você.

E eu quero... que você perceba talvez uma pessoa... que contribuiu muito significativamente para isso... talvez também uma outra pessoa que poderia ter feito mais e não fez... e eu vou fazer umas perguntas importantes para você agora... neste momento.

Quais dois recursos você não teve até então para lidar com a questão... com o evento? Que se você tivesse fariam uma grande diferença para que você pudesse lidar com este evento de forma melhor... mais construtiva... mais saudável... talvez reagisse de uma forma mais saudável para você... talvez não impedisse o acontecimento em si ou o evento... mas com certeza se esses dois recursos estivessem presentes em você... eles fariam de alguma maneira você reagir de forma mais saudável... de forma mais construtiva... de forma bem mais positiva... e provavelmente não teria marcado tanto você negativamente ao longo de sua história de vida... que dois recursos internos... na hora... não estiveram manifestos mas... se eles estivessem lá presentes em você, eles fariam uma diferença muito grande... Identifique.

Vamos chamar o primeiro de recurso A... ache um nome para ele... vamos chamar o segundo de recurso B... ache um nome para ele... e verifique... talvez eles não tivessem evitado que o evento ocorresse... mas eles com certeza fariam você já lidar de outra forma mais positiva com todas essas coisas e eu quero que você considere agora essas pessoas... que teriam tido um papel mais presente neste evento que... talvez... não tivesse contribuído bastante para com o que aconteceu com você e, se fosse o caso, que dois recursos essas pessoas teriam cada uma delas e não tiveram lá... vamos pensar primeiro naquela mais presente... aquela que teve um papel bem mais próximo e bem mais contundente... que dois recursos essa pessoa não teve... se ela tivesse, provavelmente ela teria agido diferente com você... vamos pensar em um primeiro recurso para essa pessoa... vamos chamar de recurso C – dê um nome para ele... vamos pensar em um segundo recurso... vamos chamar de recurso D... dê um nome... dois recursos que se essa pessoa tivesse tido presentes naquele momento provavelmente ela teria agido de outra forma com você.

E vamos pensar naquela segunda pessoa... que talvez pudesse ter feito alguma coisa... ou percebido... não fez... e, vamos pensar também em dois recursos que essa pessoa poderia ter tido... recursos internos... e não teve... se ela tivesse esses recursos... presentes... ela poderia ter ajudado você ou feito alguma coisa... recurso E... e recurso F.

Então... neste momento... nós identificamos dois recursos que você não teve... até então... dois recursos que essa pessoa que participou mais ativamente da questão não teve... e dois recursos que essa outra pessoa também poderia ter tido e não teve neste momento... e eu quero que neste momento... você acolha tudo isso... E eu fico me perguntando como é bom saber e aprender aquilo que nos damos uma oportunidade de mudar.

Quantas coisas precisaram acontecer muitas vezes na história da humanidade que foram negativas... e a partir dessas coisas negativas, alguém aprendeu alguma coisa, agora, e... com isso desenvolveu-se algum processo interno... desenvolveu-se algum processo de mudança... e como é bom saber e aprender aquilo que nos dá uma oportunidade de mudar! Agora!... Como é bom!

E também... eu fico me perguntando: quantas vezes você já teve a certeza de alguma coisa... e descobriu estar enganado a respeito disso?... E eu fico me perguntando se você já disse para as pessoas: "Isso é assim desse jeito", "isso é desta forma", "isso é o certo"... e talvez... você tenha se dado conta que estava enganado ou que aquilo pertencia a um contexto específico... e não poderia ser generalizado para todas as situações.

Eu fico me perguntando se você agora... pode trazer algumas memórias de situações que você e outras pessoas tiveram certeza de alguma coisa e... depois... descobriram que estavam redondamente enganadas. E eu quero que você continue enfatizando essa experiência de aprendizagem sobre o passado e talvez você se pergunte, agora... neste momento... o que você aprendeu com todas essas coisas... o que você aprendeu até agora... Embora nós estejamos lidando com histórias de vida... e coisas que marcaram até então uma última vez... de forma negativa... antes que você se lembre de esquecer, agora... de tudo isso. Eu quero que você guarde agora desta primeira fase deste trabalho... o que você aprendeu sobre tudo isso... embora não tenha sido positivo... o que você pode extrair de positivo... de aprendizagem... de oportunidade para crescer e escolher fazer e agir de outra forma... inconscientemente agora... Eu vou fazer uma contagem de zero a cinco e a cada número que eu for contando você vai poder fazer uma escolha: ou você vai sair desse estado e retornar ao estado de vigília, porque talvez você tenha outras coisas para fazer agora nesse momento e... vai ficar com essa experiência de aprendizagem... e vai escrever... pensar sobre o que você aprendeu com tudo isso... agora ou depois... ou se você tiver tempo você vai continuar e aprofundar essa contagem, para a próxima etapa em que nós vamos reescrever a sua história pessoal... então vamos... a cada número você vai – ou sair desse estado sentindo-se muito bem... com senso de crescimento e aprendizagem... bem grandes... ou se preparar para aprofundar mais... para continuar para a próxima etapa. Então vamos:

Zero... um... respire profundamente, saindo desse estado... ou aprofundando... dois... isso... três... quatro... sentindo-se muito bem... de qualquer forma já... assim... tente em vão resistir... cinco.

## Reescrevendo a história pessoal (parte 2)

Essa etapa tem de vir necessariamente após ter ouvido a introdução e ter ouvido a parte anterior a ela, porque se trata de uma continuação do trabalho que nós fizemos até agora.

Então vou pedir que você respire profundamente soltando o ar... respire pela boca... solte o ar pelo nariz enquanto você vai lembrando de muitas vozes relaxantes... que poderiam neste momento estar trazendo para você comandos... frases... sugestões... para que você pudesse estar aprofundando cada vez mais este momento... cada vez mais... imagine várias vozes... ouça mentalmente vozes que para você inconscientemente soem como vozes relaxantes... positivas... muito boas... talvez você possa criar novas vozes relaxantes agora... neste momento... que, junto com aquelas vozes, para você já são vozes internas relaxantes... possam ajudar você inconscientemente aprofundar mais ainda essa experiência... aprofundar mais ainda este momento... e perceba quando você ouve essas várias vozes convidando você para relaxar agora... quais são as imagens mentais que retornam para você ou que se reproduzem agora para você... quais são as sensações físicas que você inconscientemente experimenta agora... neste momento... e todo esse conjunto... toda esta experiência... vai gerando um aprofundamento... e eu vou fazer uma contagem de sete a zero... e a cada número que eu for contando, você vai se aprofundando neste momento... quanto mais próximo do zero, mais profundo este estado... então vamos.

Sete vezes mais... isso... seis... cinco vezes mais... da sua forma já... da sua maneira... vezes quatro... assim... relaxe... vezes três vezes mais... dois... três... quatro... cinco... retornando com energia mais... seis... ah!... cinco... quatro... três... dois... três... quatro... cinco... seis... isso... cinco... quatro... ah!... três... dois... um... dois... um... zero... menos um... menos dois... menos três... Eu fico me perguntando: quantas vezes você teve a certeza de algo e descobriu estar enganado?... Como você reagiu a essas coisas? O que você fez para ajustar a sua percepção? Como você lidou e reajustou a sua percepção? Seu modelo de mundo? Suas decisões? Suas atitudes? Com relação àquilo que você tinha tanta certeza, tanta convicção, mas se deu conta de estar enganado(a)?... Lembre-se de momentos em que você fez esses ajustes e foi bom por mais que tivesse sido difícil... ou que você tivesse que se retratar... ou modificar... como você agia ou o que fazia... mas como foi bom lidar com a percepção mais apurada... mais adequada... em relação à realidade...

E eu fico me perguntando: o que nós podemos aplicar sobre tudo isso... com relação à história prévia... aquilo que você achava que havia aprendido ou concluído com relação a aquele evento que já havia acontecido... aquele evento que você acreditava até então que havia influenciado você... de alguma maneira... sua identidade... sua história de vida... seu futuro...sua autoestima... suas crenças sobre si... sobre as possibilidades que você tinha? Eu fico me perguntando se... esta já pode ser, inconscientemente, mais uma oportunidade para você inconscientemente perceber como alguma coisa que você tinha certeza e... talvez... você pudesse... tal qual aconteceu com outras situações... nas quais você se enganou... pudesse estar enganado(a)... também porque talvez neste momento... você esteja prestes a fazer uma modificação, agora... a respeito do significado desses eventos... porque você está prestes... neste momento... a reescrever a sua história pessoal... e como é bom saber e aprender aquilo que nos dá uma oportunidade para mudar!

Eu fico me perguntando... aquilo que você já havia lembrado na etapa anterior... como uma oportunidade de mudar: quando você agarrou esta oportunidade de mudar... oportunidade de pensar diferente... sentir diferente... fazer diferente?... E essa é a sua oportunidade de mudar a história prévia.

Relembrando a etapa anterior... nós determinamos o que aconteceu com você... como você até então havia percebido aquele evento... e nós identificamos dois recursos... A e B... que faltaram a você naquele momento... Se esses recursos estivessem presentes...

## Capítulo 14 • Regressão básica para iniciantes

talvez... eles não tivessem evitado... talvez eles tivessem evitado já o ocorrido... mas com certeza seria muito melhor para você.

Nós identificamos uma pessoa que talvez tenha tido uma participação mais contundente no processo... que tenha contribuído com o que aconteceu... e, também, identificamos dois recursos que essa pessoa não teve... C e D... se essa pessoa tivesse esses recursos, talvez a pessoa tivesse agido de outra forma... com relação a você... relembre quais recursos foram esses... e o que teria já acontecido... de outra forma... neste momento.

E eu pedi que você se lembrasse de uma terceira pessoa... de alguém... que talvez estivesse presente... se essa pessoa tivesse percebido ou feito alguma coisa... tivesse talvez mais dois recursos... E e F... talvez essa pessoa tivesse agido de outra maneira.

E existem inúmeros recursos que poderiam cobrir todas as letras do alfabeto... na verdade... de vários alfabetos... significando muitos recursos a qualquer momento presente já... porque a PNL acredita que nós temos todos os recursos dentro de nós... a matéria bruta... para fazer a transformação... para integrar aquilo que Jung chamou de sombra... aquilo que sempre foi nosso... mas nós não estávamos percebendo como sendo nossos... muitas vezes é fácil projetar sobre outras pessoas a responsabilidade de coisas que nos aconteceram... e por mais que algumas pessoas tivessem realmente feito alguma coisa... alguma ação... alguma atitude... alguma iniciativa... por mais que algumas pessoas talvez tivessem feito alguma ação... nos prejudicado do ponto de vista do que elas fizeram para conosco... é nossa responsabilidade e escolha viver melhor... de ver... ouvir... sentir... de outra forma já... a respeito de tudo isso... é nossa escolha querer... desejar... viver melhor... perceber de outra forma já colocar uma nova moldura... talvez nos perguntando... o que mais essas coisas poderiam significar para nós... o que eu posso aprender com tudo isso que aconteceu comigo... que de outra forma já inconscientemente você agora pode... ou já fez... e eu nem percebi... contribuir para uma percepção mais enriquecida... de quem eu sou... porque muitas coisas difíceis e desafiadoras que acontecem... são aquelas coisas que nos fazem desenvolver habilidades... competências... habilidades para vencer de outra forma... a vida já muito melhor...

E eu quero que neste momento... você saia de dentro desta dinâmica... do que aconteceu no passado e volte a ver a linha do tempo pelo lado de fora... e perceba... deixe aquilo lá já... em processo de modificação... completamente já dentro de você... assim... e eu quero que você pense primeiro naqueles dois recursos... que você não teve manifestos... recursos internos... os quais se você tivesse com estes recursos em mãos... agora... lá... poderiam já ter feito a diferença de como muito melhor você reage inconscientemente... aquilo que aconteceu... trazendo uma outra forma agora... neste momento... para perceber... o passado presente na sua estrutura enquanto você me ouve... ou não.

E eu quero que você pense no primeiro recurso A... que é aquele recurso que você acredita que ele não se manifestou naquele momento... Eu quero que você procure na sua linha do tempo... na sua história de vida... ou antes ou depois do evento... um momento em que você... com certeza... teve este recurso na sua vida... mesmo que tenha sido num outro contexto... em outro tempo... em outro momento... um momento em que você viveu este recurso na sua vida... ou algo muito próximo daquilo... vá andando pelo lado de fora da linha do tempo... até este momento... pare diante dele e veja... ouça... sinta... perceba este momento... da sua vida... em que não importa por que... de forma saudável, necessariamente agora... você teve aquele recurso presente na sua vida... acolha pelo lado de fora... perceba os fatores externos... e quando eu contar 1, 2, 3... você vai mergulhar lá dentro e reviver... outra vez... este recurso A... como se você estivesse voltando no tempo... e de volta lá, agora... então vamos... 1... 2... 3... isso! Retorne lá neste momento... e eu, não quero que você explique... eu quero que você apenas se imagine... veja... ouça... sinta... converse consigo... identifique a presença deste recurso A... na sua vida... perceba... como é a imagem mental desse recurso... as cores... o tamanho... o brilho... a distância... as dimensões... se é um filme... se é uma fotografia... perceba o que você consegue ouvir... e como é esse som mental sobre ter este recurso... perceba o que você diz para si em um diálogo interno... talvez validando esses recursos outra vez... e perceba o que você sente... onde, no corpo, você sente... dê-se conta disso... e vamos imaginar que uma espécie de segunda pele ou campo de energia vai acolhendo a presença desses recursos... como se fosse um *pendrive* que grava aquilo que você está produzindo agora... esse campo de energia... esse *pendrive* energético... e ele vai gravando a qualidade da presença desse recurso... ao redor de você nesta metáfora... para o que nós estamos criando... veja... ouça... sinta... reconheça... saia de dentro da linha do tempo.

E se lembre de alguém que também tinha esse recurso A... alguém que você conheça... ou não... talvez... um personagem de livro... ou alguém que você tenha lido a biografia... o que nós chamamos de mentor... talvez até um personagem de novela ou filme que tenha esse recurso manifesto... você não precisa aprovar a pessoa como um todo... eu quero apenas o contexto bem específico e saudável... no qual essa pessoa manifesta esse recurso... identifique... e quando eu contar 1, 2, 3... você vai entrar no lugar dessa pessoa... e vai ser essa pessoa neste contexto bem específico... manifestando esse recurso A... então vamos... 1... 2... 3... mergulhe dentro dele agora... isso... neste momento você é essa pessoa... neste contexto... e deixe que o seu campo de energia ou segunda pele simplesmente continue a gravar todo este segredo... toda essa sabedoria sobre este recurso A... isso... saia de dentro desse contexto... e volte a considerar a sua linha do tempo enquanto o seu campo de energia continua combinando todas essas coisas... coisas que você colocou aí dentro e... foi acolhendo tudo dentro de você.

E considere agora o recurso B... aquele recurso... segundo... que você também não teve manifesto até então já presente... identifique um momento na sua linha do tempo... no qual você manifesta esse recurso... um momento mesmo que em outro tempo... em um outro contexto... no qual você manifestou esse recurso B, que também já presente no passado... modificou esse e o primeiro recurso A... a forma como você percebe de outra forma agora... aquilo que aconteceu já na sua estrutura inconscientemente... então pare do lado de fora na linha do tempo, diante do momento em que você manifestou esse recurso B... observe... acolha... perceba... não precisamos de explicação... precisamos apenas que você tenha certeza de que você manifestou esse recurso B... e eu quero... que você mergulhe nesse tempo de novo... veja... ouça... sinta... perceba... isso... mais uma vez... isso... assim... perceba do seu jeito... da sua maneira... este momento... aquilo que permite você saber dizer para si... respirar... andar... e com tudo isso manifestar outra vez o recurso B... e deixe que aquele campo de energia... segunda pele... continue a gravar e a acolher esse recurso B... que vai se manifestando e se misturando... e se combinando... com o recurso A.

Enquanto você já vai se lembrando de alguém... de algum personagem... de alguém que você conheceu ou leu a respeito... ouviu... que também teria esse recurso B... imagine... traga a sua mente... identifique o contexto específico em que essa pessoa manifesta esse

## Capítulo 14 • Regressão básica para iniciantes

recurso de forma saudável... necessariamente... e entre no lugar dessa pessoa agora... isso! Entre no lugar dessa pessoa e... veja... ouça... sinta... você é essa pessoa neste momento manifestando o recurso B... tão facilmente... de forma tão natural para você inconscientemente agora... enquanto é essa pessoa ainda... e a segunda pele ou campo de energia... vai gravando... acolhendo... e acolhendo... acolhendo... acolhendo... isso... assim... saia desse contexto... e perceba-se no lado de fora com esses dois recursos A e B combinados... integrados dentro de você... enquanto você vai combinando... integrando... otimizando... espalhando dentro de você... eu quero que você vá voltando pelo lado de fora... até o momento no qual você teve aquele evento original... que você acreditava até então ter marcado... antes que você se lembre de esquecer já dele... e eu quero que você... quando eu contar até 3... entre na sua posição... em que você se sentiu limitado(a)... sem recursos... e leve esse campo de energia para você... essa segunda pele... com estes dois recursos A e B... e vamos ver se lá, já com estes recursos presentes na sua estrutura... me ouvindo ou não... vão fazer você já ter reagido de outra forma bem mais saudável... mudando o significado de como você percebe de outra maneira agora... aquilo que havia acontecido de outra forma... me ouvindo ou não... então vamos... 1... 2... 3... leva para lá!

Entre dentro da situação original... só que agora trazendo esta segunda pele ou campo de energia... com esses dois recursos A e B seus... dessas pessoas que você estudou... ou mentores... e observe como presentes na sua estrutura me ouvindo ou não... estes recursos habilitam você agora... para perceber, lidar com... e reagir de forma mais positiva... para você internamente... a respeito deste evento que aconteceu... como você integra isso... assume a responsabilidade... percebe de outra forma... aprende com tudo isso... aprende... isso... e perceba como já diferente, de outra forma, me ouvindo... você percebe a modificação neste momento... na forma como você processa já muito melhor... de forma que o habilita a aprender... a crescer... se desenvolver... ver... ouvir... sentir... vá para o lado de fora da linha do tempo... e perceba pelo lado de fora... a modificação já... que você lá naquele tempo agora... faz... sabendo ou não... aquilo que muda completamente me ouvindo ou não... e eu quero que você perceba... aquela outra pessoa.

Aquela que talvez tenha tido uma participação mais ativa... naquilo que você experimentou... e perceba os recursos C e D... que ela não teve... os quais, se estivessem presentes, já... teriam feito esta ou qualquer pessoa... reagir de uma forma agora... muito mais positiva em relação a você... independentemente de você já ter trazido recursos que já fazem uma diferença agora... e com isso em mente... eu quero que você passeie e... do lado de fora da sua linha do tempo... eu quero que você identifique um momento na sua vida... na sua vida... na sua história... no qual você manifestou o recurso C que aquela pessoa não teve... na sua vida... um momento em que você deixou de maneira saudável... esse recurso se manifestar na sua vida... observe do lado de fora... estude... acolha... os fatores externos... como você se abriu para que esse recurso pudesse se manifestar... e vai lá... para dentro da sua linha do tempo... mergulhe outra vez... isso... e reviva esse recurso C... que aquela pessoa não teve que você teve em algum momento da sua vida... veja... ouça... sinta... converse consigo... acolha... perceba... se você tiver dificuldade para perceber... um recurso das suas próprias memórias... você pode usar o recurso, de qualquer momento, de trazer uma outra pessoa... ou personagem... que tenha esse recurso... e você tem a certeza disso se colocando no lugar dessa pessoa... ou... pode fazer um pouco de cada... imaginar um pouco de você... um pouco esse outro personagem... pessoa... ou como nós chamamos mentor... e vai deixando que a segunda pele vá absorvendo tudo aquilo que é o segredo... e que talvez... nunca precise conhecer completamente a respeito disso... e absorva... veja...

ouça... sinta... isso... assim... vá para o lado de fora da linha do tempo... enquanto aquele recurso C fica gravado na sua segunda pele ou campo de energia... e pense no segundo recurso que essa pessoa não teve... o recurso D.

E mais uma vez... coloque-se em um momento da sua vida... em que você teve esse recurso D... de alguma maneira... ou algo muito próximo disso manifesto na sua vida... e entre lá dentro outra vez... você já sabe o que fazer agora... por isso é mais rápido... reviva... veja... ouça... sinta... converse consigo... preste atenção à sua postura... à reação corporal fisiológica... diante desse recurso D... o segundo recurso que aquela pessoa que teve uma participação maior no evento não teve... mas você tem outra vez... e deixe que ele se espalhe... e a segunda pele vai gravando... vai colhendo... vai acolhendo... todas essas coisas... acolhendo... outra vez... acolhendo... isso... e de alguma maneira... você saindo de dentro, agora... pelo lado de fora... percebe como estes recursos C e D se combinam... e você vai andando pelo lado de fora até a situação original... na qual você... já se percebe modificado completamente com os recursos A e B... e quando eu contar 1, 2, 3... você vai entrar de novo no contexto... e vai levar para aquela pessoa... a que não teve os recursos C e D... e dê esses recursos... e, já, vai entrar no lugar dessa pessoa levando esses recursos... para ela... e vamos perceber necessariamente... você inconscientemente... vai fazer essa pessoa representada... agir e manifestar esses recursos... perante você que já tem os recursos A e B acontecendo na modificação do significado do que aconteceu... que, para sempre, já é outra coisa... 1... 2... 3...

Isso... coloque-se no lugar dessa pessoa que... teria tido uma participação mais ativa... e leve os recursos... que ela não teve até então... e imagine que esses recursos manifestos... fazem essa pessoa agir de outra forma já... e perceba como isso já combina com aqueles recursos A e B... que já fazem de você outra pessoa... e vá para o lado de fora... observe pelo lado de fora... como a dinâmica já mudou completamente agora... me ouvindo ou não... como você já é outra pessoa.

E vamos considerar aquela segunda pessoa que poderia ter feito ou percebido... e não fez também alguma coisa... que não teve dois recursos E e F... e vamos a um momento na sua linha do tempo... no qual você teve esses dois recursos juntos manifestos na sua vida... ou dois momentos se fosse o caso... mas se há um momento em que esses recursos... que essa segunda pessoa não teve... apareceram juntos na sua vida... o recurso E e o recurso F... observe na sua linha do tempo e... se você não encontra em você... traga um mentor... uma referência... alguém que você conhece... ou viu na tv... ou leu a respeito... que tenha esses recursos juntos... e quando eu contar 1-2-3... você vai reviver a sua situação... ou... colocar-se no lugar de quem tem isso... de forma saudável agora... então vamos... 1... 2... 3...

Isso... e perceba a presença desses recursos E e F... e a segunda pele coletando... colhendo... acolhendo... isso... e você prestando atenção no que você vê... ouve... sente... percebe... diz para si... e tudo se ajeitando... otimizando... dentro de você... isso... perceba... saia aí de dentro... e pelo lado de fora... vai levando isso lá para aquela situação original já profundamente modificada... com recursos que você levou primeiro para você... e depois para aquela outra pessoa que teve uma participação mais forte... e agora... quando eu contar 1, 2, 3... você vai entrar no lugar dessa terceira pessoa e... levar estes recursos E e F... para essa pessoa e... vamos ver se lá, já, a mudança acontecendo... na sua estrutura... enquanto você me ouve ou não... já faz uma soma positiva com toda a mudança que acontece aí dentro... então vamos... 1... 2... 3...

## Capítulo 14 • Regressão básica para iniciantes

E mergulhe aí dentro... e perceba a modificação que agora acontece aí dentro... os recursos E e F dessa outra pessoa... fazendo com que na imaginação que você produz agora... essa pessoa aja de outra maneira... nesta dinâmica... e todos vocês agora... tem todos os recursos presentes... e eu quero... que neste momento... você acolha aquela percepção de acolher... de lidar com os elementos externos... e internos... perceba-se colocando de novo na sua posição... com os recursos A e B manifestos... desenvolvidos... trazendo para você... uma outra percepção... um outro significado... percebendo a pessoa que teve uma participação mais presente para você neste momento... com os recursos C e D... e a outra pessoa com os recursos E e F... tudo isso mudando profundamente esta dinâmica... e a forma com que você percebe... tal qual uma ilusão de ótica... quando imagens e percepções... nos permitem perceber muitas coisas e contornos diferentes... quando nós projetamos significados... e agora... com toda esta percepção... com tudo isso que você vê... ouve... sente... qual é a nova perspectiva mais saudável... que você tem dos significados possíveis... para que você possa aprender... e... usar de forma positiva... necessariamente... que vão otimizando a maneira com que você interna... externamente... vê... ouve... sente... percebe... o significado dessa experiência original... deixe que isso se otimize... e se espalhe... e neste momento... eu quero que você se imagine caminhando por dentro da sua linha do tempo... deste momento em que aquilo que era o evento limitante agora... está profundamente modificado... com novo significado.

Quero que você caminhe... daí para o presente... levando toda essa aprendizagem... levando toda essa percepção... levando toda essa mudança... de outra forma... tudo isso... que se manifesta na sua vida... a partir de agora... de muitas formas diferentes... e vá passando por tudo aquilo que ao longo da sua linha do tempo... da sua história... teria sido uma continuação do efeito negativo... daquilo que você já lembra de esquecer sem razão... e agora... você compartilha esse novo olhar... este novo sentido... o novo perceber... ver... ouvir... sentir... e como tudo aquilo que acontece agora... tem uma nova percepção... tem um novo significado mais construtivo... mais positivo... os eventos podem estar lá ainda, mas... como você percebe de outra forma agora... mais saudável... tudo isso que aconteceu... cada um dos eventos... que no passado já fizeram você sofrer... e, já reforçaram, se é que você se lembra... ou lembra de esquecer melhor... agora... trazem uma visão positiva e construtiva... das suas possibilidades... e você chega no presente... neste momento... presente em você agora.

Tal qual uma lagoa nova... que tinha os canais obstruídos ou poluídos... e a lagoa estava morrendo... estava com suas águas estagnadas... impuras... os canais foram abertos... novas águas estão renovando a lagoa... a fauna retorna... os peixes... a vegetação... a água voltou a ter oxigênio... a ecologia mudou completamente e existe definitivamente nova agora... novas percepções sobre quem você é... e quem você muito melhor já é... no futuro... em que é presente a mudança interna, agora... e tal qual as novas águas renovam a lagoa... essas novas percepções renovam a sua vida... em múltiplas dimensões... isso... veja... ouça... sinta... e vá otimizando as imagens mentais... as cores... as distâncias... o brilho... o som... traga diálogos internos... traga vozes de pessoas e outras novas vozes... que reforçam... tudo o que mudou... tudo o que você aprendeu... todo o crescimento... e tudo mais que você traz... da escolha que você tem de perceber... e dar um novo significado... a escolha que você tem para reescrever agora... e... sempre... a sua história pessoal... e eu vou fazer agora... uma contagem de 0 a 7... e a cada número... que eu for contando... você vai saindo desse estado... e quando eu contar 7 e estalar os dedos... você vai abrir os olhos sentindo-se muito bem... e em mais do que perfeito estado de saúde interna... de bem-estar... de harmonia interna agora... neste momento e... todas as noites enquanto você dorme um sono profundo... e sempre reparador... todas as noites... você inconscientemente... continuamente a este trabalho... e leva adiante toda esta percepção de crescimento... de aprendizagem... de escolhas positivas... com base em tudo aquilo aprendido... e modificado já... completamente... para que esteja sempre presente a percepção mais positiva... da busca de inúmeras possibilidades... para sua qualidade de vida muito melhor... agora.

Então vamos... 0... 1... respire profundamente... saindo deste estado com foco nas molduras de aprendizado... de crescimento... de desenvolvimento... 2... respire profundamente... e se dê conta de tudo aquilo em que você cresceu... das suas possibilidades... com essas novas percepções... e crenças sobre você de outra forma já... 3... mais uma respiração profunda... pronto... pronta... para quando abrir os olhos... você poder escrever... pensar sobre todas estas modificações... ou simplesmente... saber sobre a mudança já feita de outra forma... 4... isso... 5... 6... saindo desse estado... respire profundamente e... sete... abra os olhos e... saia agora desse estado (estale os dedos)... sabendo e tendo a certeza de que você reescreveu a sua história pessoal.

capítulo 15

# ROTEIROS NEURO-HIPNÓTICOS PARA HIPNOTERAPIA

Os roteiros apresentados nesta obra são sugestões para que o profissional de hipnose inicie sua prática como hipnoterapeuta usando procedimentos que incorporam a técnica da hipnoterapia e a linguagem hipnótica, por meio de uma proposta específica (pois cada roteiro trabalha uma proposta central), usando ao mesmo tempo uma comunicação eficaz, favorável, combinada com elementos e técnicas de Programação Neurolinguística (PNL) incorporados à mesma, o que tende a aumentar dramaticamente a eficácia do processo e processos de mudança.

Sugiro ao praticante inicial que:

»   Leia e estude os roteiros antes de os aplicar nos seus clientes ou sujeitos.
»   Faça anotações e identifique o máximo de elementos da linguagem hipnótica e das abordagens de PNL incorporados ao processo.
»   Enquanto estiver usando os roteiros, use-os na íntegra, pois todo um processo foi desenhado e estruturado com "começo, meio e fim", incluindo a poderosa estratégia de comunicação da PNL dos *loops* aninhados (*neested loops*). Para que esses façam efeito, o roteiro deve ser ministrado na íntegra.
»   Depois que se sentir confortável com os roteiros, comece a criar seus próprios roteiros, ou seja, planejando-os antes de, efetivamente, os escrever, incluindo, sempre que possível, os *loops* aninhados.

**Estratégias aninhadas em loops aninhados**

*Loops* aninhados fazem um caminho de mudanças em passos subsequentes, os quais vão movendo o cliente do estado atual (geralmente limitante ou problemático) até o estado desejado (aquilo o que se pretende alcançar).

Esse modelo estratégico de empacotamento serve para inúmeros tipos e formas de comunicação em induções hipnóticas, palestras, atendimento de clientes e outros, especialmente indicado para a instalação de estratégias de ação diante de situações em que pessoas hesitam e se frustram.

Procedimento:

»   Criar um *loop* aninhado de estratégias.

» Definir o estado atual (onde se está no momento presente antes da hipnoterapia ou sessão em questão) e o estado desejado (aonde se pretende que o cliente chegue), o objetivo da sessão e/ou do processo que envolverá várias sessões.

Quando esses extremos forem definidos, terapeuta e cliente devem criar um "caminho" de passos sequenciados, os quais vão movendo a pessoa do estado atual para o estado desejado, onde ir do primeiro para o segundo e assim sucessivamente, é mais fácil que ir direto do primeiro ao último.

Exemplo:

**Estado atual = hesitação.**
**Estado desejado = vá em frente (ação para mudar e agir).**

Sair de um para outro parece difícil, não? Mas e se formos em etapas? Richard Bandler, por exemplo, sugere o seguinte caminho em "etapas":

**De hesitação para frustração.**
**De frustração para impaciência.**
**De impaciência para desejo intencional.**
**De desejo intencional para "vá em frente".**

No que se refere ao exemplo, criar histórias ou metáforas que se relacionem a cada um dos passos escolhidos para serem trabalhados, em nosso exemplo, hesitação, frustração, impaciência, desejo intencional e "vá em frente!" – que despertem ou eliciem respostas no ouvinte. Cada uma dessas histórias fará o cliente se identificar e buscar uma referência interna (pesquisa transderivacional).

» Ao longo de um processo (indução hipnótica, palestra etc.), o comunicador vai contar parte de cada uma das histórias, na referida sequência, sem fechar a mesma, sem revelar seu ponto "forte" ou elemento explicativo. Depois disso, ele vai fazer o trabalho no ponto central proposto (indução, técnica de PNL, palestra etc.) e vai como que, "casualmente", fechando as histórias, da última para a primeira, a partir do ponto em que parou.

- **Hesitação** - Começar uma história que elicie hesitação sem a terminar.
- **Frustração** - Começar uma história que elicie frustração sem a terminar.
- **Impaciência** - Começar uma história que elicie paciência sem a terminar.
- **Desejo intencional** - Começar uma história que elicie desejo intencional sem a terminar.

Vá em frente!

» Começar uma história que elicie "vá em frente!" sem a terminar.

Assim sendo, ele primeiro abre os *loops* e depois os fecha.

## Capítulo 15 • Roteiros neuro-hipnóticos para hipnoterapia

Abrindo os *loops*:
**Ponto central da indução, técnica, palestra ou comunicação.**

Fechando os *loops*:
- **Vá em frente** - Terminar a história sobre "vá em frente!".
- **Desejo intenso** - Terminar a história sobre desejo intenso.
- **Impaciência** - Terminar a história sobre impaciência.
- **Frustração** - Terminar a história sobre frustração.
- **Hesitação** - Terminar a história sobre hesitação.

Outra possibilidade de um caminho, segundo Bandler:

| | |
|---|---|
| » Confusão | » Motivação intensa |
| » Curiosidade | » Entusiasmo |
| » Intriga | » Intriga |
| » Entusiasmo | » Curiosidade |
| » Motivação intensa | » Confusão |
| » Informação | » Teste |

O hipnoterapeuta pode identificar o estado atual e determinar com o cliente qual o estado desejado e criar uma sequência de passos, para que a pessoa se mova do estado atual, geralmente problemático e limitante, na direção de uma cadeia de modificações, até que vá se aproximando de um desfecho próximo do estado desejado, aninhando dentro desses passos as metáforas e histórias adequadas para abrir e fechar os *loops*.

Não existem "história ou metáfora certas". A história serve ao propósito de eliciar um passo importante, preferencialmente um passo que traz em si a reflexão sobre uma estratégia ou recurso que seja relevante. Desse modo, o cliente vai processar internamente uma sequência de recursos, reflexões e estratégias relevantes ao seu processo, e esse é o nosso papel, estimular esse processamento.

A maioria dos roteiros que se segue está estruturada com *loops* que se abrem e fecham ao longo dos mesmos. Esse processo não é nem essencial, nem mandatório para uma boa hipnoterapia, mas quando utilizado agrega muito valor e poder ao processo.

Os roteiros contam com muitos comandos embutidos. Quando identificarem que existe um comando embutido numa frase, dê um discreto destaque aos mesmos, falando o comando num tom de voz ligeiramente diferente da forma como está, lendo o resto do roteiro. Dessa forma, o comando é mais bem percebido pela mente inconsciente.

É importante entender que todo o processo de hipnoterapia deve ser aplicado. Para não cansar o leitor, não vou ficar repetindo: início, indução de relaxamento, aprofundamento, roteiro, amnésia e tirar a pessoa do estado. Mas é exatamente como o leitor deve estruturar o processo de aplicação dos roteiros.

### Roteiro 1 – Construindo saúde e qualidade de vida

Indicação: sentir-se bem. Melhorar a saúde, ter pensamentos sobre qualidade de vida, bem-estar. Estimular pensamentos e processos que geram saúde e bom funcionamento do corpo, seus processos biológicos, de defesa, de cura e também a harmonia entre a mente e o corpo.

Sintomas são a comunicação de uma parte que tem algo para nos fazer refletir e aprender. Quais são as recordações que possui, onde sintomas físicos e/ ou emocionais pareciam chamar atenção para ou ensinar algo mais de grande importância?

Para que possamos ter sucesso, você, inconscientemente, deve usar ativamente agora a imaginação.

Algumas pessoas têm mais facilidade para ver imagens mentais... outras para conversarem consigo... outras para se lembrarem de sons internos... sensações internas... e algumas pessoas combinam algumas dessas coisas de maneira única... Faça aquilo que for necessário para que você inconscientemente possa... do seu jeito... da sua forma... participar deste processo aqui comigo.

Eu sei que você sabe relaxar, pois já relaxou de inúmeras formas querendo ou simplesmente deixando levar-se facilmente por uma oportunidade.

Agora... vou pedir que você se sente... ou se deite... num local confortável e relaxe! Para um resultado ainda melhor, é fundamental que você coloque os fones de ouvido e tenha a certeza de que você não sofrerá qualquer incômodo ou perturbação enquanto durar esse processo. Esse é um trabalho profundo... um mergulho dentro de você... dentro do seu universo interno.

Então... encontre uma posição confortável e respire profundamente. Respire pela boca puxando o ar de uma vez só... prenda... solte pelo nariz em quatro tempos... 1... 2... 3... 4... mais uma vez... respire pela boca... prenda... solte pelo nariz... 1... 2... 3... 4... ainda uma vez... respire pela boca... prenda... solte pelo nariz... 1... 2... 3... 4.

Por saber que você já relaxou agora, antes que eu diga qualquer outra coisa, você pode relaxar ainda mais a qualquer momento ao respirar... eu sei... e você sabe também que, em muitas ocasiões, querendo ou não querendo... você inconscientemente disparou uma série de processos... e nesses processos... você é capaz de trazer para si um estado de tranquilidade... de relaxamento... de bem-estar... e eu quero que você escolha neste momento, agora, uma dessas experiências, na qual você muito fácil e prazerosamente escolheu relaxar já... outra vez... em sua mente... e de volta à mente e ao corpo, neste momento quero que você se imagine entrando dentro dela... e... revivendo... vendo... ouvindo... sentindo... outra vez... não preciso que você explique ou explique como sabe que não explica enquanto relaxa e aprofunda a tranquilidade a cada respiração... eu preciso que você mergulhe dentro da experiência relaxante completamente.

Experimente relaxar outra vez... traga as imagens mentais do relaxamento... as cores... as formas... o tamanho... o tipo de imagem... traga sons relaxantes... isso... o diálogo interno que vai validando quão mais profunda essa experiência vai se tornando a cada respiração... tudo aquilo que você se pega dizendo para si mesmo... que corrobora esta experiência relaxante e única... traga também a percepção da sensação física... relaxante... Experimente onde, no seu corpo, você sente essa sensação relaxante agora se espalhando por você... vá amplificando... otimizando esta sensação relaxante muitas e muitas vezes... e talvez você possa lembrar ou não de outras experiências ainda mais relaxantes... em que você inconscientemente já relaxou, agora!

E relaxando dessa forma, já, por dentro... Como você já fez tantas vezes, talvez seja o momento quando vai experimentando fazer modificações diversas... me pergunto o quanto você muda o que vê... ouve... diz para si... sente... que permite com que inconscientemente já tenha ido ainda mais fundo... ainda mais fundo... onde jamais foi possível estar experimentando agora... muitas vezes mais... e, na medida que você, inconscientemente vai ajeitando todas estas coisas para aprofundar e relaxar mais e mais a cada segundo, a cada respiração... nós usamos a imaginação... não importa se sua mente vai... fica... não importa se você fica aqui comigo relativamente consciente ainda... se em parte sua mente oscila agora ou depois o nível de consciência... se o foco vai para outras coisas e retorna ou leva você agora para o próximo natural estágio ainda mais profundo... o importante é você concluir este processo e buscar em múltiplos níveis um bom uso para esta proposta.

Imagine que você encontra uma escada que conduz do que era antes o nível mais desperto da consciência para outros níveis ainda mais profundos... a cada degrau que desce, você tenta em vão resistir aprofundar, soltar, relaxar, deixar a consciência tentar em vão resistir oscilar.

Eu me pergunto se vozes relaxantes conhecidas, mas que ao mesmo tempo inspiram suporte e confiança, já estão se juntando a outras vozes, criando uma poderosa vibração e comandando para um estado cada vez mais prazeroso, relaxante e profundo, que já começa agora ou em alguns segundos com frases, palavras e metáforas sobre relaxamento, aprofundamento e bem-estar. Essas vozes que chamam você pelo nome, convidam a relaxar e a despertar aquilo o que você, inconscientemente, tem dentro de si para já chegar ao seu melhor, mais pleno e sempre surpreendente, de uma forma sempre prazerosa, relaxante e saudável.

Tudo o que você, inconscientemente, já aprendeu sobre relaxar emerge e capacita você a já viajar comigo para um estado saudável, harmônico e positivo, que abrirá sua mente e as dimensões de seu ser para centramento, abertura, presença e conexões múltiplas, as quais vão transformando a sua vida em algo melhor, muito melhor.

Quantas transformações poderosas você pode suportar realizar a cada respiração?

Eu vou fazer uma contagem progressiva de 15 até 0 e a cada número você aprofundará ainda mais seu estado de relaxamento e bem-estar. Então vamos: 15, 14... 0! Curiosa e construtivamente eu posso escolher aprender alguma coisa, mesmo com o que causa dor e desconforto... Quais são as memórias que tenho de já ter aprendido e me desenvolvido com situações dessa natureza?

Eu posso mudar o que vejo, ouço e sinto e como vivencio internamente minhas experiências boas ou desafiadoras e escolher como vou representá-las e as significar. Que memórias possuo de já ter escolhido interpretar e dar significado único a experiências e vivências internas?

Identifique uma desarmonia de ordem física e/ou emocional.

Acolha. Isso é uma oportunidade dentro de um enfoque positivo, construtivo e saudável?

Talvez essa manifestação que experimenta uma última vez já seja uma grande oportunidade para você perceber uma comunicação, que esse sintoma ainda esteja produzindo... Ele pode ser um alerta importante sobre algo que aprendeu, que arrumou em sua mente no passado referente a alguma pessoa, coisa ou situação, ou ainda seja um exemplo sobre como as coisas ainda estejam sendo processadas dentro de você com base em referências prévias.

Então pense: essa parte interna que ainda mantém você no padrão desarmônico e ainda não saudável está tentando fazer o que por você por meio disso? Para o que ela pode estar querendo alertar você? O que ela quer fazer você ver, ouvir, sentir?

Perceber? O que você pode escolher aprender ou tirar disso se realmente quiser? Quais são os possíveis ganhos secundários que podem estar obtendo por deixar esse processo não saudável e desarmônico acontecer em sua vida? Se esse processo não saudável estivesse para acabar agora, como saberia? O que pode já pensar conscientemente, ou quem sabe inconscientemente, para lidar de forma mais madura e saudável com essa intenção positiva e esses ganhos secundários? Se essa desarmonia fosse um alerta, seria um alerta para quê? Essa ocorrência, seu significado e implicações são uma boa oportunidade para quê?

Nós fazemos conscientemente e inconscientemente várias escolhas na vida. As ações e escolhas que fez no passado, as quais podem ter contribuído para essa desarmonia, foram possíveis de serem produzidas no passado com os recursos que dispunha. Agora você tem a oportunidade de ampliar sua percepção e fazer novas escolhas.

Tal como um GPS, ajuda você a sair de um estado, ou local atual, para um desejado, identifique para onde – especificamente – deseja rumar... Nesse meio tempo, vá respondendo para si ou pensando nas minhas perguntas:

» O que quer?
» O que depende de você para mudar?
» Quando, como e com quem vai fazer a mudança?
» Como sua mudança pode ser boa para si e para outras pessoas?
» Quais as evidências de que sua mudança estará acontecendo?
» Como saberá que mudou para um estado mais harmônico e saudável? O que vai ver, ouvir, falar consigo e sentir como evidência?
» Quanto prazer pode suportar realizando mudanças saudáveis e harmônicas em sua vida?

Eu já mudei algo que pensava e acreditava, me abrindo para ver, ouvir e sentir a experiência interna de outras formas... Que memórias possuo de já ter feito isso? Traga à sua mente três experiências prévias, em que teria tudo para responder as mesmas, de forma não saudável, ou limitante, mas acabou respondendo, ou tendo e gerando um resultado saudável e positivo do qual tenha gostado... Imagine-se num local bem amplo e projete cada uma dessas três experiências num círculo diante de você. Agora, entre no primeiro círculo da primeira experiência. Sem razão, quero que você simplesmente reviva, da forma mais espontânea e intuitiva possível, o momento no qual começou a gerar um padrão saudável e positivo em resposta a algo negativo e não saudável.

Desacelere sua experiência, passando-a em sua mente em câmera lenta e reviva em toda a intensidade o momento outra vez... explore todos os detalhes das imagens mentais que surgem naturalmente com essa experiência... Se parecem um filme ou uma fotografia, qual a distância, como é a luminosidade, brilho, cores, quantas dimensões têm (duas ou três), se você se vê dentro ou fora...

Perceba os sons da experiência: se há som, se é alto, baixo, mono, estéreo, se vem de um ponto ou se é distribuído. Note também o diálogo interno, o que diz para si sobre viver essa experiência.

Perceba o que, especificamente, sente ao viver a experiência. Em qual parte do corpo sente o que, qual a direção, o movimento e a intensidade.

Perceba as características do ambiente onde se permitiu ter essa experiência, suas ações antes, durante e depois da mesma... quais capacidades, recursos e talentos usou.

» Qual a importância dessa experiência? Como se refletiu em sua vida como um todo? O que acredita sobre a experiência que teve? O que acredita sobre si vivendo essa experiência? Quais crenças dão suporte a essa experiência? Como fica seu senso de "ser" diante dessas experiências? O que elas fazem por você?

Como fica sua identidade? Como tudo isso que você experimenta expressa-se para além do seu eu? Qual símbolo ou metáfora melhor representa essa experiência?

Imagine que um campo de energia, ou segunda pele, coleta tudo o que você vê, ouve, sente, pensa e acredita sobre essa experiência.

Faça ou imagine um movimento, gesto, palavra ou imagem que sejam singulares, para simbolizar e representar a experiência, e perceba onde, no seu corpo, a sente mais forte, qual o movimento, a direção e a intensidade, e espalhe a sensação por todo o corpo, ouvindo centenas de vozes dizendo para você: Isso! Você pode! Você é capaz e você merece!

Eu já transformei muita coisa em minha vida. Fico me perguntando: o que me autorizou a fazer isso e o que mais pode me autorizar a fazer ainda mais, para viver ainda melhor e de forma mais saudável?

Entre na segunda experiência. Sem razão, quero que você simplesmente reviva da forma mais espontânea e intuitiva possível o momento no qual começou a gerar um padrão saudável e positivo em resposta a algo negativo e não saudável.

Desacelere sua experiência, tocando-a em sua mente, em câmera lenta e reviva em toda a intensidade o momento.

Explore todos os detalhes das imagens mentais que surgem naturalmente com essa experiência... Se parece um filme ou uma fotografia, distância, luminosidade, brilho, cores, quantas dimensões têm (duas ou três), se você se vê dentro ou fora da foto.

Perceba os sons da experiência: se há som, se é alto, baixo, mono, estéreo, se vêm de um ponto ou são distribuídos. Note também o diálogo interno, o que diz para si sobre viver essa experiência.

Perceba o que, especificamente, sente ao viver a experiência. Em qual parte do corpo sente o que, qual a direção, o movimento e a intensidade.

Perceba as características do ambiente onde se permitiu ter essa experiência, suas ações antes, durante e depois da mesma... quais capacidades, recursos e talentos usou.

» Qual a importância dessa experiência? Como se refletiu em sua vida como um todo? O que acredita sobre a experiência que teve? O que acredita sobre si vivendo essa experiência? Quais crenças dão suporte a essa experiência? Como fica seu senso de "ser" diante dessas experiências? O que elas fazem por você? Como fica sua identidade? Como tudo isso que você experimenta expressa-se para além do seu eu? Qual símbolo ou metáfora melhor representa essa experiência?

Imagine que um campo de energia, ou segunda pele, coleta tudo o que você vê, ouve, sente, pensa e acredita sobre essa experiência.

Faça ou imagine o mesmo movimento, gesto, palavra ou imagem que sejam singulares, usados na experiência anterior, outra vez nesta experiência, para simbolizar e representar esta experiência, e perceba onde, no seu corpo, a sente mais forte, qual o movimento, a direção e a intensidade e espalhe, ouvindo centenas de vozes dizendo para você: Isso! Você pode! Você é capaz e você merece! Combine o que vê, ouve, diz para si e sente das três experiências e espalhe pelo seu corpo e para além dele!

Eu já transformei muita coisa em minha vida. Fico me perguntando: o que me autorizou a fazer isso e o que mais pode me autorizar a fazer ainda mais, para viver ainda melhor e de forma mais saudável?

Entre na terceira experiência. Sem razão, quero que você simplesmente reviva da forma mais espontânea e intuitiva possível o momento no qual começou a gerar um padrão saudável e positivo em resposta a algo negativo e não saudável.

Desacelere sua experiência, tocando-a em sua mente, em câmera lenta, e reviva em toda a intensidade o momento.

Explore todos os detalhes das imagens mentais que surgem naturalmente com essa experiência... Se parecem um filme ou uma fotografia, distância, luminosidade, brilho, cores, quantas dimensões têm (duas ou três), se você se vê dentro ou fora da foto.

Perceba os sons da experiência: se há som, se são altos, baixos, mono, estéreo, se vêm de um ponto, ou são distribuídos. Note também o diálogo interno, o que diz a si para sobreviver a essa experiência.

Perceba o que, especificamente, sente ao viver a experiência. Em qual parte do corpo sente o que, qual a direção, o movimento e a intensidade.

Perceba as características do ambiente onde se permitiu ter essa experiência, suas ações antes, durante e depois da mesma... quais capacidades, recursos e talentos usou.

» Qual a importância dessa experiência? Como se refletiu em sua vida como um todo? O que acredita sobre a experiência que teve? O que acredita sobre si vivendo essa experiência? Quais crenças dão suporte a essa experiência?

Como fica seu senso de "ser" diante dessas experiências? O que elas fazem por você? Como fica sua identidade? Como tudo isso que você experimenta expressa-se para além do seu eu? Qual símbolo ou metáfora melhor representa essa experiência?

Imagine que um campo de energia, ou segunda pele, coleta tudo o que você vê, ouve, sente, pensa e acredita sobre essa experiência.

Faça ou imagine o mesmo movimento, gesto, palavra ou imagem, que sejam singulares, usados na experiência anterior, outra vez nesta experiência, para simbolizar e representar esta experiência, e perceba onde no seu corpo a sente mais forte, qual o movimento, a direção e a intensidade e espalhe, ouvindo centenas de vozes dizendo para você: Isso! Você pode! Você é capaz e você merece! Combine o que vê, ouve, diz para si e sente das três experiências e espalhe pelo seu corpo e para além dele.

Imagine-se agora vendo ao mesmo tempo de uma certa distância ou perspectiva as três experiências e perceba:

» O que elas têm em comum? O que há em comum em você na disponibilidade interna para as viver? O que foi determinante em você para um desfecho positivo? Essas experiências foram uma oportunidade para quê? Cada uma e no conjunto, o que elas têm em comum de positivo com outras experiências similares que já viveu? O que elas têm em comum com experiências positivas similares vividas por outras pessoas? Eu já transformei muita coisa em minha vida. Que memórias tenho de já ter feito isso?

Fico me perguntando: o que me autorizou a fazer isso e o que mais pode me autorizar a fazer ainda mais, para viver ainda melhor e de forma mais saudável? Eu sou mais do que tudo o que sei, que imaginei, que vivi, que simulei e que amadureci. O infinito é meu limite!

## Capítulo 15 • Roteiros neuro-hipnóticos para hipnoterapia

Volte a cada um dos três círculos e mais rápida e intensamente reviva cada uma das experiências outra vez, só que agora buscando uma grande integração de todos os processos, e faça um gesto, ou movimento singular, para ancorar a integração na medida e proporção em que vai combinando e processando tudo, do seu jeito e da sua forma.

Eu vou pedir a você, inconscientemente, que estruture tudo isso agora, encontrando as melhores formas, meios e caminhos para que possa interagir com coisas, pessoas e situações relevantes, importantes e significativas, sintonizando e sincronizando você com o que pode lhe trazer saúde, harmonia e qualidade de vida, de forma madura e equilibrada!

Faça ou imagine o mesmo movimento, gesto, palavra ou imagem que sejam singulares, usados nas experiências, anteriores outra vez, para simbolizar e representar a experiência e perceba onde, no seu corpo, a sente mais forte, qual o movimento, a direção e a intensidade, e espalhe, ouvindo centenas de vozes dizendo para você: "Isso!" Você pode! Você é capaz e você merece! Combine o que vê, ouve, diz para si e sente das três experiências e espalhe pelo seu corpo e para além dele. Eu já mudei algo que pensava e acreditava, me abrindo para ver, ouvir e sentir a experiência interna de outras formas... Como posso me abrir ainda mais, para transformar ainda mais minha vida, para ter ainda mais saúde e qualidade de vida? Eu posso mudar o que vejo, ouço e sinto e como vivencio internamente minhas experiências boas ou desafiadoras, e escolher como vou representá-las e significá-las. Que outras mudanças eu ainda posso fazer hoje ou nos próximos dias para me sentir ainda melhor?

Imagine-se atrás de uma grossa parede de vidro à prova de balas, que isola você completamente de um outro local. No outro lado, você vê uma "cópia" sua também usando o mesmo movimento, gesto, palavra ou imagem que sejam singulares, usados nas experiências anteriores, outra vez, na etapa anterior.

Perceba a presença desses recursos disparados pelo movimento, gesto ou palavra, formando como que uma segunda pele, a qual energiza você e, ao mesmo tempo, o protege.

Perceba que a certa distância, nesse outro espaço, está aquilo que gerava a desarmonia e o padrão não saudável em sua vida, com todas as suas características, aspectos fisiológicos, emocionais, crenças limitantes, referências passadas, entre outras coisas.

Deixe que o campo de energia que circunda seja acionado e vá otimizando a cada respiração seu poder e eficácia... Aumente a forma, a cor, o brilho, a sensação de energização, as vozes e diálogos internos positivos que apoiam e corroboram a mudança, coloque sons e trilhas sonoras e deixe que esse campo aumente até saturar você com uma infinidade de recursos internos e externos... Deixe o foco trazer sensações e emoções as quais se espalham e fluem num *loop* contínuo.

À medida que esse processo tenta em vão resistir, aumentar consideravelmente essas sensações, você simplesmente tenta, em vão, reagir, se aproximar daquilo que causava o problema transformando a si por dentro e tudo o que está fora... continue a repetir o mesmo movimento, gesto, palavra ou imagem singulares, sentindo ainda mais no seu corpo os efeitos do movimento, sua direção e a intensidade e ouvindo centenas de vozes dizendo para você: "Isso! Você pode! Você é capaz e você merece!".

Suas experiências prévias reagindo de forma positiva e saudável em múltiplos níveis e dimensões são a evidência de que você em muitos aspectos já sabe ser saudável, já sabe experimentar saúde, qualidade de vida, já sabe reagir de forma a manter a integridade e a harmonia em múltiplos níveis... se isso já aconteceu muitas vezes por muito tempo, me pergunto se isso pode acontecer outra vez, agora!

Imagine que você representa numa imagem o padrão não saudável. Pode ser uma imagem literal ou simbólica. Aumente bastante o tamanho da imagem e a atravesse por dentro várias vezes, até que ela se desfaça completamente!

A imunidade no seu organismo funciona de forma perfeita! Sua imunidade inata faz com que a pele, a mucosa e as substâncias microbicidas presentes nas secreções, e as próprias secreções formem uma barreira eficaz contra ameaças; além disso, a imunidade adaptativa elimina reais agressores do meio interno que "agridem o organismo", que podem ter passado pela imunidade inata. A memória adquirida após o contato com os agentes agressores faz com que, num eventual próximo contato, o organismo já possa agir de uma maneira mais rápida, objetiva e eficaz, mantendo a saúde de seu organismo. Você, inconscientemente, sabe exatamente como acionar todos os processos internos que produzem os necessários anticorpos para dissolver toda e qualquer ameaça, usando todos os registros que existem dentro de você sobre defender, guardar e otimizar processos internos. Existem registros e memórias em vários níveis sobre o que significa ser saudável, assim como memórias internas e profundas sobre manter seu organismo protegido continuamente.

Os linfócitos B produzem anticorpos contra os mais variados "agentes estranhos", na medida certa para sua saúde e bem-estar, ordenados pelas células, controlando brilhantemente e com eficácia todo o sistema imunológico. Você, inconscientemente, elimina células defeituosas, malformadas, ou que tenham algum componente "estranho e não reconhecido" em sua superfície, por menor que seja. Elas são cada vez mais rapidamente identificadas e destruídas.

A cada dia, você se torna mais focado em sua saúde e qualidade de vida e o seu pensamento vai se tornando mais forte do que os fatores que eram desarmônicos e não saudáveis, antes que se lembre de esquecer ou esqueça de lembrar deles... Seu corpo já começou a experimentar esse novo evento futuro, sinalizando novos genes de novas maneiras, preparando você, agora, para o evento desejado, ou estados de saúde e harmonia plenos! Quanto mais ouvir essa gravação e imaginar mentalmente muitas vezes essa nova série de escolhas, comportamentos e experiências, mais seu cérebro continua a instalar e reforçar fisiologicamente uma mudança, um novo circuito neurológico, e a processar a partir desse nível, como se a experiência de ser saudável e ter harmonia em múltiplos níveis já tivesse acontecido.

Assim, você, inconscientemente, está produzindo alterações estruturais e funcionais reais no seu corpo pelo pensamento, exatamente como aqueles que respondem ao efeito placebo. Seu cérebro e corpo deixaram de viver no "passado", ou velho padrão limitante e disfuncional, e vão construindo agora um novo "futuro", já presente na sua estrutura, agora!

Vivencie essa nova emoção e sature seu corpo com inúmeros processos que necessitam estar presentes para que esse evento futuro ocorra em qualquer tempo! O seu cérebro e corpo não sabem a diferença entre ter uma experiência real em sua vida e só pensar na experiência. Assim, você diminui as ações dos circuitos neurais ligados ao "velho padrão", os quais começam a desligar os genes antigos e começam a disparar e conectar novos circuitos neurais, que iniciam os sinais corretos e adequados para ativar novos genes, de novos processos. Graças à neuroplasticidade do cérebro, os circuitos começam a se reorganizar para refletir a saúde na sua estrutura, agora! Agora que você mantém a conexão de seus novos pensamentos e imagens mentais com fortes emoções positivas, consistentes, sobre experimentar saúde e harmonia, sua mente e corpo trabalham juntos e você cria um novo estado de ser. Nesse ponto, o seu cérebro e corpo não são mais uma repetição do passado, mas, sim, um mapa para o futuro: um futuro que você criou presente em sua mente. Seus pensamentos tornaram-se sua experiência!

Quando o pensamento se torna a experiência em sua mente, você começa a sentir a emoção de como o evento é na realidade (as emoções são as assinaturas químicas das experiências), e desativado fica mais fraco e não produz muitas proteínas. Se novos pensamentos podem criar uma nova mente, ativando novas redes neurais, criando neuropeptídeos mais saudáveis e hormônios (que sinalizam as células em novas formas e ativam novos genes para fazer novas proteínas), e se a expressão de proteínas é a expressão de vida e é igual à saúde do corpo, os pensamentos podem curar e transformar o corpo.

Células-tronco são ativadas e se transformam em qualquer tipo de célula corporal, como células musculares, células ósseas, células da pele, células do sistema imunológico e as células nervosas, ou mesmo cerebrais, a fim de substituir as células lesadas ou danificadas no corpo dos tecidos, órgãos e sistemas.

Quando o efeito placebo está funcionando, você cria o estado de ser adequado com uma intenção clara e o combina com uma emoção elevada e nutritiva, o tipo certo de sinal que pode chegar ao DNA da célula. A mensagem não só irá influenciar a produção de proteínas saudáveis para melhorar a estrutura e função do corpo, mas também produzir novas células saudáveis a partir de células-tronco latentes que estão apenas esperando para serem ativadas com a mensagem.

Esse estado elevado de emoção em resposta ao novo pensamento é um componente vital desse processo, porque é uma nova informação que vem de fora da célula e vai para o corpo... uma experiência vinda do ambiente externo ou ambiente.

Vivenciando agora esse novo estado de ser, nossa química interna começa a transmitir novas mensagens para nossas células, que, agora, podem se preparar para fazer mudanças, sinalizando novos genes, de novas maneiras. Viver elevadas emoções "como se já estivessem acontecendo" sinaliza genes à frente do meio ambiente. Assim, não estamos "tendo esperança" para a mudar, nós somos a mudança!

A cada dia, você vai lembrando de esquecer de produzir e manter processos estressantes e nocivos ao seu organismo. Existe uma parte sua que deseja fazer alguma coisa por você por meio deles, uma parte que deseja tornar você mais consciente de algo importante, mas esse alerta encontra agora meios e caminhos saudáveis e positivos para cumprir essa importante função.

Você, mente inconsciente, mantém sua melhor idade biológica resgatando e mantendo processos diversos que o mantêm jovem e saudável. Você, inconscientemente, sabe como fazer isso e mantém incontáveis processos que mantêm esse seu melhor funcionando continuamente e prevalecendo sobre todas as outras coisas, restabelecendo a fisiologia que o mantém saudável.

Todos os dias, você traz novas e excitantes aspirações para seu futuro. Não interessa sua idade ou condição!

Curiosa e construtivamente, eu posso escolher aprender alguma coisa, mesmo com o que causa dor e desconforto... o que acontece quando vejo, ouço e sinto algo positivo sobre um desafio? Como isso transforma completamente o significado?

Da sua forma e da sua maneira, represente a mudança e a transformação que tenta, em vão, resistir, experimentar. Represente a cura e a superação. Represente a vitória do novo sobre o velho.

Represente o novo foco, as novas emoções, os novos hábitos que tenta, em vão, resistir, colocar em prática o novo senso de identidade pessoal e de conexão com o que existe de transpessoal, que vai além de você... Conecte-se com a mente cósmica e com a inteligência superior que baixa em seu sistema ainda outros recursos poderosos e surpreendentes, para completar essa poderosa transformação em todas as dimensões do seu ser! Tente em vão resistir.

Sintonize-se e se sincronize com tudo e todos que podem somar e contribuir para com seu poderoso e único processo de transformação interna e externa, em que mente, corpo e sistemas múltiplos do micro ao macro, nas duas pontas do infinito, se alinham e transformam tudo.

Uma luz dourada e morna surge nessa alquimia, transformando em "ouro" todas as "matérias brutas" e "impurezas", de forma retumbante e surpreendente!

Pense em símbolos e metáforas universais, os quais simbolizem esse processo de alquimia e transformação, enquanto nota que o que ainda restava do velho padrão desarmônico colapsa e regride, em remissão plena até se dissipar e desaparecer por completo, na medida em que o novo padrão saudável toma conta e transforma tudo o que está à sua frente.

O resultado dessa alquimia se transforma num flexível manto de energia dourado que reconstrói, transforma e otimiza cada célula, glândula, órgão e sistema do seu corpo e reprograma o cérebro e a mente para um *loop* saudável de padrões e processos poderosos transformadores!

Suspenda a parede de vidro e traga o manto dourado para você, e o deixe repercutir por todo o seu ser, por todas as suas dimensões e centros de energia, centrando-o na barriga, abrindo seu coração para a emoção positiva de sua presença e trazendo lucidez, assim como conexão com o mundo, o universo e infinitos sistemas saudáveis e harmônicos. Repita o mesmo movimento, gesto, palavra ou imagem, singulares, usados nas experiências anteriores, outra vez, para simbolizar e representar essa experiência, e perceba onde, no seu corpo, a sente mais forte, qual o movimento que faz, assim como a direção e a intensidade, e espalhe, ouvindo centenas de vozes dizendo para você: "Isso! Você pode, você é capaz e você merece!". Combine o que vê, ouve, diz para si e sente das três experiências e espalhe pelo seu corpo e para além dele!

Veja-se no futuro, sendo saudável, de forma tão natural e espontânea, como tudo o que é natural, espontâneo e saudável em sua vida!

Na medida em que o futuro se faz cada vez mais presente na sua estrutura, inconscientemente, agora! Vai existindo cada vez mais foco para ser cada vez mais saudável, o que dispara emoções prazerosamente saudáveis, o que faz com que você aja em sua rotina de forma coerente com tudo isso que resulta, inescapavelmente, num senso de ser saudável, criando uma identidade saudável e positiva. Todo esse processo se retroalimenta, otimiza e expande, conectando você a tudo e todos que podem fazer uma diferença para o desenvolvimento contínuo do mesmo.

Na medida em que tentar, em vão, evitar sentir-se bem sem razão e cada vez melhor e mais saudável, também tentará, em vão, lembrar das minúcias dos detalhes aqui trabalhados.

Na medida em que você continua a relaxar, cada respiração tem um efeito calmante e eu quero que você, agora, torne-se consciente da sua respiração. E eu me pergunto quanta atenção você dedicou a todos os diferentes pensamentos que se passam por sua mente. E, então, você pode se tornar consciente de como é difícil lembrar o que eu estava dizendo há exatamente dez minutos. E você pode tentar lembrar-se do que eu estava dizendo há cinco minutos, ou o que você estava pensando 14 minutos atrás. Mas não parece que dá muito trabalho tentar lembrar de tudo isso? Na verdade, parece que é preciso fazer mais esforço do que vale a pena, então, eu quero que você agora relaxe e entenda que não é necessário lembrar o que eu digo, na medida em que dá muito trabalho fazer isso. Você pode optar por esquecer de lembrar ou se lembrar de esquecer o que eu disse. A escolha é sua.

Sintomas são a comunicação de uma parte que tem algo para nos fazer refletir e aprender. O que aprendi com essa comunicação? O que aprendi com todas as reflexões e com as experiências?

Eu vou fazer uma contagem de 0 até 7... A cada número, você vai saindo desse estado e quando eu contar "7" você vai escolher abrir os olhos e despertar ou dormir profundamente num sono profundo e transformador. 0... 1... 2... 3... 4... 5... 6... e 7!!!

## Roteiro 2 – Transformações quânticas

Indicações: estimular harmonia, equilíbrio e bem-estar. Conexão de aspectos pessoais com aspectos transpessoais, visando trazer mais harmonia e bem-estar para a pessoa em múltiplos níveis, trabalhar a percepção e conexão da pessoa com coisas, pessoas e situações relevantes para seus objetivos.

Esvazie sua mente e relaxe! Escolha uma memória relaxante na qual o corpo e a mente se soltaram e você já relaxou profundamente, e a reviva, como se estivesse voltando no tempo. Veja, ouça, sinta, perceba, no seu corpo, onde a sensação relaxante é mais forte e a amplie! Lembre-se de que você já relaxou tantas vezes, de tantas formas.

Lembre-se de vários momentos em que seu corpo se soltou e relaxou, deixe que essas condições retornem, agora, durante essa vivência, deixando o seu corpo bem solto, relaxado de forma segura e saudável.

Eu me pergunto se vozes relaxantes, conhecidas, mas que, ao mesmo tempo, inspirem suporte e confiança já estão se juntando a outras vozes poderosas, que criam, agora, até que centenas delas começam a gerar comandos variados: frases, palavras, metáforas sobre relaxamento e superação. Essas vozes que chamam você pelo seu nome, convidam-no a relaxar e a despertar aquilo que você, inconscientemente, tem dentro de si para já chegar ao seu melhor, mais pleno e sempre surpreendente.

Quantas transformações poderosas você pode suportar realizar a cada respiração?

Traga memórias sobre conquistas positivas importantes que fez no passado, nas quais sabe que usou recursos internos que fizeram uma grande diferença para você e para outros.

Traga memórias suas, ou relatos de pessoas que pareceram experimentar o universo parecendo conspirar para ajudar em suas realizações e conquistas, parecendo trazer elementos surpreendentemente inusitados para ajudar no sucesso pretendido.

Enquanto as memórias retornam, você começa a revivê-las: veja, ouça e sinta, perceba onde existe a manifestação de uma sensação física mais forte em seu corpo... espalhe essa sensação por todas as dimensões de seu ser.

Respire, sinta, respire, sinta.

Visualize sua linha do tempo, uma linha imaginária que representa sua história: o presente, o passado e o futuro. Pode ser reta, curva, ter qualquer tamanho, cores e dimensões.

Perceba no presente um grande desafio de sua vida hoje – ainda presente.

Lembre-se de quantas vezes já se enganou sobre saber, achar saber, ou entender alguma coisa e descobriu estar enganado. Reviva três situações... em seguida, volte a pensar no "problema" ou desafio. Acolha e se pergunte: o que posso aprender com isso agora, se eu realmente quiser? O que mais isso pode significar para meu desenvolvimento, harmonia e qualidade de vida? Essa minha parte que contribui e contribuiu com a manifestação desse problema ou desafio quer fazer o que por mim, de mais importante por meio disso? O que eu preciso aprender? Perceber? Entender? Mudar?

Acolha, perceba, veja, ouça, sinta e reflita.

Agradeça ao universo por sua oportunidade única de aprender mais uma vez algo novo e de fazer uma grande diferença para si e para outras pessoas.

Afaste-se de sua linha do tempo e veja o desafio pequeno, distante, quase irreconhecível, e repita mentalmente: eu sou mais do que tudo isso. Há muito mais recursos, escolhas, possibilidades e poder gerativo que tudo isso.

Identifique o que existe a mais dentro de si que seja de natureza saudável, positiva, construtiva e harmônica.

O estudioso Joe Dispenza nos lembra: "Apenas quando o sujeito mantém ao mesmo tempo fortes emoções e objetivos claros em alinhamento, estes são capazes de produzir o efeito pretendido". Para Joe Dispenza:

Os pensamentos que pensamos enviam um sinal elétrico para o campo. Os sentimentos que geramos geram eventos de volta para nós. Juntos, o que pensamos e como nos sentimos, produzem um estado de ser, o que gera uma assinatura eletromagnética a qual influencia cada átomo em nosso mundo.

Se nós quisermos mudar algum aspecto de nossa realidade, nós temos que pensar, sentir e agir de novas formas; nós temos de "ser" diferentes sobre como respondemos às nossas experiências – repita para si: você, inconscientemente, tem o poder de me "tornar" outra pessoa.

Você, inconscientemente, cria e desenvolve um novo estado de mente... uma nova forma de observar a mim e ao universo, algo que acontece com essa nova mente... você, inconscientemente, cria para mim um diferente estado de ser e observar e gera uma nova assinatura eletromagnética, que sinaliza para o campo quântico a minha nova identidade perante o universo.

Fazendo assim, você me empurra na direção dessa realidade potencial, ou ela achará uma forma, necessariamente saudável, divertida e prazerosa, de me encontrar.

Agradeça mais uma vez ao universo por sua oportunidade única de aprender mais uma vez algo novo e de fazer uma grande diferença para si e para outras pessoas.

Pense nos múltiplos recursos que já se manifestaram em algum tempo na sua vida. Escolha os cinco mais poderosos e eficazes recursos internos, traga memórias sobre eles e as reviva, veja, ouça, sinta e espalhe pelo seu corpo.

Imagine que está criando uma "segunda pele de energia" e que ela vai colhendo os segredos, as estratégias e a sabedoria por detrás de tudo isso, muito mais que você jamais sonhou compreender. Deixe espalhar pelo seu ser, respire e sinta.

Pense na quantidade de pessoas na história que foram e são capazes de acionar recursos internos extraordinários e transformar suas vidas com esses recursos. Portanto isso é possível. Pense nos seus recursos já na segunda pele. Veja, ouça e sinta. Então você pode. Pense na gratidão que sente por viver num universo próspero e rico que opera milagres todos os dias, cuja sabedoria vai muito além do que qualquer coisa jamais imaginada. Tra-

## Capítulo 15 • Roteiros neuro-hipnóticos para hipnoterapia

ga memórias, exemplos, ponha centenas de vozes fortes e convincentes, melhore o filme, as imagens, as cores, o som, amplifique as sensações e os diálogos internos. Amplifique, espalhe, respire, sinta, agregue elementos e deposite tudo o que sabe, que não sabe, na segunda pele que combina tudo e harmoniza.

Eu posso! Sou capaz e mereço! Qual a sensação desse poderoso alinhamento interno?

Pense em quantas harmonias você já presenciou, em quantas combinações químicas, de coisas, pessoas, alimentos, energias, processos, projetos, pessoas já foram possíveis na história da humanidade.

Espalhe, processe, agregue, use vozes, imagens, sons e sensações e ponha tudo isso numa segunda pele, ou campo de energia, ao redor de seu ser que capta, organiza e integra todos esses segredos poderosos.

Agradeça ao universo por sua oportunidade única de aprender mais uma vez algo novo e de fazer uma grande diferença para si e para outras pessoas.

Enquanto seu corpo se solta e relaxa, imagine-se flutuando acima dele. Repita mentalmente: "Existe uma parte dentro de mim que deseja fazer algo por mim, talvez me fazer perceber, aprender, me dar conta de algo importante através do desafio que estava se apresentando. Eu acolho e solicito que meios saudáveis e harmônicos processem isso para que eu possa transcender o desafio e aprender".

Do alto, declare aberta e apaixonadamente amor por seu corpo e por seu ser, por sua trajetória e pelo manancial de recursos disponíveis despertando, agora, em seu ser. Flutue para o grande universo, berço de toda a vida, recursos e potenciais ilimitados.

Conecte-se com a mente cósmica, com a fonte maior que tudo gera, mantém, fonte de toda a matéria-prima estrutural, de todas as ideias, de toda a cura, de todo o desenvolvimento e recursos ilimitados.

Conecte o seu campo com múltiplos campos e dimensões que transcendem espaço e tempo, que transcendem dimensões, povos e línguas.

Experimente este estado de ser além de seu corpo... além de sua velha identidade ou *self*... além do tempo... solte a mente na mente cósmica e libere a energia. Onde quer que haja inteligência, recursos, estratégias, harmonia, prosperidade, saúde, sustentabilidade, amor e milagres, você pode agradecer a oportunidade de receber sem mesmo saber o que você, inconscientemente, organiza para sua reconstrução imediata... apenas relaxe e agradeça à transformação profunda já em curso nas dimensões de seu novo ser.

Você pode representar a mudança! Em imagens, sensações, sons e vibrações, fluindo por suas estruturas e dimensões, simbolizando a aquisição e conexão com os recursos universais plenos e ilimitados.

Deseje que o universo surpreenda você todos os dias com seus milagres!

Encontre formas de se lembrar todos os dias de esquecer o que/quem não mais você deseja ser, até que exista uma representação consciente, mas "passada", de quem você foi... Lembre-se de coisas passadas, antigas e resolvidas. Imagine que elas estão num determinado lugar e compartilham uma série de características em comum e coloque a representação de seu antigo *self* limitado nesse lugar, assumindo essas mesmas características e fazendo parte desse mesmo grupo.

Pergunte-se: qual a maior expressão do meu *self* que desejo me tornar? Tente em vão resistir contemplar essa possibilidade e construir novas redes neurológicas de apoio... A cada momento.

Encontre formas de processar conscientemente essa decisão de se mover do velho para o novo *self*. A cada passo e modificação feita na vida, você, conscientemente, se dá conta da consolidação progressiva dessa nova identidade.

Pense no processamento e no bem-estar feitos até o presente momento até a etapa imediatamente anterior a essa.

Veja, ouça e sinta os ganhos que processou em múltiplos níveis até agora.

Retorne do universo e revisite a sua linha do tempo até o início de sua vida, onde você, já concebido(a), estava prestes a nascer.

Agradeça mais uma vez ao universo por sua oportunidade única de aprender mais uma vez algo novo e de fazer uma grande diferença para si e para outras pessoas, independentemente das circunstâncias contextuais.

Pelo lado de fora, aguarde seu nascimento e aguarde um momento até que você, bebê, durma um sono profundo e reparador.

Visite aquele tempo, trazendo de presente para você, bebê, todos os recursos que acumulou. Pegue você, bebê, no colo e abrace com carinho e afeto, compartilhando e doando essa segunda pele, ou campo de energia, com todas essas estratégias, conhecimento, tecnologias e sabedorias, e diga:

Ao longo de sua vida, você vai procurar coisas, pessoas e situações as quais vão capacitar você, inconscientemente a treinar-se, aprender e desenvolver recursos os quais vão deixar você em condições plenas de lidar com aquele e outros desafios, cujos resultados vão surpreender pela magnitude, força e grandiosidade, sendo muito melhores e superiores a qualquer coisa que você jamais imaginou antes.

Deixe que essa poderosa fonte de mudanças construa uma nova mente, um novo ser, que observa a realidade de uma nova forma, agora, sinalizando um alinhamento de *self*-mente-corpo e emoções que disparam segredos e milagres os quais disparam não só novas proteínas no organismo para essa nova etapa de sua vida, mas potenciais, os quais vão se manifestar em sua realidade agora.

Esse processo vai retirando progressivamente, a cada dia, hora, minuto, segundo e milissegundo, todos os pensamentos, ações e emoções que não colaboram para a consolidação imediata de sua nova realidade, fazendo todo o processamento mental sobre o que deseja mais real do que qualquer outra coisa... O mestre dos milagres que é a mente universal passa a ser seu piloto automático, que constrói a cada respiração a mudança do macro ao micro em todas as dimensões de seu ser.

É imperativo que o retorno do universo surpreenda e traga a você muito – muito mais – do que jamais imaginou.

Volte-se para você, bebê, e diga: "Linda criança!". Seu sistema reticular, que permite a você querer saber mais sobre algo e ver isso por todos os lados, vai programar seu foco ao longo de sua linha do tempo, de sua história e desenvolvimento e vai construir o milagre, o universo é o verdadeiro mestre dos milagres com todos os segredos, e programa você inconscientemente, para que – a cada respiração sua, todas as noites enquanto dorme um sono profundo, mas sempre reparador, e durante o dia – as mudanças progressivas e sucessivas possam ocorrer.

Cada dimensão do seu ser se renova e se reconstrói a cada dia, incorporando os segredos e o milagre. Um novo ser cria uma nova mente, com foco, emoções e respostas biológicas, mentais e comportamentais a cada respiração... e quanto mais você as tem, mais você reforça esse processo e ele cresce, se intensifica até ser tão natural quanto a sua respiração.

Todas as dimensões da mente, do corpo e dos campos e sistemas se harmonizam, em sintonia e sincronicidade com a mente e a sabedoria universal que transcendem a identidade, o corpo, o espaço e o tempo, gerando um resultado surpreendente, muito além de qualquer expectativa sequer imaginada.

Quanto menos você entender ou se lembrar ou mesmo souber como o milagre opera e constrói a surpresa no futuro em que já é presente – agora – a mudança, mais rápido e eficaz é esse processo que lhe faz operar acolhendo, processando, corrigindo o curso e refazendo o processo continuamente... ajeitando a cada dia o que você faz nos ambientes onde gasta mais tempo com ações, as quais usam essas estratégias que eu estou lhe doando, sendo que a cada dia você percebe a importância e as relaciona a crenças as quais sustentam o milagre.

E com isso, a cada respiração, você desenvolve uma identidade quântica milagrosa que sustenta esse processo, influencia sua mente, corpo e campo e vai muito além de você, contribuindo para um bem maior, muito maior que suas questões individuais.

Você se sintoniza e sincroniza a cada dia com a mente universal e com as inteligências e sabedorias universais e seus fantásticos e ilimitados recursos, os quais são imediatamente transferidos para todas as dimensões do seu ser, trazendo-lhe prosperidade, saúde, harmonia, desenvolvimento e qualidade de vida a cada respiração. Respire, sinta, respire, sinta.

Lembre-se, linda criança, agradeça todos os dias ao universo por sua oportunidade única de aprender mais uma vez algo novo e de fazer uma grande diferença para si e para outras pessoas.

Você, inconscientemente, vai sempre se perguntar: quanto milagre e harmonia pode suportar?

Devolva a criança à linha do tempo e entre nela. Passe pela infância, ressignificando suas experiências, mas também passeando por momentos em que brinca de forma honesta, intensa e apaixonada, vivendo a fantasia, energia e entusiasmo das mais incríveis brincadeiras.

Passando pelos momentos mais significativos da sua vida, ressignificando suas experiências, vendo, ouvindo e sentindo tudo, de uma forma mais construtiva, e observe a força e o poder dessa "benção quântica" se espalhar por toda a linha do tempo, modificando o significado de sua história pessoal até o presente. Recolha recursos de outras fases, nas quais experimentou energia, entusiasmo, jovialidade, funcionamento perfeito do corpo... enfim, todos os tesouros que já experimentou em sua vida, recolha-os e os adicione ao seu novo ser.

Chegando ao momento atual, receba hoje esse presente com gratidão e senso de merecimento. Veja, ouça e sinta em muitos detalhes! Ouça vozes conhecidas e crie novas e poderosas vozes que celebram e parabenizam você pela transformação plena e profunda!

Repita: "Eu posso, sou capaz e eu mereço! Agradeço mais uma vez ao universo por sua oportunidade única de aprender mais uma vez algo novo e de fazer uma grande diferença para mim e para outras pessoas".

Espalhe, respire, espalhe, respire... tente em vão resistir, perceber a surpresa da mudança a cada respiração e, ao sentir isso forte em você, agradeça com emoção e foco mental ao presente recebido: a capacidade de escolher cocriar com o universo sua realidade melhor.

Imagine, projete, ensaie especificamente como o novo eu, com a nova mente focada, gera a emoção adequada que dispara a biologia macro e micro adequada para mudar o estado, a fisiologia e os comportamentos, colapsando com o campo quântico e criando a sua nova e desejada realidade.

Repita mentalmente: "Agradeço ao universo ser capaz de, a cada dia, construir e viver o meu melhor, o melhor de mim todos os dias. Eu sou parte de um universo poderoso, próspero, curativo, criativo, amoroso e surpreendente... Eu me abro para colher as bênçãos universais e deixar minha transformação e exemplos curar e modificar não só a mim, mas ao meu mundo e universo. Assim seja...".

Retorne para o aqui e o agora numa contagem de 0 a 7, na qual o produto de tudo isso se espalha por todas as dimensões de seu ser... Respire profundamente três vezes... 0... 1... 2... 3... 4... 5... 6... 7!!! Abra os olhos e viva o milagre!

Elabore um plano de ação para aproximar-se concretamente desses resultados. Selecione 20% do que considera mais importante e ponha em prática imediatamente, dando o seu melhor!

## Roteiro 3 – Transformações quânticas

### Harmonizando corpo, emoções, mente, espírito e o campo

Indicações: estimular harmonia, equilíbrio e bem-estar. Conexão de aspectos pessoais com aspectos transpessoais, visando trazer mais harmonia e bem-estar para a pessoa em múltiplos níveis, trabalhar a percepção e conexão da pessoa com coisas, pessoas e situações relevantes para seus objetivos. Quando tudo parece aquém do que desejamos.

Você talvez experimente desafios em sua vida em múltiplos níveis. Talvez se dê conta muitas vezes que o que temos é diferente daquilo do que desejamos ou idealizamos... Mesmo que tudo esteja em harmonia e equilíbrio, muitas vezes passamos por essa experiência.

A certeza da incerteza que com certeza ainda experimentamos...

Como seria maravilhoso ter certeza daquilo o que vai nos acontecer nas várias áreas de nossas vidas! No entanto somos surpreendidos por fatores externos e internos que mudam tudo.

Deixe que pensamentos relaxantes e harmônicos lhe venham à mente agora... Momentos em que você já relaxou... perceba, no corpo, onde sente mais forte e tente em vão resistir, amplificar mais e mais por todo o seu corpo... Lembre-se de vários momentos nos quais já relaxando tudo se transforma completamente.

Lembre-se de um desafio uma última vez da velha forma, antes que vá lembrando de esquecer na sequência.

Lembre-se de como já se enganou muitas vezes... se você já se enganou tantas vezes, talvez exista a possibilidade de ter se enganado outra vez sobre a velha forma como percebia o desafio, antes que você se lembre de esquecer ou se esqueça de lembrar.

Lembre-se de coisas as quais um dia já perturbaram você e hoje já esqueceu praticamente, ou lembra muito pouco ou com dificuldade.

Perguntei recentemente a alguém: quanta transformação e cura você pode suportar? Eu me pergunto se múltiplas memórias sobre permitir-se ser curado podem emergir a qualquer momento... Não vou dizer que elas vão, imediatamente, no corpo transformar como você se permite construir, agora, mais qualidade em sua vida de uma forma harmônica e saudável... Você quer transformar sua vida e se tornar mais harmônico e saudável?

Imagine que o poderoso e sábio universo envia a você um chamado... um chamado que desperta você, inconscientemente, em muitos níveis diferentes... Esse é um chamado para que você desperte processos harmônicos e curativos na sua estrutura, agora! Há tantas coisas importantes nesse universo que não conhecemos e que mantêm processos diversos funcionando de forma harmônica... Um segredo que transcende nossa lógica e compreensão naturalmente trabalha no universo para pessoas como você, que desejam, agora, harmonia, saúde e qualidade de vida! Para pessoas como você que, relaxando a qualquer momento, podem acionar inúmeros meios para realizar mais com menos e se surpreenderem com infinitas realizações... Você vê meu ponto?

Esse feixe sábio e poderoso de energia com todos os seus segredos enviado pelo mestre dos milagres viaja anos-luz pelo universo e encontra inconscientemente... É como uma chave que abre muitas portas e recursos, os quais se harmonizam uns com os outros, criando algo maior, melhor, mais harmônico e mais saudável para você e para muitos ao seu redor... Tente em vão resistir!

A energia curativa agora alcança primeiro a dimensão física de sua estrutura enquanto você me ouve ou não, para se expandir em seguida para tudo o que vai além do físico e do que poderia ser explicado.

Enquanto tenta em vão resistir, relaxar profundamente mais e mais, permita que a energia curativa ative seu DNA e tudo mais responsável pela sua vida genética, com inúmeros fatores, como o processo de envelhecimento, a resposta imunológica, os processos intrínsecos e outros de remissão e cura, entre outras coisas... imagine todas as partes do seu corpo físico, agora, recebendo essa energia, esse segredo arrebatador... imagine todos os seus sistemas e seu corpo como um todo revigorando-se e rejuvenescendo, adquirindo uma nova vida e uma nova energia, novamente.

Imagine que qualquer parte do seu corpo físico que precise ser reparada recebe essa energia, saiba você ou não em nível conscientemente sobre essa necessidade. Isso vai acontecendo do seu jeito e da sua maneira, em um nível muito básico, desde o nível microscópico... Mas a cada respiração você, inconscientemente, tenta em vão expandir essa experiência para inúmeros outros níveis e dimensões de seu ser. Sua mente é agora novamente responsável por todos os processos fisiológicos do seu corpo e tantos outros e você está no comando de sua mente agora, então você, inconscientemente, está assumindo o comando direto para que qualquer área do seu corpo que precise ser curada e mudada (de alguma forma para isso) possa receber esses novos nutrientes, fatores, energia e recursos dos quais necessita, além da atenção que precisa em todos os níveis. Na mesma proporção em que recursos diversos vão para essa área, ao mesmo tempo, toxinas são removidas, assim como tudo o que não contribui para a saúde plena e perfeita de todas as instâncias do seu ser... a mudança vai acontecendo sem que você sequer precise saber ou perceber como ou, especificamente, o quê.

Sinta-se recebendo a cura, agora, por meio dessa energia em um nível físico, muito básico, mas também alcançando aspectos complexos... Todo o sistema se beneficia e se equilibra.

Se houver outras partes do seu ser biológico as quais precisem de recursos e cura, saiba você, conscientemente ou não disso, esse segredo contido nessa energia ruma para lá e promove a transformação, a cura... e essa sua energia vai para essa área também na forma de uma luz, que pode ou não ter uma cor e uma vibração... Pode ter um som também... imagine que a área que receba essa luz que muda tudo.

Dê-se permissão para que a cura física simplesmente parta do seu ser, enquanto você percebe ou não que suas células estão respondendo muito melhor e mais rápido do que você esperava, fazendo o que deveriam fazer para reparar o seu corpo e muito mais.

Nos próximos dias, semanas e meses, essas áreas e dimensões de seu corpo reconstruídas terão melhorias dramáticas e importantes. Você direciona tudo o que está dentro e fora de si para sintonizar-se e sincronizar-se com coisas, pessoas e situações as quais vão potencializar e amplificar positivamente a cura, a harmonia, a saúde e o bem-estar.

Você comanda, agora, sua mente, que novamente comanda seu DNA, que comanda tudo o que acontece com o seu corpo físico...

A certeza sobre o que precisamos fazer por nós.

Você já experimentou ter consciência daquilo o que precisa fazer ou mudar em sua vida independentemente de fazer ou não alguma coisa efetivamente por isso?

Eu vou fazer uma contagem de 10 até 0 e a cada número você vai relaxar mais, indo mais fundo e acessando todos os processos os quais vão permitindo que você possa já ter relaxado mais completamente... 10... 9... 8... 7... 6... 5... 4... 3... 2... 1... 0!

Um segredo viaja anos-luz pelo universo na forma de um feixe de luz que, inicialmente, transforma seu ser biológico em todos os níveis. Tanto o que você sabe que precisa mudar, quanto o que você, inconscientemente, sabe, gerando sinalizações genéticas que disparam cargas de proteínas, as quais modificam o curso de seus resultados biológicos em múltiplos níveis, tanto o que sabemos, quanto o que sequer sabemos que sabemos...

Agora, continuando seu inevitável e inescapável processo interno de transformação interior, esse segredo que comanda essa poderosa energia vai modificar o seu universo emocional para sempre!

Se existem quaisquer situações emocionais que ainda precisem de transformação, equilíbrio e cura em você, permita que elas sejam influenciadas por esse feixe de luz que traz esse segredo, que pode fazer a cura maior de inúmeros processos que seriam disfuncionais e não saudáveis, em múltiplos níveis, se você não estivesse se lembrando de esquecer harmonicamente ou esquecendo de se lembrar vigorosamente.

Inúmeros estudos e pesquisas demonstram a existência de moléculas emocionais e inúmeros são os processos que conectam o corpo e as emoções.

Existe uma zona fronteiriça entre o corpo e a mente – inconsciente, agora! Deixe que essa energia trabalhe nos múltiplos níveis de densidade da matéria, do mais "bruto" ao mais sutil, do microscópio ao macroscópio, do mais físico até o mais denso... e que se espalhe e dissipe ao mesmo tempo todas as emoções negativas e que podem estar gerando e mantendo processos negativos diversos.

Alguma parte sua havia aprendido a produzir, manter e repetir emoções e processos negativos e disfuncionais, e assim os mantinha para que você pudesse ter a chance de perceber alguma coisa importante, ou no intuito de fazer alguma coisa por você através deles... Isso era o que você pôde fazer até então com o resultado das suas vivências interiores anteriores, com as escolhas que tinha, com os recursos e aprendizagem que conseguia acessar até então... agora você pode mais, você pode ser pela primeira vez verdadeiramente eficaz nesse processo e fazer algo que realmente funcione e transforme de vez tudo isso.

Pense em alguma coisa que incomoda você, congele-a e a diminua para o tamanho de uma moeda e veja se alternar entre as cores preto, branco, preto, branco [hipnólogo, faça o som: prrrrrrrrrrrrr...].

Há certeza sobre já ter feito por mim o que precisava no passado. Consciente ou inconscientemente!

O que já fez por si em maior ou menor grau de forma consciente e a partir de uma

## Capítulo 15 • Roteiros neuro-hipnóticos para hipnoterapia

decisão que mudou o rumo dos acontecimentos em sua vida? Você conhece pessoas que tomaram decisões que mudaram o rumo de suas vidas para melhor?

Deixe que essa energia acione poderosos mecanismos no seu cérebro enquanto você se pergunta:

Como seria encontrar formas mais saudáveis para lidar com essas coisas por detrás dessas emoções e processos, antes disfuncionais ou negativas, agora, de forma mais positiva, para que eu possa escolher aprender algo com eles e os usar como uma alavanca para minha melhor qualidade de vida? Como seria buscar outras alternativas saudáveis que de fato resolvam tudo isso? Como seria gostar de fazer isso? Como seria possível usar tudo o que fiz e experimentei, como uma oportunidade para crescer e me tornar uma pessoa melhor, para mim e para todos a minha volta? Como seria viver tudo isso de forma saudável, divertida e prazerosa? A qualquer momento em que você ouvir essas gravações, você já pode permitir que isso aconteça um pouco mais profundamente a cada respiração.

Agora você pode transformar, reconstruir, ou mesmo curar, o "eu emocional", e dia a dia você está se tornando uma pessoa ainda mais forte e muito em breve você será capaz de fazer outras muitas mudanças sobre: o que eram essas coisas? Antes que vá lembrando de esquecer, a cada respiração, de todos os sentimentos disfuncionais e insalubres em qualquer momento e mostrar para si que, ao liberar essas emoções agora, você pode curar essa parte de si!

Em algum lugar, tudo aquilo que já incomodou você e foi um problema – e que hoje não mais é – se dissipa e desconstrói tudo o que você vai lembrando de esquecer a cada respiração.

Na medida em que processos harmônicos e curativos poderosos formam agora poderosas alternativas, essas ocupam o espaço, o foco, as emoções e o instrumental daquilo que outrora negativo agora é tão velho e antigo como tudo que você já esqueceu! E, a cada dia, na proporção em que o melhor desperta, agora, a emoção, o prazer, a familiaridade, e instaura hábitos melhores, aquilo o que era disfuncional, que se dissipou, já se foi e se confunde, certamente, com a incerteza que seguramente experimenta com o que já se foi, que leva consigo isso que se vai para o mesmo lugar da amnésia, ficando apenas a aprendizagem e a maturidade, que é o que lhe interessa e motiva, agora, para a construção de seu eu muito melhor, a cada respiração... Não vê o que eu não quero dizer?

A certeza de que desejo realizar coisas que outros já realizaram.

Quantas vezes eu soube ou acompanhei pessoas que mudaram suas vidas e simplesmente deram um jeito de realizar mudanças, construindo uma vida melhor para si? Quantas vezes me perguntei: eu posso fazer isso por mim também?

Imagine agora esse feixe de luz que traz o segredo poderoso ativando o seu "eu mental"... Identifique qualquer parte de sua mente que poderia melhorar... Talvez você queira melhorar a sua memória permitindo que você tenha recordação e retenção de informações de grande qualidade e muitos outros processos mentais importantes funcionando perfeitamente.

Tudo que envolve o pensar e o processar se desenvolve e surpreende com o que gera em retorno para sua vida, permitindo-lhe perceber e aprender sempre mais a cada dia, cada vez melhor, mais rapidamente e de forma mais eficaz.

A informação entra em sua mente e você é capaz de a recuperar facilmente, sempre que quiser... você também percebe que pode afetar positivamente outras inteligências: intrapessoal (distinções importantes sobre si), interpessoal (sobre como interage com outros), lógica (sobre formas de usar o raciocínio, dedução e matemática), musical (sobre sons e sonoridade), linguística (sobre suas possibilidades de expressão), espacial (sobre como usa o espaço físico disponível para si) e corporal (sobre como usa seu corpo), bem como a inteligência ecológica (sobre como viver melhor neste planeta de forma sustentável).

Cada uma se desenvolve e convida uma outra a fazer o sucesso desse conjunto que lhe dá uma percepção mais rica da vida, em todos os seus aspectos e dimensões, para muito além do que a mente consciente pode compreender... mas que a outra mente coordena, orquestra, monta e faz você sentir em ricos detalhes e da forma que funciona melhor.

A certeza de que tenho capacidade de fazer a diferença.

Quais os recursos, capacidades e talentos que sei que possuo ou que já me foram apontados? Quantos desses recursos eu efetivamente uso agora em minha vida?

A cada dia esse algo que transcende e vai além de você traz novas e importantes reflexões sobre sua identidade, o que, por sua vez, traz poderosas crenças para apoiar seu processo de desenvolvimento e inescapável progresso, além de um senso de importância sobre sua caminhada, e isso faz com que inúmeros talentos, capacidades e recursos deem sustentação para uma série de ações nos vários ambientes onde você flui, independentemente de acompanhar conscientemente o que você, inconscientemente, estrutura, agora!

Toda vez que você ouvir essas gravações, você pode já trabalhar criativa e poderosamente em novas distinções e alterações mentais, para que sua vida seja uma sucessão de eventos cada vez mais harmônicos, saudáveis, divertidos e prazerosos.

O grande segredo agora dispara um conjunto de poderosas transformações, as quais afetam o que algumas tradições se referem como sua alma e o seu "eu espiritual".

A certeza de que mereço o melhor! Por que mereço fazer, ter e ser meu melhor? O que ganho com isso? Enquanto você tenta, em vão resistir, trabalhar esse nível, imagine que o seu ser espiritual recebe energia desse grande segredo universal, na forma de um feixe de luz que direciona essa luz para dimensões desse ser que precisam ser curadas ou limpas... se existem outros aspectos ou partes de seu ser que precisam ser limpos ou curados, basta direcionar energia para lá para que possa se sentir já bem melhor.

Todas essas mudanças afetam quem você é e o que faz nesse universo. Cura e processos de equilíbrio nesse nível vão ajudá-lo a se encaixar no grande plano harmônico universal... E isso acontece enquanto você entra em um estado de relaxamento profundo e de harmonia em muitos níveis, a ponto de você simplesmente não conseguir resistir sentir-se muito bem consigo...

Esse segredo universal envia mensagens de programação que revitalizam a sua dimensão espiritual, o que irá permitir que você se sinta a cada dia mais jovem, bem melhor do que o dia anterior, feliz e com energia em um nível espiritual muito profundo, o que irá ajudar você a perceber que é um ser atemporal, não podendo mais ser definido pelos limites e barreiras de tempo e espaço, o que lhe confere um forte poder profundo que emana de dentro de si, um poder que traz força, resiliência, persistência e motivação... Uma parte atemporal sua que transcende tudo agora está recebendo a cura, a limpeza e a energia da qual necessita.

A certeza de que mereço o melhor!

Por que mereço fazer, ter e ser meu melhor? O que ganho com isso? O que já ganhei permitindo me transformar?

## Capítulo 15 • Roteiros neuro-hipnóticos para hipnoterapia

Agora você vai se preparar para ativar o fator que provoca fenômenos de sincronicidade, o que lhe permitirá procurar e encontrar outras pessoas afins neste universo. Há muitas pessoas com as quais você pode se conectar, e essa conexão vai trazendo algo muito bom para todos, em que experiências, visões, sabedorias e energias vão formando um universo muito melhor.

Vocês podem unir a força de seus espíritos, energias, mentes, planos, tentando em vão resistir, criar um mundo e um universo muito melhor para todos! Você pode encontrar várias pessoas... você pode ter um relacionamento pessoal com alguns deles, encontrar novos amigos, estabelecer melhores conexões com a família, talvez encontrar um outro alguém significativo em um nível especial e emocional mais profundo e único... Você pode encontrar muitas "almas gêmeas" com as quais pode se relacionar de muitas maneiras saudáveis e positivas.

A certeza de que tenho capacidade de fazer a diferença.

Quais os recursos, capacidades e talentos que sei que possuo ou que já me foram apontados? Quantos desses recursos eu, efetivamente, uso, agora, em minha vida? Como esses recursos já fluem por mim com o trabalho feito?

Talvez você possa estabelecer importantes e proveitosas relações profissionais... talvez o relacionamento contribua para o desenvolvimento social ou de uma comunidade, mas, de qualquer maneira, o universo pode, agora, tornar-se um lugar melhor não apenas para você, mas para todos.

A partir de agora, você está gerando um efeito positivo para si mesmo e para os outros, permitindo que as pessoas afins possam encontrá-lo e talvez entrar em contato. Algumas dessas conexões parecerão uma coincidência, mas muito em breve você vai perceber que isso acontece porque você está ativando um processo, que aciona a sintonia e o sincronismo com o campo maior, do qual todos nós fazemos parte.

Esse processo ajuda a conectar outros que são da mesma opinião, aqueles que têm apenas as melhores intenções para você, do mesmo jeito que você tem as melhores intenções para eles. Agora você está estabelecendo e desenvolvendo uma rede de bons amigos.

A certeza de que desejo realizar coisas que outros já realizaram. Quantas vezes soube ou acompanhei pessoas que mudaram suas vidas e simplesmente deram um jeito de realizar mudanças, construindo uma vida melhor para si? Quantas vezes me perguntei: eu posso fazer isso por mim também? Quais serão minhas novas considerações agora?

Você está prestes a ativar agora a conexão com tudo o que foi criado e você percebe que isso vai além das conexões, além de si mesmo, percebendo que, por meio dessa ativação, você se conecta com todo o universo de uma maneira boa, poderosa e produtiva e isso vai permitir que você veja claramente como se encontra nesse processo.

Eu me pergunto: quantas mudanças você tem feito?... Às vezes, nós sabemos as coisas que mudam e, por vezes, não... só sabemos que estamos muito diferentes comparados com o início, mas às vezes não é importante saber, ou entender exatamente como você mudou durante esse processo... mas, sim, saber com certeza que, da mesma forma que você sabe que o sol estará no mesmo lugar amanhã, saberá apenas que algo certamente vai acontecendo por dentro, algo muito íntimo... você não tem que provar nada a ninguém!... É algo que você simplesmente sabe, e sente algo dentro de seu corpo, que lhe permite estabelecer que algo já está muito diferente para melhor.

Há certeza sobre já ter feito por mim o que precisava no passado. Consciente ou inconscientemente!

O que já fez por si em maior ou menor grau de forma consciente e a partir de uma decisão que mudou o rumo dos acontecimentos em sua vida? Você conhece pessoas que tomaram decisões, as quais mudaram o rumo de suas vidas para melhor? Quão mais perto desse padrão você, agora, se encontra?

Tire algum tempo para perceber onde – especificamente –, em seu corpo, você sente alguma coisa que vai lhe dando essa comprovação, a cada respiração, talvez uma sensação em um determinado local que tenha uma direção e intensidade... às vezes, ela vai saindo de dentro para fora, por vezes, ela circula no sentido horário ou anti-horário... ou vai de um lado para o outro lado... Eu só quero que você perceba onde exatamente você sente... Eu me pergunto se você pode simplesmente fazê-la ficar mais forte enquanto você tenta em vão resistir, aumentando o seu potencial e espalhando-a por todo o seu corpo, através de todo o seu ser.

Basta perceber e imaginar sua vida, agora, para sempre diferente e tudo o que você transformou, curou, reformulou e mudou para melhor se transformando num processo contínuo. Há certeza sobre o que precisamos fazer por nós.

Você já experimentou ter consciência daquilo o que precisa fazer ou mudar em sua vida, independentemente de fazer ou não alguma coisa efetivamente por isso? Qual a consciência sobre suas novas possibilidades com o trabalho já feito?

Você, de agora em diante, vai percebendo que dia a dia o plano para uma vida mais harmônica, saudável, feliz e melhor vai sendo revelado... e você vai compreendendo, ajustando e ativamente assumindo a sua responsabilidade de forma divertida e prazerosa.

Todo dia é fácil para você perceber que a sua vida é muito poderosa e que você é um ser muito poderoso e cheio de infinitos recursos.

Veja-se daqui a seis meses vivendo a vida de uma maneira muito gratificante, na qual você sente felicidade, realização e satisfação plena por ter tido a coragem de ter desejado viver o seu melhor! E você percebe que isso realmente significa seguir essa oportunidade que se revela a cada dia, a cada respiração, para você, para que você possa se tornar a pessoa que você deveria ser, uma pessoa muito bem-sucedida, muito feliz, calma, poderosa e equilibrada.

Há certeza da incerteza que com certeza ainda experimentamos.

Como seria maravilhoso ter certeza daquilo que vai nos acontecer nas várias áreas de nossas vidas! No entanto somos surpreendidos por fatores externos e internos que mudam tudo.

Pergunto-me: quantas surpresas positivas você vai gerar para sua própria vida daqui por diante?

No máximo de hoje a um ano, você já terá entendido mais plenamente o plano maior para sua vida mais saudável.

Na medida em que relaxa mais e mais, a cada respiração, você pode se tornar consciente do quão fácil será lembrar-se de esquecer sobre o que eu estava falando exatamente... você pode simplesmente optar por lembrar de esquecer ou talvez esquecer de lembrar o que eu disse... a escolha é sua bem agora.

Se estiver ouvindo essa gravação à noite, você vai migrar para um sono profundo e tranquilo, e enquanto você estiver dormindo e sonhando, entenda que sua mente subconsciente irá processar cada palavra que eu falei para você... essas sugestões se tornarão mais e mais poderosas para você cada vez que você ouvir essas gravações.

Eu vou fazer uma contagem de dez até zero, nessa contagem você poderá escolher adormecer se for esse objetivo ou despertar para uma vida de plenas realizações.

## Capítulo 15 • Roteiros neuro-hipnóticos para hipnoterapia

Quando tudo parece aquém do que desejamos.

Você talvez experimente desafios em sua vida em múltiplos níveis. Talvez se dê conta muitas vezes que o que temos é diferente daquilo do que desejamos ou idealizamos... Mesmo que tudo esteja em harmonia e equilíbrio, muitas vezes passamos por essa experiência.

Como a surpresa de uma vida melhor e de mais qualidade fará a grande diferença em sua vida agora?

Eu vou fazer uma contagem progressiva de 0 a 7. A cada número, você vai saindo desse estado, e quando eu contar sete e estalar os dedos, você abrirá os olhos, sentindo-se muito bem e em mais que perfeito estado de saúde, harmonia e equilíbrio.

0... 1... 2... 3... 4... 5... 6 e 7! Abra os olhos.

### Roteiro 4 – Turbinando a vida sexual

Quanto prazer você pode suportar?

Indicação: insegurança sobre vivenciar a sexualidade, baixa autoestima, a qual interfere na expressão da sexualidade, distúrbios sexuais de ordem claramente emocional.

Este trabalho tem como objetivo ajudar você, inconscientemente, a refletir sobre, e melhorar a expressão da sexualidade em sua vida.

Sexualidade envolve inúmeros processos inter-relacionados e, algumas vezes, cada um ou muitos desses processos precisam ser trabalhados de forma específica, em diversos processos terapêuticos de ordem médica ou psicológica.

No entanto essas técnicas contribuem com processos neurolinguísticos, hipnóticos e com base no *coaching*, para gerar reflexões e estimular o livre-arbítrio sobre as escolhas que podem ser sempre feitas para que algo melhore na vida de uma pessoa. Cada vez que ouvir essa gravação, existe a chance de que novos *insights* e mudanças significativas ocorram.

Alguém poderia dizer que algumas das certezas e seguranças que temos sejam a insegurança e a incerteza.

Sócrates já dizia: "Só sei que nada sei".

O que de fato sabemos sobre como serão os resultados que queremos? Por que você está aqui? Qual seu objetivo em termos de sexualidade? Como ter certeza de nosso desempenho sexual? Temos certeza da dúvida sobre quão interessantes podem ser as interações humanas.

Perguntas com base no *coaching* para estabelecer: as metas em termos sexuais.

Como tem sido seu desempenho sexual e a expressão da sexualidade em sua vida nos últimos cinco anos? Seja o que identificar, acolha, para que possamos rever e aprender sobre a expressão atual da sexualidade em sua vida.

» Como é o ambiente onde a sexualidade se expressa? O que existe de bom e de desafiador sobre ele? Quais comportamentos e ações sexuais estão produzindo atualmente? O que existe de bom e de desafiador sobre os mesmos?

Que recursos e capacidades está acessando para viver sua sexualidade? No que pensa? O que usa? Como cria o contexto, as oportunidades? O que se passa na sua cabeça? Que recursos usa para interagir com a pessoa com quem faz sexo? O que existe de bom e de desafiador? Qual a importância do que está vivendo em termos sexuais? Quais as repercussões? O que existe de bom e de desafiador sobre isso? O que acredita sobre fazer sexo? O que acredita sobre o que vive atualmente envolvendo sexo? O que existe de bom e de desafiador sobre isso? Como se sente enquanto pessoa sobre a expressão atual da sexualidade em sua vida? No nível da identidade? O que existe de bom e de desafiador? Como a sexualidade repercute para além de você? O que existe de bom e de desafiador? O que pensa dessas questões que consideramos? O que pode escolher aprender com isso? O que essas reflexões lhe inspiram, agora, para mudar para melhor?

Imagine-se observando o que tem feito em sua vida sexual como se fosse um filme, o padrão mais marcante, que se repetia.

» Onde está atualmente e aonde deseja chegar no que diz respeito à sexualidade em sua vida? Existe alguma coisa que esteja aquém ou diferente do desejado? Que seja, ainda um desafio ou problema? O que essa parte que está gerando, ainda, esse desafio está tentando fazer por você de mais importante através desse desafio? O que ela poderia querer fazer você perceber, dar-se conta ou aprender? Quais os caminhos mais saudáveis para essas coisas, que você pode aprender com esse desafio, se manifestarem na sua vida? Por que é importante harmonizar isso? Qual a importância da sexualidade se manifestar de forma mais harmônica na sua vida? Você já esperou e idealizou muitas coisas, lugares e pessoas e na realidade encontrou, de concreto, algo diferente do idealizado.

» Quantos talentos, recursos e capacidades já percebeu em si? Quanto já explorou desses talentos? O que quer para sua vida sexual, especificamente? O que depende só de você? Que ajustes pode fazer para que a sexualidade seja harmônica para você e para outras pessoas? Lembre-se de três elogios que já tenha recebido:

- Três elogios específicos sobre qualidades sensuais.
- Três elogios sobre qualidades sexuais.

Quais recursos, capacidades e talentos possui para melhorar seu desempenho sexual?

Traga memórias sobre esses recursos, capacidades e talentos em outros contextos.

» Que recursos, capacidades e talentos outras pessoas possuem, os quais poderiam melhorar o desempenho sexual? Observe essa pessoa no contexto específico. Como – especificamente – poderia adaptar todos esses recursos, capacidades e talentos (seus e de outros) para sua vida sexual? Quando, onde e com quem pretende colocar em prática todas essas coisas para melhorar seu desempenho sexual?

Crie uma imagem mental imaginando-se colocando em prática todas essas coisas.

Quais são minhas qualidades já reconhecidas por outros para lidar com pessoas em qualquer contexto?

A expectativa de um futuro positivo é produzida por estarem disponíveis resultados desejáveis que estejam dentro de nosso alcance.

## Capítulo 15 • Roteiros neuro-hipnóticos para hipnoterapia

Não adianta querer ser campeão mundial sem antes treinar, estar inscrito nas federações, participar de campeonatos locais, regionais, nacionais... Existe um caminho realístico a ser cumprido. Não há lugar para fantasias ou pensamento mágico. Quanto mais "pé no chão" você for, melhor.

Imagine você criando um futuro, agora positivo, em que a sexualidade de forma cada vez mais harmônica se manifeste na sua vida. Quanto muito melhor seu futuro já se torna, agora? O que, especificamente, está já ao seu alcance acontecendo na sua estrutura para a criação, neste momento, de seu futuro, agora, a cada respiração?

Observe sua linha do tempo: presente, passado e futuro.

Observe as mudanças sexuais futuras presentes na sua estrutura, agora, se refletindo completamente em várias dimensões de sua vida... Perceba como é impossível perceber mudanças múltiplas, agora, a sua estrutura me ouvindo ou não, agora ou imediatamente em seguida.

> » Entre o presente e o futuro em que é presente, há mudança na vivência da sexualidade? Quais são seus resultados sexuais desejados, possíveis de serem alcançados, que você tenta em vão resistir, produzir, agora? Qual seu plano para uma vida sexual mais plena? Veja, ouça, sinta. O que você pode ajustar, de forma divertida e prazerosa, para que esse plano fique cada vez mais adequado aos seus objetivos sexuais? Quais os recursos internos e externos estão disponíveis para esse plano? Quais os comportamentos e ações específicas os quais deve produzir para ter sucesso com o planejamento da vida sexual mais plena?

O senso de autoestima e pertencimento é o resultado do ganho que alguém acredita que vá receber, em nível pessoal, incluindo o que nós merecemos e nos damos permissão e o apoio para mobilizar as capacidades e qualidades necessárias para sermos bem-sucedidos.

> » Crie em sua mente uma imagem sobre ganho em nível pessoal, construindo esse resultado sexual. O que pode escolher merecer? Como melhor pode dar-se permissão para merecer esses resultados sexuais e suas ramificações? Quais as qualidades e capacidades necessárias para ser bem-sucedido? Imagine-se num futuro onde já é presente, agora, em você tudo isso! Combinado? Presente na sua estrutura, agora! Onde, de alguma forma, agora, você, inconscientemente, continuamente põe em prática inúmeros processos os quais geram o alinhamento, agora, de tudo isso que favorece a harmonia da sexualidade na sua estrutura neste momento!

Você num futuro, num contexto sexual no qual tudo o que vai reunindo e apreendendo aqui se combina, gerando inúmeras formas para que você tente em vão resistir, sentir prazer de muitas formas saudáveis para isso.

Todas as noites... você, inconscientemente, continuamente reflete e faz modificações em múltiplos níveis, os quais vão alinhar e preparar você a cada dia para o despertar e o uso de seus melhores recursos internos e externos, para melhor vivência da sexualidade em sua vida. Sonhos, *insights*, intuições e direcionamentos intuitivos colocarão, já em prática, todas, tudo o que de melhor você tenta, em vão resistir, processar.

Eu vou fazer uma contagem de 0 até 7 e a cada número você vai saindo deste estado.

Quando eu contar sete e estalar os dedos, você vai abrir os olhos sentindo-se muito bem e em mais que perfeito estado de saúde e harmonia: 0... 1... 2... 3... 4... 5... 6... e 7!

Escreva num diário todas as reflexões importantes sobre essa vivência, assim como *insights* e novas ideias que virão desse processo.

**Roteiro 5 – Técnica de cinema mental para a melhoria da vida sexual**

Indicação: insegurança sobre vivenciar a sexualidade, baixa autoestima que interfere na expressão da sexualidade, distúrbios sexuais de ordem claramente emocional.

O hipnoterapeuta deve fazer o início do processo, indução para relaxamento e aprofundamento inicialmente. Depois disso, seguir com o roteiro:

Eu sei que você teve oportunidades para enfrentar desafios. Talvez não soubesse a princípio o que fazer ou como lidar com a questão, mas algo emergiu de dentro de você e fez a diferença!

Traga em sua memória experiências de ter enfrentado desafios, nos quais recursos internos simplesmente emergiram, fazendo a diferença... Eu me pergunto o quanto experiências similares tentam em vão resistir, emergir, já, em sua vida!

» Imagine o que era o padrão limitante ou a melhora de sua vida sexual como uma série de TV que estava no ar há muito tempo. Identifique o "filme" do estado limitante ou sobre o que melhor já, me ouvindo, pode exteriorizar a sexualidade, de forma mais plena, na sua estrutura completamente.

» Perceba as características da produção do "filme" (atores, edição, direção, produção, produção executiva etc.) uma última vez e o desmonte.

Essa série será reestruturada, uma nova série vai aproveitar o melhor da antiga, mas trazer elementos mais novos e atuais para o processo.

» Comece uma nova produção:

- O diretor executivo interno dá a você os recursos.
- O diretor do filme, produtor e roteirista dão os cenários consistentes, figurino etc.
- O diretor interno treina o ator/atriz (você) para interpretar (agir, cumprir o que deseja).
- Câmeras filmam de várias posições e ângulos o que você faz.
- O material coletado vai para a ilha de edição, onde o "filme" é montado.
- Chegar ao filme final.
- Colocar recursos como trilha sonora, legendas, efeitos visuais e sonoros. Associar-se e viver o filme mental na plenitude.

Prazer ilimitado! Prazer ilimitado! Quanto prazer já posso ter construído e estruturado sem sequer ter me dado conta? Eu sei que você teve oportunidades para enfrentar desafios. Talvez não soubesse, a princípio, o que fazer como fez agora, ou como lidar de forma ainda melhor, neste momento, com a questão... O que você, inconscientemente,

## Capítulo 15 • Roteiros neuro-hipnóticos para hipnoterapia

estrutura, a cada respiração, emergiu de dentro de você e fez a diferença!

» Identifique três recursos para o sucesso no ato sexual, os quais serão representados em três espaços imaginários diante de si.
» Em cada espaço, reviva cada recurso plenamente numa ou várias memórias em que tenha vivido cada um deles plenamente.

Recurso 1, Recurso 2, Recurso 3

- Do lado de fora desses espaços, avalie o que existe de comum com relação a cada recurso. O que vê, ouve, diz para si e sente em cada espaço de recursos?
- Quais são suas tendências e direcionamentos internos semelhantes e distintos em cada espaço de recursos? Como suas qualidades, já reconhecidas por outros para lidar com pessoas em qualquer contexto, fluem cada vez mais em todas as dimensões do seu ser, de forma necessariamente divertida, saudável e prazerosa? Como os três elogios, que já tinha recebido sobre suas qualidades sensuais e sexuais, fazem cada vez mais sentido e onde – especificamente – sente, no seu corpo, a emoção e a sensação que sustentam a mudança?

» Volte, depois dessas considerações aos espaços dos recursos.

Recurso 1: vivencie-o intensamente e leve tudo o que você vê, ouve, diz para si e sente para o espaço do... Recurso 2: combine o que está aí com o que trouxe. Vivencie essa combinação intensamente e leve tudo o que você ouve, diz para si e sente para o espaço do... Recurso 3: combine o que está aí com o que trouxe. Vivencie essa combinação intensamente e leve tudo o que vê, ouve, diz para si e sente para o espaço do... Recurso 2: combine o que está aí com o que trouxe. Vivencie essa combinação intensamente e leve tudo o que você vê, ouve, diz para si e sente para o espaço do... Recurso 1: vivencie intensamente e leve tudo o que você vê, ouve, diz para si e sente para o espaço do...

Perceba que vai havendo uma combinação de todos os padrões e todas as características do que você vê, ouve, diz para si e sente em cada espaço de recursos até que um único, novo, dinâmico, poderoso e forte novo padrão se estabeleça juntando o que existe de melhor em cada um dos espaços de recursos, e de alguma forma, você, inconscientemente, vai combinando meios, caminhos e processos inconscientes e conscientes para que seja cada vez mais fácil, prazeroso, saudável e divertido deixar fluir o que existe de melhor em você, para que sua sexualidade flua simplesmente de forma tão natural como tudo o que existe de natural dentro de você.

Você, inconscientemente, gera e coordena inúmeros processos internos importantes, os quais simplesmente ocorrem e fluem com naturalidade e harmonia, e todo esse segredo generaliza-se para a sexualidade em sua vida. Você não precisa pensar sobre isso, simplesmente isso ocorre nas suas veias e desabrocha na sua vida.

Como, especificamente, seus talentos, recursos e capacidades já percebidos tornam-se cada vez mais parte de você, para a harmonia da sua vida sexual, de forma plena na sua estrutura completamente e corporalmente?

Você, inconscientemente, tenta em vão resistir, adicionar inúmeros outros recursos, de forma consciente ou inconsciente, que são atraídos para esse projeto, fazendo-o otimizar-se a cada dia. Esse processo funciona como um poderoso ímã que atrai tudo e todos que podem colaborar para que a vida sexual prazerosa, saudável e divertida na sua estrutura, agora, seja cada vez mais parte das múltiplas dimensões de seu ser. Todos os ajustes são feitos no seu corpo, fisiologia, funções vitais, do micro ao macro para que, do seu jeito e da sua forma, agora, você entre em contato com os pensamentos e o foco mental capazes de construir uma vida sexual saudável.

Você já quis comprar ou ter coisas e sua mente diminuiu o foco do que não interessava e aumentou o foco do que você precisava procurar, e via essa coisa desejada – bem mais – em todos os lugares. É exatamente esse mecanismo que retorna, agora, para você buscar e focar aquilo que de fato constrói, agora, uma vida sexual prazerosa, saudável e divertida.

O foco preciso desperta as sensações e emoções e a consciência do que é importante para a construção e manutenção de uma vida sexual prazerosa, saudável e divertida.

Você, inconscientemente, estrutura em seguida uma série de hábitos em sua rotina que distribuem o foco e o contato com sensações e emoções que, juntos, constroem uma vida sexual prazerosa, saudável e divertida.

E, finalmente, a cada dia você consolida uma identidade que lhe permite aproveitar e vivenciar vários aspectos importantes para seu ser, que se harmonizam completamente com a dimensão de uma vida sexual prazerosa, saudável e divertida.

Com tudo isso que se espalha para muito além de seu ser, você estrutura uma vida sexual prazerosa, saudável e divertida por todas as dimensões.

» Como se sente enquanto pessoa, no nível da identidade? Qual a importância do que está vivendo? O que acredita que apoia e sustenta isso? Que recursos e capacidades está acessando? Quais comportamentos e ações está produzindo? Como isso se repercute no ambiente à sua volta? Onde o sexo acontecerá, agora, melhor do que em qualquer outro momento?

Você já esperou e idealizou muitas coisas, lugares e pessoas e, na realidade, encontrou de concreto algo diferente do idealizado. Quão melhor pode ser esse novo momento que você, inconscientemente, tenta em vão resistir, estruturar, agora, na sua vida?

Sócrates dizia: "Só sei que nada sei".

O que de fato sabemos sobre quão maravilhosos são os resultados já presentes e alinhados, nas múltiplas dimensões de seu ser, num futuro agora estabelecido? Você, inconscientemente, estrutura e concretiza.

Qual o novo significado sobre ter certeza de seu desempenho sexual? Temos certeza da dúvida sobre quão interessantes podem ser as interações humanas.

Isso significa que já pode ser muito melhor do que jamais imaginou... completamente.

Quantas novas aprendizagens agora e sempre somam-se para criar uma vida sexual plena de satisfação a cada dia? Como pode melhorar mais e mais e gostar do processo?

## Capítulo 15 • Roteiros neuro-hipnóticos para hipnoterapia

**Roteiro 6 – Durma bem! Seu sono profundo e reparador**

Indicações: dificuldade de dormir, dificuldade em se engajar num processo que leve ao sono, tensões e preocupações as quais emergem no momento em que o cliente precisa dormir.

O hipnoterapeuta deve fazer o início do processo, indução para relaxamento e aprofundamento inicialmente. Depois disso, seguir com o roteiro.

**Roteiro**

Dificuldade para dormir é algo que lembro de esquecer ou esqueço de lembrar na mesma proporção em que eu me percebo merecedor de uma vida de melhor qualidade à qual tento em vão resistir, fazer mudanças para melhor a cada dia e noite.

Problemas e desafios retornam à minha mente e mudam como me sinto.

Quais velhas estratégias que me tiravam o sono vou lembrando de esquecer ou esquecendo de lembrar?

É fácil perceber que é difícil relaxar. É difícil perceber que pode ser bem fácil relaxar... Relaxe e perceba a facilidade com que a dificuldade se transforma em aprendizagem e gera infinitas possibilidades de mudanças.

É curioso como muitos dormem bem a despeito de seus problemas. Como funcionava, até então, seu velho padrão ainda não tão favorável, agora, a mudanças? Eu sei que você sabe relaxar e sei que já o fez em momentos e tempos diversos.

Descer degraus ouvindo vozes que convidam a relaxar cada vez mais e de forma mais profunda.

Amplificar o relaxamento.

Eu me pergunto: o quanto você já aprofundou seu estado?

» Alguém poderia perguntar a você: o que mais pode fazer para relaxar mais o corpo e a mente, de forma que possa estar, já, começando a dormir bem de hoje em diante? De que forma, agora, inconscientemente, você pode gerar um sono profundo e sempre reparador? Como já pode ser bom, divertido e prazeroso? Como seria, já, maravilhoso você, inconscientemente, gerar mudanças diversas independentemente das mudanças que você, conscientemente, em paralelo tenta, em vão resistir, fazer? Como seria procurar, inconscientemente, por tudo que favorece a harmonia no meu dia e noite daqui por diante, gerando equilíbrio e noites bem dormidas? Talvez se lembre daquela pessoa que se tornou tão importante, com seu exemplo sobre administrar sua vida e também dormir bem, se perguntando: o que é importante neste momento para que eu também faça o que for necessário e obtenha os efeitos de uma noite de sono bem dormida e todos os seus saudáveis benefícios?

É possível aprender a modificar a forma como nos sentimos sobre os desafios e sobre nós mesmos.

Até a natureza adormece no inverno... até os animais relaxam e dormem tranquilamente no ciclo da vida... Fico me perguntando: o que você, inconscientemente, pode estar despertando para iniciar, já, processos internos e externos diversos que acionam seu ciclo natural de sono saudável a partir de agora?

Toda pessoa que tem ouvido reflete sobre essas palavras, agora: "Quais ajustes posso fazer para ter dias e noites cada vez mais harmônicos e saudáveis?".

Como meu médico de família sempre disse: "Cultive a saúde todos os dias!". Como melhor, já, uma saúde em todos os níveis e dimensões também pode me conduzir necessariamente a noites mais saudáveis de sono profundo e sempre reparador.

É maravilhoso vencer desafios que nos permitem ser mais saudáveis! Quantas memórias sobre vitórias suas e de outros você possui?

Como seria se cada alarme que soasse ao longo do seu dia, como celulares e campainhas, alertassem para que você tente em vão resistir a construir o seu melhor para ter uma vida mais equilibrada e saudável, a qual, inescapavelmente, gera uma noite de sono tranquila, de um sono profundo e sempre reparador?

E cada vez mais, você vai se permitindo relaxar e soltar, descontrair, ou vai descobrindo-se, tendo ido mais fundo do que jamais se permitiu, agora, em termos de construir condições para resolver ao longo do dia pendências e resolver questões, para que o momento de dormir seja absolutamente voltado para o repouso, o descanso do corpo, da mente, do ser.

Dormir bem faz parte da sua qualidade de vida!

Você, inconscientemente, libera de forma harmônica o hormônio melatonina, que produz sonolência antes de você dormir, até porque você encontra formas para facilitar a diminuição de luz ambiente... a melatonina é produzida na glândula pineal e na retina, no escuro que você provoca e procura para dormir.

A cada dia, você lembra de esquecer ou esquece de se lembrar de produzir estresse, gerando saúde e qualidade de vida, o que ajuda também na produção da melatonina.

Você, inconscientemente, sabe o que facilita a produção da melatonina e reedita e refaz processos diversos, os quais facilitam hoje de forma mais saudável a produção da melatonina em sua vida.

Sendo assim, melatonina passa a ser liberada com a redução do estresse e ambientes escuros e gera todas as noites a sonolência e o sono superficial, inicialmente.

Na sequência, acontece a diminuição dos batimentos cardíacos no processo natural de sono e a respiração vai se tornando branda e tranquila, quando então a musculatura relaxa, a temperatura do corpo diminui e seu cérebro produz ondas cerebrais mais lentas.

Tente em vão resistir, entrar na fase do sono profundo ou delta em seguida, com ondas cerebrais mais pausadas e sono lento. Nessa fase você, inconscientemente, libera hormônios como GH ou hormônio do crescimento, que ajuda a manter o tônus muscular, evitando o acúmulo de gordura, melhorando inclusive o desempenho físico e aumentando, por consequência, o combate à osteoporose, assim como libera a leptina, que é o hormônio da saciedade.

Em seguida, você experimenta o máximo nível de profundidade do sono, que é a fase dos sonhos e do processamento e armazenamento das coisas que foram aprendidas durante o dia, inclusive isso que você ouve ou não aqui.

Esse ciclo pode se repetir quatro ou cinco vezes durante o período total de sono, que vai sendo melhorado e otimizado.

Na medida em que vai ouvindo, ou não, a minha voz, ou conjugando o que não percebe, que aprofunda, agora, a noção sobre o quão mais a tranquilidade e o relaxamento podem se tornar cada vez mais presentes, se espalhando por todas as dimensões de seu ser, enquanto gera a entrada num estado sempre mais profundo, mas com particularidades que ajudam com que caminhe progressivamente na direção de um sono profundo e

## Capítulo 15 • Roteiros neuro-hipnóticos para hipnoterapia

cada vez mais saudável, tal qual seu novo estilo de vida dessa mesma forma, agora.

Dormir bem faz parte da sua qualidade de vida! Em seu sono e sonhos, há modificações contínuas, que trabalham gradativamente alterações de padrões, os quais afetam sua qualidade de vida e de sono! Você não precisa compreender como compreende que já modifica sua vida e seu sono para melhor agora!

E quando eu contar de três até zero, você vai aprofundar mais ainda este estado e entrar em contato com recursos saudáveis internos... 3... 2... 1... 0.

Tente em vão resistir, ir na direção do melhor sono dos sonhos, profundo, poderoso e cheio de recursos para uma vida ativamente mais saudável!

Enquanto eu vou falando com você, inconscientemente, vai construindo um padrão para a saúde em sua estrutura, agora, incluindo equilíbrio entre o que se passa dia e noite para que tente em vão resistir, ter noites de sono tranquilas e sono reparador.

É maravilhoso vencer desafios que nos permitem ser mais saudáveis! Fico me perguntando: quão mais saudável tenta em vão resistir se tornar de hoje em diante? À medida que vou prosseguindo com essa indução, você tenta em vão resistir, buscar pensamentos, atitudes e comportamentos saudáveis nas várias áreas de sua vida que, juntos, vão compondo condições para que suas noites sejam sempre bem dormidas e você possa descansar e já dormir profundamente agora. Você já pode começar a ter pensamentos sobre processos que ajudam a construir dias e noites saudáveis, agora ou em alguns minutos, hoje ou amanhã, ou também nos próximos dias, a qualquer hora, mediante cada respiração. É possível aprender a modificar como nos sentimos sobre os desafios e sobre nós mesmos. É possível continuamente crescer e aprimorar seu nível de qualidade de vida em vigília e dormindo muito melhor, agora! Talvez você vá se inspirando progressivamente com essa indução e outras, agora, ou depois. Nunca saberemos ao certo o quanto você já programa sua mente para dormir e viver bem melhor.

Em algum momento, você vai abrir os olhos e tudo vai fazer cada vez mais sentido para você criar uma estrutura mais saudável, com dias e noites harmônicos, desafios resolvidos em momentos específicos, bem antes da hora, em que você se deixará levar, prazerosamente, pelo sono que é uma oportunidade para repousar e viver mais, melhor, e com isso ter mais saúde e inúmeros benefícios em sua vida agora.

É curioso como muitos dormem bem a despeito de seus problemas. É curioso como não explica como tem certeza da mudança, que harmoniza seu ser e gera noites de sono bem dormidas e dias mais tranquilos e harmônicos! Uma parte sua mantinha você não dormindo tão bem quando tenta em vão resistir dormir de agora em diante, por ter desejado até então algo de bom para você. Essa parte tentava chamar sua atenção, ou alertar para alguma coisa importante, ou mesmo fazer algo por você, inconscientemente, encontrar formas saudáveis, divertidas e prazerosas de resolver essas questões e pendências em outros momentos e por outros caminhos, enquanto encontra também formas e meios divertidos e prazerosos de harmonizar dias e noites para que durma já, muito bem, um sono reparador, tranquilamente.

Esta é uma indução hipnótica... e para um processo não saudável, o qual levava ao que poderia ser uma dificuldade em não dormir muito bem, de agora em diante o que gerava o hábito ou processo não saudável que atrapalhava a noite tranquila é o que, a cada respiração, você escolhe lembrar de esquecer ou esquecer de lembrar completamente.

É fácil perceber que é difícil relaxar. É fácil relaxar e dormir bem quando percebo modificações progressivamente feitas em minha estrutura... continuamente, a cada respiração, cada vez mais!

Você vai desenvolver, ouvir e sentir saúde em todas as suas formas, pois há muita informação sobre o quão mais rápido você vai aprendendo um estilo de vida cada vez mais saudável, o qual inevitavelmente resulta em noites de sono profundo, sempre reparador, tudo isso, agora.

Você pode se dar conta ou não do quanto vai se tornando cada vez mais saudável, a cada momento e a cada respiração.

Você sabe, ou não, quão melhor tenta em vão resistir, se sentir, não sabe? E tem muito a ganhar, não tem? E parece que o universo conspira e constrói esse momento de aprendizagem profunda e saúde plena. Problemas e desafios retornam à sua mente e mudam como se sente. O que era um problema ou desafio é agora uma oportunidade para uma vida melhor, mais harmônica e mais saudável! Os problemas e desafios originais lhe deram a oportunidade de mudar, crescer e se desenvolver. Graças a esses problemas e desafios, hoje você é uma pessoa melhor!

Talvez já tenha se dado conta, ou não, de como vão mudando suas sensações e percepções sobre o quão mais saudável, já, vai se tornando, a cada respiração, pois tudo o que aprendeu sobre ter uma noite de sono profundo, tranquilo e saudável ao longo de sua vida está aí dentro, pronto para ser utilizado outra vez. Nada fica de fora do seu processo de crescimento pessoal. Sempre podemos reativar outra vez processos saudáveis que um dia experimentamos, ou mesmo aprendemos, ou observamos, pois tudo fica registrado em nossa mente e nunca nos cansamos de nos surpreender com nossa capacidade de fazer mais com menos sobre todas as nossas conquistas.

Você deve passar agora por um estágio em que começará logo a ter noites de sono mais profundos e saudáveis... É provável que você aprofunde o que está experimentando e tenha um resultado positivo ainda hoje, ou no mais tardar amanhã, ou mesmo ainda essa semana ou mês, progressivamente... Você precisa perceber que se permitir dormir bem, cada vez melhor, é algo cada vez melhor para você... Isso, você já pode aprofundar mais ainda o nível de descanso e bem-estar a cada noite daqui por diante, sendo que esse estado vai sendo vivenciado com mais satisfação e sabedoria... É provável que já possa aumentar mais ainda a qualidade do seu sono, mais rápido do que poderia imaginar ou supor.

Na medida em que respira, vai relaxando mais... Eu sei o quanto você, agora, trabalhou e continuará a se motivar continuamente para trabalhar e construir um padrão de sono e sonhos mais saudáveis... Sei que essa sensação saudável que confirma a mudança necessariamente positiva vibra pelo seu corpo e faz a diferença.

Nesse estágio do processo, você deve estar se perguntando o que vai acontecer e, ainda mais em seguida, enquanto essa reprogramação de seu sono vai se configurando, a cada respiração, para um padrão mais tranquilo e saudável, e como isso se espalha por todo o seu corpo... assim como a compreensão de que tudo está diferente e melhor vai se fazendo mais presente, assim como a disposição para ir adiante, já, trouxe a certeza da vitória!

E eu vou contar de três até zero e cada número aprofundará mais este estado... 3... 2... 1... 0.

Essa programação feita gera um aprofundamento, que gera processos diversos. Este transe vai abrindo as portas para um estilo de vida saudável e noites cada vez mais bem dormidas...

Volte a uma fase muito saudável do passado em que dorme muito bem e descansa à noite, agora! Procure reviver esses momentos de profundo bem-estar outra vez e todas as suas maravilhosas consequências saudáveis e harmônicas presentes em seu organismo...

Você, inconscientemente, vai refazendo a cada dia e noite os passos que sabe utilizar e encadear tão bem, para gerar um estilo de vida saudável e equilibrado de dias produtivos e noites bem-dormidas de novo, experimentando um momento de bem-estar, como consequência todos os dias ao despertar para uma vida inescapavelmente e inevitavelmente melhor.

Você pode continuar a sentir em seu corpo essa agradável sensação de saúde e bem-estar, resultado do equilíbrio de dias e noites saudáveis, pois, em algum momento, você vai começar a sentir seu corpo se soltar para que seu sono seja melhor e, ainda nesta respiração, sentirá os efeitos dessa técnica, enquanto continua a aprofundar mais e mais esse estado, que se transforma progressivamente em um sono profundo, saudável e reparador.

Antes que você possa se dar conta do quão profundo é esse estado, você já terá aprendido a dormir já bem melhor... pois muitos são os sinais acontecendo e gerando mudanças em sua rotina, foco mental, emoções, hábitos e senso de identidade, que vão para muito além de você.

Para já dormir bem ainda hoje e daqui por diante, primeiro você pode experimentar sua musculatura solta, leve; segundo, a mente se soltar e relaxar; terceiro, o corpo desacelerar de forma saudável para você começar a dormir profundamente agora.

> » Eu me pergunto: quanto você gostaria de aprofundar, agora, esse estado cada vez mais saudável? Quem poderá dar o apoio de que necessita para seguir em frente e construir uma vida melhor? Eu me pergunto: quão rapidamente você deseja realizar ações cada vez mais saudáveis para ter dias e noites mais harmônicos?

Naturalmente, você vai aprofundando a qualidade do seu sono cada vez mais...

Como dormir bem melhor e mais profundamente de agora em diante? Felizmente a mente inconsciente, já, providencia todos os ajustes.

A essa altura, você já deve ter percebido que dormirá bem hoje e sempre... Note o quanto as mudanças fazem você se sentir à beira de aprofundar esse estado, para que ele evolua para um sono profundo... Talvez você já esteja sentindo mudanças com esse procedimento, feito completamente.

Dificuldade em dormir é algo que você lembra de esquecer ou esquece de lembrar, na mesma proporção em que você se percebe merecedor de uma vida de melhor qualidade, onde tenta em vão resistir fazer mudanças para melhor a cada dia e noite!

## Roteiro 7 – Vencendo o jogo da vida – Parte I

Indicação: padrões repetitivos limitantes e disfuncionais. Quando o cliente se percebe repetindo padrões de atitudes, pensamentos e comportamentos os quais gostaria que fossem modificados.

O hipnoterapeuta deve fazer o início do processo, indução para relaxamento e aprofundamento inicialmente. Depois disso, seguir com o roteiro:

**Roteiro**

Muitas vezes me pego repetindo atitudes e comportamentos por muito tempo. Algumas coisas que repito são úteis e funcionais, outras nem tanto.

Um jogo se refere a padrões que mantemos e se expressam na forma como falamos, agimos, ao modo como pensamos, sentimos, aos padrões de comunicação e aos papéis e rituais nos quais nos engajamos.

Jogos geram pistas e deixas e têm regras e procedimentos, pois há uma estrutura na forma como interagimos e nas ações que fazemos. E nem sempre serão conscientes.

Pense em três jogos limitantes, os quais vem jogando ultimamente e que vêm gerando resultados negativos.

Veja, ouça e sinta uma última vez antes que se lembre de esquecer ou esqueça de lembrar como os vinha vivendo.

Dê um nome para cada um dos jogos e identifique as principais características e linguagens predominantes.

- Jogo 1   • Jogo 2   • Jogo 3

Acolha e coloque sua "moldura de aprendizagem" mediante o que vai recapitulando uma última vez. Enquanto aprende, pense:

» Está escolhendo jogá-los conscientemente?
» Esses jogos dão suporte e levarão você na direção que deseja ir?
» Para onde esses jogos estão levando você?
» Essa parte que mantém você nos jogos quer o que para você de mais importante através disso?
» Qual/quais jogo(s) preferia estar jogando?
» O que mantém você no jogo?

Algumas vezes, consegui como que "dar um passo atrás" e perceber e sentir coisas sobre o que eu estava pensando e sentindo inicialmente.

Quais três molduras ou crenças está usando para dar sustentação para cada um desses jogos?

- Jogo 1   • Jogo 2   • Jogo 3

Molduras descrevem o conteúdo e a estrutura de nossos pensamentos e nos preparam para os jogos os quais nos permitimos jogar. Estão envolvidos crenças, valores, entendimentos, paradigmas, modelos mentais, expectativas, pressupostos, decisões, identificações etc.

Qual a grande crença limitante ou grande moldura de referência limitante que está, ainda, sustentando essas três molduras que sustentam os três jogos negativos? Ou seja, em que grande coisa precisa acreditar para acreditar nas molduras que identificou? Você se lembra de pequenas coisas aparentemente inexpressivas e insignificantes que você ou alguém fez, as quais geraram grandes resultados no final?

Lembre-se de uma memória sua ou referência sobre alguém na qual, em algum momento, o que era novo e estranho foi se tornando conhecido e familiar, até que se tornou

## Capítulo 15 • Roteiros neuro-hipnóticos para hipnoterapia

tão natural como tudo o que era natural em você ou alguém.

Imagine-se num local bem amplo e, no chão, imagine cinco quadrados coloridos.

» O primeiro deles, ainda mais próximo de você, é o "espaço do problema" que contém essa grande crença limitante há pouco identificada.

Você pode também, eventualmente, usar esse exercício para trabalhar outras crenças limitantes. Imagine-se ou fique em pé no local do quadrado 1. Ache uma cor apropriada. Preste atenção ao estado interno associado com essa crença limitante. Em seguida, saia do local e ponha o foco de sua mente em outra coisa.

» Imagine-se caminhando por fora até o último quadrado (5), o qual corresponde ao "estado desejado" e ao que quer conseguir, e que contém uma crença positiva, poderosa e fortalecedora, mas não é o momento de trabalhar essa crença agora. Ache uma cor apropriada. Acione sua memória e encontre um estado interno no qual você sentiu alinhamento e sabedoria. Apenas experimente o estado interno positivo e o associe com esse último quadrado e sua cor. Você se lembra de um momento onde sabia que não sabia algo e depois, com o tempo, foi se tornando conhecido e familiar até você saber que sabia, ou nem saber que já era parte de você, da sua identidade?
» Volte ao primeiro quadrado (quadrado 1) do que era o problema e a crença limitante com a cor que identificou anteriormente, e se imagine andando e pisando, em cada um dos cinco quadrados, enquanto vou explicando o que vai acontecer em seguida, não agora; você vai considerar primeiro a intenção positiva dessa crença limitante (vá até o quadrado 2), em seguida vai redefinir a crença limitante com base no que descobriu sobre a intenção positiva (vá até o quadrado 3), logo depois vai pensar em duas crenças positivas poderosas que tenha sobre pessoas, mudanças ou transformações que possam de fato ser feitas com recursos associados à crença (vá até o quadrado 4), e finalmente vai considerar qual pode ser uma nova crença positiva, que inclua o que aprendeu e que seja ao mesmo tempo capacitadora e enriquecedora (volte ao quadrado 5).
» Retorne agora ao quadrado da crença limitante com a cor que havia identificado para a situação antes que a mesma já mude. Reflita sobre as perguntas que farei a seguir:

Quando considero o que quero, o que é importante para mim em termos de resultados? Perceber-se ainda com essa crença limitante é uma oportunidade para quê? Essa parte que ainda me faz manter a crença negativa e suas consequências está tentando fazer o que por mim através disso? Como posso usar as informações da intenção positiva para me ajudar a viver melhor e alcançar meus objetivos?

Considere o que vem fazendo ainda em termos de crenças e comportamentos limitantes e repita mentalmente:

Eu escolhi estar assim e gerar esse resultado. Essa tem sido até então minha escolha, nem sempre consciente. Nem sempre sei ou acompanhei conscientemente os detalhes, mas de alguma forma é uma escolha minha. Hoje, já não importa porque eu fiz essas escolhas, apenas importa que eu escolhi um outro caminho.

Você se lembra de um momento onde sabia que não sabia algo e depois com o tempo foi se tornando conhecido e familiar, até você saber que sabia ou nem sabia que já era parte de você, da sua identidade? Quanto prazer e satisfação tenta em vão resistir suportar, com tanta aprendizagem e desenvolvimento em sua vida?

Voltando aos quadrados coloridos, dê um passo adiante para o quadrado 2, que se relaciona à "intenção positiva". Ache uma cor apropriada.

Reflita consigo sobre a seguinte questão: essa parte que ainda me faz repetir a crença negativa e suas consequências está tentando fazer o que por mim através disso? Prefira em sua mente usar palavras e definições diferentes para responder. Palavras que realmente mudem o seu sentimento e estado interno para algo mais positivo.

» Dê um passo à frente, mais uma vez, entrando no quadrado 3, que chamamos de "redefinição". Ache uma cor apropriada. Considere o que era a crença limitante, mas redefina as ideias e palavras negativas originais que usava sobre essa crença para refletir melhor o que você aprendeu e descobriu no quadrado 2 há pouco.

Prefira em sua mente usar palavras e definições diferentes que realmente mudem o seu sentimento e estado interno para algo mais positivo.

» Dê outro passo à frente e entre no quadrado número 4 e pense em duas crenças positivas poderosas que tenha sobre pessoas, mudanças ou transformações que possam de fato ser feitas. Você já experimentou em algum nível essas crenças presentes na sua vida? Traga as memórias e as reviva... Ache uma cor apropriada.

Pense em pessoas que conheça ou que já tenha lido a respeito, mesmo que sejam personagens de livros, filmes ou novelas, os quais pareçam manifestar essas crenças e seus recursos... Imagine-se sendo essas pessoas no contexto específico em que manifestam tais crenças e recursos. Sinta no seu corpo e deixe que se espalhe completamente.

Prefira em sua mente usar palavras e definições diferentes que realmente mudem o seu sentimento e estado interno para algo mais positivo.

Lembre-se de uma memória sua ou referência sobre alguém na qual, em algum momento, o que era novo e estranho foi ficando conhecido e familiar, até que tornou-se tão natural como tudo o que era natural em você ou alguém. Quem melhor me torno incorporando novos e poderosos elementos e aprendizagens na minha estrutura?

» Dê um passo à frente de novo, para o local da nova crença poderosa e do estado desejado. Ache uma cor apropriada. Lembre-se inicialmente do que deixou associado com esse quadrado e sua cor: um estado interno no qual você sentiu alinhamento e sabedoria. Veja, ouça e sinta tudo isso outra vez.

Para construir uma nova e poderosa crença, responda às perguntas a seguir, vendo, ouvindo e sentindo intensamente o que lhe venha à mente:

» Quais resultados quer realmente alcançar?
» Quais passos específicos podem conduzir a esses resultados?

## Capítulo 15 • Roteiros neuro-hipnóticos para hipnoterapia

» Quais comportamentos ou ações são requeridos para tomar as medidas necessárias que vão lhe permitir chegar lá?
» Qual o melhor plano, especificando as capacidades e qualidades necessárias para, efetivamente, executar esses comportamentos e ações?

Com base no que refletiu, formule agora uma nova declaração sobre o que pode se tornar uma grande e poderosa crença positiva, a qual incorpore tudo o que você aprendeu e trabalhou e que seja também capacitadora e enriquecedora para que jogue jogos muito saudáveis.

Prefira em sua mente usar palavras e definições diferentes que realmente mudem o seu sentimento e o estado interno para algo mais positivo.

» Caminhe ao longo da cadeia várias vezes, passando por todos os quadrados, enquanto as cores de cada um vão acendendo e ajudando que consiga, mais facilmente, repetir as declarações associadas com cada um deles: intenção positiva (2), redefinição da intenção (3), associação com crenças poderosas (4), reformulação de uma nova crença alinhada com o que quer (5).

Caminhe cada vez mais rapidamente e assumindo uma atitude que integre tudo o que cada caminhada vai lhe ensinando, até que perceba haver um fluxo fácil e suave do estado atual até o estado desejado, tanto no nível linguístico, ou seja, do que as coisas significam, quanto no cinestésico, ou seja, relacionado ao que sente. Até que no estado atual já tenha tudo integrado em si!

Imagine que uma segunda pele ou campo de energia circunda você com todos os segredos sobre toda a transformação feita agora.

Você se lembra de pequenas coisas aparentemente inexpressivas e insignificantes que você ou alguém fez, as quais geraram grandes resultados no final? Quantas outras pequenas, mas importantes atitudes e comportamentos pode fazer todos os dias para gerar fabulosos resultados ao longo de um tempo, agora?

**Roteiro 8 – Vencendo o jogo da vida - Parte 2 - Estruturando jogos positivos**

Indicação: padrões repetitivos limitantes e disfuncionais. Quando o cliente se percebe repetindo padrões de atitudes, pensamentos e comportamentos os quais gostaria que fossem modificados.

O hipnoterapeuta deve fazer o início do processo, indução para relaxamento e aprofundamento inicialmente.

Observação: dependendo do tempo, pode ser feito na sequência ou numa sessão de hipnoterapia complementar posterior ao roteiro anterior. No caso de ser feito numa sessão em separado, gostaria de lembrar dos passos da hipnoterapia: indução de relaxamento, aprofundamento, para então usar o roteiro a seguir. Recomendo fazer um apanhado do que foi feito na indução anterior, tanto na entrevista inicial posterior à sessão hipnótica quanto no momento do transe.

**Roteiro**

Algumas vezes consegui como que "dar um passo atrás" e perceber coisas sobre o que eu estava pensando e sentindo inicialmente. Essa percepção é uma oportunidade para quê? O que posso escolher fazer de bom com isso?

Imagine a segunda pele ou campo de energia que circunda você com todos os segredos sobre toda a transformação feita na etapa anterior (aqui recomendo uma breve recapitulação).

Veja, ouça e sinta... e comece a pensar num novo jogo mais saudável, o qual ajudará que consiga de forma mais fácil, divertida e prazerosa atingir seus grandes objetivos.

Engenharia para um novo jogo.

Pergunte-se:

» Qual novo jogo quero jogar agora para conseguir meus objetivos?
» Quais pessoas desejo influenciar com eles? (pode incluir ou mesmo ser só você).
» O que mais me importa, agora? O que realmente importa? O que me atrairia para esse novo jogo?
» Quem mais estará envolvido no jogo?
» O que quero com isso? O que quero para os outros com isso?
» Como esse jogo será jogado? Quais molduras são melhores para que o mesmo funcione? Minha segunda pele ou campo de energia contribuem de que forma?
» Como posso mudar ou parar o novo jogo quando necessário?
» Como posso melhor me persuadir para me manter jogando?
» O que preciso pensar, sentir, falar e agir para que o jogo funcione?

Tudo trabalhado completamente é simplesmente cada vez mais parte de você de agora em diante.

Você aprecia o que vê, ouve e sente manifestando-se em sua vida e na sua rotina... envolvendo seus pensamentos, ideias, emoções, programando o foco da sua mente, disparando emoções consistentes com o que focaliza, acionando memórias para aprender e repetir o que funciona de forma melhor e cada vez mais eficaz, e cunhando em sua identidade um jeito cada vez mais saudável e poderoso de ser completamente.

Como pode se divertir e sentir prazer criando esse e outros jogos saudáveis e positivos em sua vida?

Na sua vida pessoal, nos seus relacionamentos afetivos, familiares, de amizade, sociais, profissionais e, sobretudo, nos relacionamentos desafiadores tudo isso se manifesta de forma sábia e poderosa.

Imagine-se num futuro, agora, vendo, ouvindo e sentindo intensamente todas as coisas aqui aprendidas e trabalhadas e, num primeiro nível, pensando e sentindo internamente tudo isso e, num segundo nível, falando e agindo de forma consistente com esse processo interno.

Os resultados e desdobramentos são infinitamente superiores e melhores do que qualquer outra coisa anteriormente imaginada, e um forte senso de gratidão ao universo por essa transformação, agora, tenta em vão resistir ser parte de você, da sua estrutura e identidade cada vez mais agora.

## Capítulo 15 • Roteiros neuro-hipnóticos para hipnoterapia

Quanto mais repetir essa gravação, mais rapidamente todas as coisas mudarão dentro e fora de você. Isso é eficaz, poderoso e transformador. Todos os segredos da outra mente se organizam e se manifestam do seu jeito e da sua maneira... parece que todo o universo conspira para que seja cada vez mais e mais fácil para você.

Sua mente sintoniza-se com a mente universal e com o campo sincronizando e sintonizando você com tudo e todos que podem contribuir para que essas sugestões sejam, mais facilmente, saudavelmente e prazerosamente alcançáveis.

Sua mente identifica e aproxima outros com quem pode associar-se de inúmeras formas e de muitas maneiras, para que tenham um momento único, especial e enriquecedor e contribuam de alguma forma para um mundo e um universo melhor e mais saudável. Essas aproximações ocorrem de forma consciente e inconsciente.

Algumas associações podem ser afetivas, relacionamentos pessoais. Outras podem ser sociais ou profissionais. O que for melhor e mais apropriado para todos em algum nível.

Todo o manancial de recursos internos e externos disponíveis alinham-se para que tudo isso simplesmente aconteça na sua estrutura agora.

Na eventualidade de respirar, a partir de agora, a cada respiração esse processo é otimizado e melhorado em todas as dimensões de seu ser, mas apenas se você respirar, se você beber água, se comer e se suas funções rotineiras de ordem fisiológica e psicológica que mantêm a vida em você continuarem funcionando cada vez melhor, a cada respiração.

E quanto menos você entender o que você, inconscientemente, entende e acata ou quanto menos se lembrar, lembrando-se de esquecer ou se esquecendo de se lembrar, mais facilmente tudo isso faz cada vez mais parte da sua estrutura neste momento.

Muitas vezes me pego repetindo atitudes e comportamentos por bastante tempo. Algumas coisas que repito são úteis e funcionais, outras nem tanto. Quando revejo antigos padrões com novas aprendizagens em minha estrutura, o que nem me dou conta que já é bem diferente em mim, a cada respiração?

Eu vou fazer uma contagem de 5 até 0 e você vai escolher se vai despertar no 0 ou se vai dormir profundamente um sono profundo e reparador.

Quando estiver em vigília, vai elaborar e seguir uma lista do que vai pensar e agir para construir seu resultado desejado de hoje aos próximos dez dias... 5... 4... 3... 2... 1... 0.

## Roteiro 9 – Swish

Indicação: comportamentos compulsivos como roer unhas, comer demais o que não se quer etc. É indispensável fazer uma boa preparação.

**Preparação para o swish**

Comportamentos compulsivos e impulsivos têm bons resultados com a técnica *swish* da PNL. A famosa e popular técnica do *swish* foi desenvolvida para ajudar pessoas a lidar com respostas problemáticas associadas com uma imagem mental específica.

O padrão *swish* foi demonstrado em sua essência pela primeira vez em um seminário feito por Richard Bandler e Robert Dilts:

Respostas compulsivas ou obsessivas como o desejo incontrolável por cigarros, doces ou comidas, por exemplo, estão sempre associadas a uma imagem em particular da coisa em questão na direção da qual a obsessão está relacionada. Essas são imagens que parecem estar sempre retornando, não importa o quanto alguém tente se esforçar para as tirar da mente. Em termos da "Teoria da Auto-organização", essas imagens se mantêm onde estão por algum tipo de "atrator". Essas imagens são em si "atratores" para certos sentimentos e comportamentos (DILTS; DELOZIER, 1981).

Mais adiante, os autores concluem:

A essência do padrão *swish*, no entanto (é a razão para o nome *swish*), recai na forma como a nova imagem é substituída pela velha imagem. A imagem problemática precisa ser desestabilizada e substituída pela nova imagem de tal forma que a pessoa tenha o senso de estar "se afastando" da imagem problema e indo "em direção" ao novo atrator (Ibidem, p.1361).

Ideal para comportamentos compulsivos automatizados: roer unhas, comer demais algo que não é saudável. Algo que envolva mais comportamentos, ações e capacidades usados de forma automática. Se você perceber que o comportamento envolve crenças limitantes em demasia, trabalhe-as com outras técnicas ou no produto digital "Desintegrando Crenças Limitantes".

Oriente seu cliente assim:

Pegue papel e caneta e anote as perguntas que farei a seguir, antes de passar para a próxima etapa e fazer o *swish*. Uma boa preparação é condição para o sucesso da técnica.

Comece definindo onde você está e o que você deseja e por que o que você deseja é importante em si e para sua vida como um todo.

Essa parte que mantinha você nesse comportamento limitante e negativo tentava fazer o que de mais importante através dele? Mostrar ou comunicar o quê?

Identifique três caminhos mais harmônicos e saudáveis para lidar com isso, o que essa parte tentava fazer, através do comportamento que não tenha de envolver os velhos comportamentos negativos e limitantes.

Quais as implicações dessas modificações? Como isso afeta para melhor sua vida como um todo? Por que vale a pena arrumar essas coisas?

Uma imagem-pista é uma fotografia em preto e branco na qual a pessoa está prestes a começar o comportamento limitante. Você deve se imaginar dentro dela vendo, ouvindo e sentindo a experiência como se estivesse segundos antes de começar o comportamento.

A segunda imagem é a imagem do resultado desejado que deve ser colorida onde você se vê de fora, produzindo um comportamento melhor e mais adequado. Não associe a nenhum contexto muito específico.

Você colocará a imagem pista grande ocupando toda a tela mental e a imagem do resultado desejado pequena, embaixo e à direita.

A primeira (pista) vai diminuir o brilho, ficar distante, menor enquanto a segunda vai crescer até ocupar toda a tela, próxima com cores e brilho. Nesse ponto, a imagem pista desaparece.

Você vai passar um certo tempo apreciando a mudança, o prazer e a satisfação dos benefícios e desdobramentos do resultado desejado e, ao final, vai colocar uma tela branca em sua mente e remontar a imagem pista grande e a desejada pequena e repetir o processo entre cinco e sete vezes.

Cada conjunto de cinco a sete repetições é um ciclo, e é desejável que você faça de 21 a 30 ciclos para o mesmo objetivo.

## Capítulo 15 • Roteiros neuro-hipnóticos para hipnoterapia

### Swish: reprogramando comportamentos impulsivos e compulsivos

Antes da técnica a seguir, lembre-se de fazer a fala introdutória, indução de relaxamento e aprofundamento.

É fundamental que o cliente tenha respondido às questões da preparação antes de começar o ciclo do *swish*.

### Roteiro

Aqui recomendo que o hipnoterapeuta comece fazendo uma recapitulação das respostas dadas pelo cliente na preparação e das imagens designadas para a técnica. Depois continue com o texto a seguir.

Vamos fazer uma montagem mental com duas imagens. Lembrando: a imagem-pista é uma fotografia em preto e branco, na qual está prestes a começar o comportamento limitante. Você deve se imaginar dentro dela vendo, ouvindo e sentindo a experiência segundos antes de começar o comportamento.

A segunda imagem é a imagem do resultado desejado que deve ser colorida, onde você se vê de fora, produzindo um comportamento melhor e mais adequado. Não associe a nenhum contexto muito específico.

Você colocará a imagem pista grande ocupando toda a tela mental e a imagem do resultado desejado pequena, embaixo e à direita.

A primeira (pista) vai diminuir o brilho, ficar distante, menor enquanto a segunda vai crescer até ocupar toda a tela, próxima com cores e brilho. Nesse ponto, a imagem pista desaparece. Tudo isso em menos de um segundo quando eu fizer *swish*.

» Tudo pronto? Então vamos 1... 2... e *swish*!!! Agora você vai passar um certo tempo apreciando a mudança, o prazer e a satisfação dos benefícios e desdobramentos do resultado desejado e, ao final, vai imaginar uma tela branca em sua mente e, só então, remontar a imagem pista grande e a desejada pequena e repetir o processo entre cinco e sete vezes.

» Vamos outra vez? Montadas as imagens pistas e desejadas da forma original? Tudo pronto? Então vamos, 1... 2... e *swish*!!! Agora você vai passar um certo tempo apreciando a mudança, o prazer e a satisfação dos benefícios e desdobramentos do resultado desejado e, ao final, vai imaginar uma tela branca em sua mente e, só então, remontar a imagem pista grande e a desejada pequena e repetir o processo entre cinco e sete vezes.

» Vamos outra vez? Montadas as imagens pistas e desejadas da forma original? Tudo pronto? Então vamos 1... 2... e *swish*!!! Agora você vai passar um certo tempo apreciando a mudança, o prazer e a satisfação dos benefícios e desdobramentos do resultado desejado e, ao final, vai imaginar uma tela branca em sua mente e, só então, remontar a imagem pista grande e a desejada pequena e repetir o processo entre cinco e sete vezes.

» Vamos outra vez? Montadas as imagens pistas e desejadas da forma original? Tudo pronto? Então vamos 1... 2... e *swish*!!! Agora você vai passar um certo tempo apreciando a mudança, o prazer e a satisfação dos benefícios e desdobramentos do resultado desejado e, ao final, vai imaginar uma tela branca em sua mente e, só então, remontar a imagem pista grande e a desejada pequena e repetir o processo entre cinco e sete vezes.

» Vamos de novo? Montadas as imagens pistas e desejadas da forma original? Tudo pronto? Então vamos 1... 2... e *swish*!!! Agora, vai passar um certo tempo apreciando a mudança, o prazer e a satisfação dos benefícios e desdobramentos do resultado desejado e, ao final, imagine uma tela branca em sua mente.

## Roteiro 10 – Alinhando-se para aumentar seu poder de concentração

Indicação: melhoria da concentração. Combinar melhor as habilidades ativas e passivas de concentração. Antes da técnica a seguir, lembre-se de fazer a fala introdutória, indução de relaxamento e aprofundamento. Relaxe...

Imagine que esse estado profundo transforma-se num transe hipnótico que vira um sono gostoso, o qual produz maravilhosos sonhos.

Sonhos muitas vezes produzem estranhas e elucidativas imagens e narrativas e você está prestes a experimentar uma nova.

Dormindo à noite um sono profundo e sempre reparador, existe um entendimento que é o momento de fazer novas escolhas sobre como melhor se concentrar e onde essa mudança vai lhe trazer benefícios múltiplos.

» Por que é importante concentrar-se melhor? Quantas pessoas conhece ou ouviu falar a respeito que melhoraram seu nível de concentração? Quais talentos possui, os quais poderiam ajudar na melhora de sua concentração? Por que merece os benefícios de uma melhor concentração?

Todos nós sabemos como nos concentrar. Algumas pessoas têm mais facilidade para se concentrar em uma coisa específica, enquanto outras para relaxar a mente e absorver o que acontece no momento.

Concentração ativa é quando você realmente coloca todo o foco da sua mente em uma tarefa específica, envolvendo-se completamente na mesma. É o tipo de concentração especialmente útil para grandes desempenhos, como prática esportiva e outras coisas do gênero.

Concentração passiva é relaxar e ficar absorvido por uma experiência, não fazendo esforço ativo para se engajar na mesma. Apesar de você não estar fazendo nenhum esforço para se lembrar do que aconteceu, geralmente vai relembrar vários detalhes, como o que foi dito, incluindo momentos específicos.

Quando usamos a concentração passiva, nós estamos deixando que tudo "entre", mas não estamos fazendo por onde isso entrar. Algumas coisas são mais fáceis de serem feitas num estado de concentração ativa enquanto outras coisas são mais fáceis no estado de concentração passiva, mesmo assim algumas pessoas se habituam mais a um dos tipos.

### Instalando o painel de controle mental

» Imagine um painel de controle com duas linhas de controle.

Uma das linhas vai de zero a dez e se move para a esquerda, ao passo que outra vai de zero a dez e se move para a direita.

## Capítulo 15 • Roteiros neuro-hipnóticos para hipnoterapia

» No lado onde o dez está na esquerda, coloque a concentração passiva que é sua habilidade de simplesmente relaxar e absorver informações, sem nenhum tipo de envolvimento ativo de sua mente consciente. No lado onde dez está, à direita, coloque a concentração ativa, que é a sua habilidade de engajar plenamente sua mente e, quando necessário, o seu corpo numa tarefa específica. Instalar o painel de controle em sua mente dá mais autocontrole de sua neurologia e fisiologia, assim como desenvolve a capacidade de modificar, rapidamente, seu estado de concentração, além de mais controle sobre seus pensamentos, sentimentos e comportamentos, o que gera muito mais impacto no mundo no qual vivemos.

» Lembre-se de um momento no qual você esteve no estado passivo de concentração, assistindo televisão, ouvindo música, meditando ou relaxando acompanhando algo que acontecia sem fazer nenhum tipo de esforço. Volte a essa memória algumas vezes, veja o que viu, ouça o que ouviu, sinta o que sentiu. À medida que vai fazendo isso, o controle de seu painel da concentração passiva vai para a esquerda.

Volte pelo menos três vezes mais para essas memórias, vivendo intensamente enquanto desliza o controle para a esquerda.

» Agora lembre-se de um momento no qual você esteve num estado de concentração ativa, em pleno engajamento, usando toda a sua atenção para fazer alguma coisa. Sua energia estava em alta e talvez estivesse experimentando um pouco de adrenalina em seu sistema. Volte para esse momento, veja o que viu, ouça o que ouviu e sinta o que sentiu. Conforme experimenta a concentração ativa, deslize o controle de seu painel de concentração ativa, que vai para a direita.

Volte para essa experiência e a reviva plenamente, três vezes mais, sempre movendo o controle para a direita.

» Mova agora o controle da concentração passiva para a esquerda e reviva outro momento, no qual você relaxou e se deixou ficar absorto por um estado passivo de concentração. Mova em seguida, gentilmente, o controle da concentração ativa para a direita e se lembre de outro momento, onde se engajou plenamente em um estado ativo de concentração.

Faça mais três vezes para cada lado, sempre vivendo plenamente cada momento.

**Mixando os estados de concentração**

» Mova o controle da concentração passiva um pouco para a esquerda e aproveite o efeito relaxante da concentração passiva.

» Mova ao mesmo tempo o controle da concentração ativa um pouco para a direita, vagarosamente e gentilmente, o suficiente para que (ao mesmo tempo que continua a experimentar a concentração passiva) experimente também um pouco de concentração ativa. Experimente 10%, depois de 20%, 30% e assim por diante, experimentando a diferença no que vê, ouve e sente, de um

estágio para outro nessa mistura, relembrando que, ao mesmo tempo, você sente os efeitos da concentração passiva misturados com os efeitos da concentração ativa.
- » Mova os dois controles para a direita e para a esquerda até que você tenha 50% de concentração passiva misturados com 50% de concentração ativa ao mesmo tempo. Uma combinação perfeita das duas. E perceba como se sente e o que isso representa em seu mundo interno.
- » Experimente depois dessa etapa mover o controle da concentração ativa até o final, na medida em que a concentração passiva vai se dissipando até zerar. Volte ao estado onde experimenta 50% de cada uma. Agora mova o controle da concentração passiva até o final, experimentando a concentração ativa dissipar-se completamente. Repita o processo cinco vezes, mais gradual e lentamente, experimentando mudanças no que vê, ouve, sente e no significado da experiência.

Pratique esse exercício algumas vezes mais para ganhar cada vez mais controle dos níveis de concentração, experimentando hora concentração ativa, hora concentração passiva e em outros momentos a mistura delas no nível que lhe for mais conveniente.

## Roteiro 11 – Desapegando-se de relacionamentos negativos ou terminados

O hipnoterapeuta deve fazer o início do processo, indução para relaxamento e aprofundamento inicialmente. Depois disso, seguir com o roteiro.

### Roteiro

Pense no término ou ruptura do relacionamento que não mais lhe atende, colocando imediatamente foco nas razões e motivos pelos quais chegou a essa conclusão. Pense no sentimento ainda negativo ou limitante que estava experimentando para o que ainda estava sentindo e chamando de "limitante", antes que ocorra a qualquer momento uma mudança... que nome teria?

Se imaginarmos que existe uma parte produzindo – ainda – o sintoma (ou experiência) negativo e limitante, esse sintoma (ou experiência) poderia estar alertando para o quê? O que é importante que você se beneficiaria prestando mais atenção ou cuidando de si sobre essa situação? Perceber o que ainda experimenta como negativo ou limitante nessa experiência é uma oportunidade para que desperte atitudes e comportamentos mais positivos em você?

Traga à sua mente memórias de coisas que eram ruins e pareciam insuportáveis no passado, mas hoje são percebidas como indiferentes e distantes... E agora, quando compara o que sente hoje com o que sentia antes, isso talvez faça você perceber como pessoas, ouvindo ou não, podem mudar o significado de suas experiências e como elas se sentem... Sente o que quero dizer?

Traga à sua mente lembranças nas quais escolheu superar ou vencer alguma coisa, e assim você o fez! O que viu, ouviu, sentiu e falou consigo que foi fundamental nesse sentido?

Pense no término ou na ruptura do relacionamento. Quais foram os julgamentos e generalizações que você fez sobre si e sobre a pessoa envolvida? Como explica o que aconteceu e "quem fez o quê" que acabou gerando o desfecho conhecido?

Agora pense em alguém que você admira. Pode ser um amigo ou mentor, ou mesmo um personagem fictício. Imagine essa pessoa, agora, observando o filme desse evento, percebendo o que você está sentindo, ainda, o que está pensando e passando por conta desse rompimento.

Tome agora o lugar dessa pessoa e veja esse filme como se fosse essa outra pessoa (e não você) olhando para você e, no lugar distanciado dela, imagine o que ela pensaria sobre a situação que você estava vivendo. Perceba bem o contraste para com o que você estava vivendo antes.

Agora imagine um outro observador... Alguém que não o conheça, nem a outra pessoa, nem nada do que aconteceu completamente. Alguém ainda mais neutro e distante, observando esse primeiro observador observando o mesmo filme de uma certa distância, por trás de uma espessa parede de vidro à prova de balas, a qual o isola completamente do que quer que se passe do outro lado. Gaste um certo tempo colocando-se agora no lugar deste segundo observador, vendo, ouvindo e sentindo alguém por trás de um vidro espesso, olhando algo sobre outra pessoa... perceba como é estar nesta posição bem neutra e distante, tentando ou não fazer uma ideia exatamente do que se passa... perceba o contraste e a diferença para as outras posições.

Avalie sua experiência notando as diferenças, por menores ou maiores que sejam, de cada ponto de vista, notando quais delas são úteis e como contribuem para que se sinta bem com sua decisão de mudar nesse momento.

Lembre-se de cinco momentos fáceis de serem lembrados quando ainda estava num grande nível de envolvimento com a pessoa, antes dos problemas.

Comece a recordar a primeira lembrança outra vez... depois de alguns segundos, saia de dentro dela, vendo-a de fora, de forma que você possa se ver na imagem até que ela fique pequena e que a intensidade emocional se reduza.

Tire a cor da imagem até que fique preto e branco e, logo em seguida, transparente. Perceba que, quando você olha para o evento dessa forma, vai parecer como se esse evento estivesse acontecendo com outra pessoa e a intensidade emocional, inevitavelmente, vai estar bastante reduzida. Dessa forma, você já terá decodificado sua memória.

Agora, vamos repetir o processo com relação à segunda lembrança.

Comece a recordar a segunda lembrança outra vez... depois de alguns segundos, saia de dentro dela, vendo-a de fora, de forma que você possa se ver na imagem até que ela fique pequena e que a intensidade emocional se reduza.

Tire a cor da imagem até que fique preto e branco e, logo em seguida, transparente. Perceba que, quando você olha para o evento dessa forma, vai parecer como se esse evento estivesse acontecendo com outra pessoa, e a intensidade emocional, inevitavelmente, vai estar bastante reduzida. Agora vamos repetir o processo com relação à terceira lembrança. Comece a recordar a terceira lembrança outra vez... depois de alguns segundos, saia de dentro dela, vendo-a de fora, de forma que você possa se ver na imagem até que ela fique pequena e que a intensidade emocional se reduza.

Tire a cor da imagem até que fique preto e branco e, logo em seguida, transparente. Perceba que, quando você olha para o evento dessa forma, vai parecer como se esse evento estivesse acontecendo com outra pessoa, e a intensidade emocional inevitavelmente vai estar bastante reduzida.

Agora vamos repetir o processo com relação à quarta lembrança.

Comece a recordar a quarta lembrança outra vez... depois de alguns segundos, saia de dentro dela, vendo-a de fora, de forma que você possa se ver na imagem até que ela fique pequena e que a intensidade emocional se reduza.

Tire a cor da imagem até que fique preto e branco e, logo em seguida, transparente. Perceba que, quando você olha para o evento dessa forma, vai parecer como se esse evento estivesse acontecendo com outra pessoa, e a intensidade emocional inevitavelmente vai estar bastante reduzida.

Agora vamos repetir o processo com relação à quinta lembrança.

Comece a recordar a primeira lembrança outra vez... depois de alguns segundos, saia de dentro dela, vendo-a de fora, de forma que você possa se ver na imagem até que ela fique pequena e que a intensidade emocional se reduza.

Tire a cor da imagem até que fique preto e branco e, logo em seguida, transparente. Perceba que, quando você olha para o evento dessa forma, vai parecer como se esse evento estivesse acontecendo com outra pessoa, e a intensidade emocional, inevitavelmente, vai estar bastante reduzida.

Perceba como se sente diferente agora e o que a diferença que você tenta em vão resistir experimentar significa sobre a mudança que inescapavelmente vai fazendo.

Lembre-se nesse momento de cinco experiências negativas com a pessoa, em que sentiu definitivamente insatisfação com relação à pessoa, por ela ter feito alguma coisa que o feriu, entristeceu ou ofendeu, gerando sentimentos e experiências negativas.

Agora identifique a memória mais forte e volte a reviver intensamente aquele momento. Viva-o novamente em todos os detalhes, outra vez, vendo, ouvindo, sentindo e conversando consigo como se lá estivesse outra vez.

Coloque, em seguida, cores, luz e brilho na imagem, tornando-a clara e brilhosa, ao mesmo tempo em que intensifica as sensações.

Faça o mesmo para cada uma das cinco imagens.

Na segunda memória... viva o evento novamente em todos os detalhes, outra vez, vendo, ouvindo, sentindo e conversando consigo como se lá estivesse outra vez.

Coloque, em seguida, cores, luz e brilho na imagem, tornando-a clara e brilhosa, ao mesmo tempo em que intensifica as sensações.

Na terceira memória... viva o evento novamente em todos os detalhes, outra vez, vendo, ouvindo, sentindo e conversando consigo como se lá estivesse outra vez.

Coloque, em seguida, cores, luz e brilho na imagem, tornando-a clara e brilhosa, ao mesmo tempo em que intensifica as sensações.

Na quarta memória... viva o evento novamente em todos os detalhes, outra vez, vendo, ouvindo, sentindo e conversando consigo como se lá estivesse outra vez.

Na quinta memória... viva o evento novamente em todos os detalhes, outra vez, vendo, ouvindo, sentindo e conversando consigo como se lá estivesse outra vez.

Coloque, em seguida, cores, luz e brilho na imagem, tornando-a clara e brilhosa ao mesmo tempo em que intensifica as sensações.

Lembre-se de momentos em que fez mudanças desafiadoras em sua vida, as quais tiveram repercussões positivas e saudáveis para você, apesar do desafio.

Perceba agora como se sente bem melhor sobre a mudança de vida que está fazendo.

Imagine a sua linha do tempo, que é a linha mental imaginária, a qual descreve sua trajetória na vida. Identifique ao longo dessa trajetória onde estão os eventos que pertencem ao passado, ao presente e ao futuro.

## Capítulo 15 • Roteiros neuro-hipnóticos para hipnoterapia

Pelo lado de fora, aproxime-se do espaço entre o presente e o passado e perceba como o relacionamento terminado, corrompido, já não mais pertence ao presente. Note esse detalhe e perceba a importância que isso tem. Perceba como, no presente, ainda existem alguns resquícios envolvendo pensamentos, sentimentos, atitudes, crenças, ainda como resultado da experiência vivida, hoje no passado. Aproxime-se do espaço da linha que compreende o futuro melhor pelo lado de fora e note como você tenta em vão resistir envolver-se de agora em diante em processos internos e externos mais saudáveis, positivos, nos quais inclusive a qualidade dos seus relacionamentos é uma entre muitas coisas que fazem bem. Como você se comporta e quais são as evidências em suas ações e decisões, as quais mostram para qualquer observador que não só você superou aquele relacionamento limitante e não saudável, mas escolhe sentir-se bem, gostando mais de si, buscando e atraindo coisas, pessoas, situações saudáveis, as quais agregam grande valor positivo para sua vida. No futuro, que neste momento é presente, você vê, ouve e sente o prazer de ter superado muitas coisas em sua vida, entre elas aquele relacionamento, o qual vai gradativamente lembrando de esquecer.

Imagine-se compartilhando com uma pessoa querida sua mudança, em que você explica e a convence, plenamente, dentro de seus critérios, que você pôde mudar e usou seus recursos e capacidades internas para esse objetivo e que, agora, é simplesmente maravilhoso colher um resultado o qual você muito merece!

Lembre-se, enquanto imagina compartilhar essa experiência com a pessoa, de inúmeras outras situações em que sentiu merecer colher os resultados positivos, por ter vencido ou superado problemas e desafios, enquanto explica para essa pessoa quais capacidades, recursos e comportamentos são importantes em geral, para superar um desafio e ir adiante na vida para lidar com oportunidades melhores.

Imagine-se explicando para a pessoa a importância de perseverar e superar desafios em geral, identificando quais crenças apoiam esse processo e quão bem você se sente enquanto pessoa fazendo isso por si.

Nesse ponto no tempo, explique para essa pessoa que muitas outras coisas que já incomodaram no passado hoje estão praticamente esquecidas, como se estivessem se deteriorando, a cada segundo, numa piscina de ácido em algum lugar remoto atrás de você. Imagine em seu passado a referida piscina consumindo gradativamente, a cada segundo, memórias muito vagas que você ainda tinha sobre coisas que acreditava ter vivido, mas não mais se lembra dos detalhes por estarem a um passo da amnésia.

Desse ponto de sua linha do tempo, imagine que os pedaços do presente em que você ainda sentia consequências do relacionamento negativo, que agora estão no passado, porque você está no futuro, que correspondem às memórias sobre o término e o rompimento do relacionamento, destacam-se de sua linha e são jogados na piscina onde começam, rapidamente, a se deteriorar junto como todas as outras coisas que você já lembrou de esquecer. Perceba como essas memórias do relacionamento vão adquirindo o mesmo aspecto, forma, cores, tamanho, aparência, sons e trazem para pessoas observando os mesmos tipos de sensações.

Na mesma proporção e momento em que as imagens, sons e sensações sobre o relacionamento vão se deteriorando, você vê, ouve, fala consigo e sente o prazer de poder superar, ser capaz de vencer, e transformar sua vida e merecer manifestar no mundo o melhor para si, saturando-se nessa experiência positiva e prazerosa.

Continue saturando-se no prazer de merecer sentir-se muito bem e transforme os segredos e mistérios dessa experiência em uma segunda pele, ou campo de energia, e vá caminhando com ele desse presente até o presente, com esse presente que você se deu. Especialmente onde antes havia consequências negativas de um relacionamento, agora terminado. Você amplifica o poder e o significado da transformação feita e do senso de merecer viver, de uma forma mais feliz e saudável, imaginando que está convencendo uma pessoa muito querida porque você pode, é capaz e merece viver isso hoje em sua vida!

Imagine-se pensando ocasionalmente nos efeitos negativos que você tinha com dificuldade, exatamente do mesmo jeito e da mesma forma que você imagina com dificuldade outras coisas, que você praticamente já esqueceu com as mesmas cores formas, aparências, sons, sensações e outras características presentes nos fragmentos de memórias, dos quais você mal se lembra antes que a amnésia varra tudo!

### Roteiro 12 – Padrão de trabalho com lutos e perdas

Este roteiro foi inspirado no trabalho de Richard Bandler (2008).

- » Identifique a situação a qual deseja trabalhar sobre luto ou perda.
- » Intenção positiva: identifique seu acervo com todas as boas memórias que possui sobre ter vivido bons momentos com essa pessoa. Depois de as ver numa tela de cinema mental de fora, entre nelas e as reviva. Nesse momento, você só deve reviver as experiências boas e positivas. Caso venha outra coisa, afaste-a gentilmente. Amplifique o que vê, ouve e sente de forma positiva. Imagine um halo de energia ao redor de seu corpo guardando e mantendo em si esse estado. Saia de dentro da tela e carregue esse halo de energia com você para fora, mantenha-o consigo, mantendo esse estado.
- » Com o halo de energia e mantendo o estado, coloque uma parede de vidro entre você e a tela, e identifique as memórias ruins de fora, numa telinha que agora torna-se pequena, distante, com uma imagem em preto e branco, desfocada e muda.

Ao mesmo tempo, mantenha o estado positivo da experiência boa e veja de fora, como descrito por alguns segundos, as memórias ruins.

- » Imaginando-se numa linha do tempo, a qual passa pelo seu corpo, que é o presente, identifique em seu passado, atrás de você, um local por onde saíram todas as memórias esquecidas sem importância. Pode ser um alçapão, um vaso sanitário, um triturador de lixo ou o que quiser.

Congele a tela que ainda estava na sua frente e a mova gradualmente por cima de você, indo para o passado, até que desapareça nesse local.

- » Imagine uma nova, grande, maravilhosa tela mental a qual exibe um filme sobre um futuro maravilhoso.
- » Em caso de luto ou falecimento, honre de alguma forma por meio de atitudes e comportamentos a memória da pessoa, vivendo o melhor e de forma mais feliz possível.

## Capítulo 15 • Roteiros neuro-hipnóticos para hipnoterapia

» Em caso de perda de um relacionamento ou de alguma coisa importante, honre a sua abertura e disponibilidade para ter vivido algo bom, fazendo o seu melhor, que hoje se acabou, e perceba que se você se permitiu antes, pode permitir-se outra vez. Sentindo gratidão por aprender tantas coisas boas e importantes, perceba como se sente melhor sobre o luto ou perda que antes era negativo e crie um futuro maravilhoso e atraente para si!

### Roteiro 13 – Eu posso! Sou capaz e mereço amar!

Amor é um nome dado para um sem-número de possibilidades que temos de nos conectar com os outros, individualmente e coletivamente, e até mesmo com seres de outras espécies. Existem muitas formas de "amor" e muitos meios para "amar", e esse trabalho vem resgatar, exatamente, seus poderosos recursos internos para que você possa realinhar, trabalhar e reconstruir a expressão do amor em sua vida, seja de que forma for, preferencialmente, consistente com seus objetivos, crenças e valores mais importantes.

Indicação: pessoas lidando com decepções e desencontros amorosos, afetivos e de relacionamentos que marcaram; para pessoas com desejo de se abrir para viver um amor saudável; para pessoas que desejam uma melhora nas relações e conexões afetivas já existentes de diversas naturezas e melhora da autoestima.

Lembre-se de usar a fala introdutória, indução de relaxamento e aprofundamento antes de aplicar o roteiro a seguir:

**Roteiro**

Independentemente das experiências passadas e dos possíveis desencontros e decepções afetivas, nós somos livres para recriar "amor" e relacionamentos saudáveis em nossas vidas, e é exatamente isso que nos propomos a inspirar aqui com as poderosas tecnologias mentais gerativas encadeadas.

José gostava de Helena e Helena gostava de José, mas ambos não hesitavam em hesitar sobre deixar o outro perceber o que sentiam e ambos não tomavam providência alguma... nada acontecia, sempre.

Experiências com hipnose mostram que tudo o que nos acontece, que vimos, ouvimos e sentimos fica guardado em algum lugar... você mente inconscientemente, agora(!), me ouvindo ou não, que está com você desde antes de você nascer, por toda uma vida coordenando tudo aquilo o que funciona por si maravilhosamente agora e sempre, todas as glândulas, órgãos, sinapses cerebrais, toda a importante e saudável bioquímica interna fazendo com que tudo funcione perfeitamente e maravilhosamente.

Você, mente inconsciente, agora(!), continua, antes que possa apagar a qualquer momento, a mente inconsciente, surpreendendo eventualmente com ideias, *insights*... você, mente inconsciente, já tem certamente um grande papel congregando, coordenando e emergindo tantos recursos especiais, os quais também funcionarão por si logo... agora é hora de relaxar e se entregar ao processo que trará mais abertura interna para o amor.

Você, mente inconsciente, armazena por toda uma vida uma grande quantidade de referências externas e experiências internas, prontas para fazer uma diferença.

Eu sei que você já amou e sabe o que é amor com grande qualidade... Na verdade, há amor na humanidade desde o início.

Nossos antepassados gregos e romanos, por exemplo, identificaram categorias surpreendentemente úteis sobre o amor, que são relevantes até hoje.

Existe o amor dependente que se relaciona às necessidades que crianças e deficientes possuem. Também existe o amor nutritivo, do tipo que os pais dão para os filhos, o amor daqueles que cuidam dos outros.

Há também o amor por quem vive próximo, essencial para comunidades e bem-estar social.

Existe também o amor praticado, relacionado ao amor de parceiros que se divertem vivendo bons momentos juntos. Mas também existe aquele sentimento que mantém o matrimônio e a vida a dois.

Existe também um amor que une famílias, sejam os envolvidos parentes biológicos ou pessoas que se mantêm unidas por laços afetivos.

Importante também é o amor erótico, o sexo que pode existir por si ou misturar-se a outros tipos de relacionamento.

Há também o amor entre amigos, o amor pela natureza, pelo planeta e pelos animais, o amor por grupos e comunidades, o amor espiritual e o amor que sentimos por nós mesmos ou como chamamos "autoestima", elemento necessário inclusive para o desenvolvimento de outras formas de amor.

Eu fico me perguntando se você está se perguntando: qual o limite para nossa capacidade de amar sempre mais e com melhor qualidade!? De quantas formas diferentes de hoje em diante, consistentes com nossos valores e crenças, podemos amar? E de quantas formas diferentes pessoas podem começar a amar e se amar agora?

José e Helena começaram a ficar impacientes com uma expectativa que não se concretizava e perceberam que algo precisava ser feito, ou poderiam perder a oportunidade de viver um grande amor.

Apenas deixe que sua mente crie em seu espaço mental multidimensional, que contará a sua história passada, presente e futura: a sua "linha do tempo", que pode ter as cores, formas e dimensões que você quiser... Perceba onde surgem imagens, sons e sensações de suas experiências passadas, tudo o que já aconteceu e agora pertence ao passado... em que ponto está o "aqui e agora" e onde estão as coisas que vão acontecendo e já aconteceram no futuro... inclusive o tempo em que você já vai vivendo, agora, harmonia, equilíbrio e saúde em seus vários relacionamentos amorosos, de diversas naturezas, entre muitas outras coisas que já fizeram muito bem a você e se consolidaram no futuro.

Talvez contemplando o passado você se dê conta ou não da possibilidade de ter vivido decepções amorosas, ou seja, todas as formas com as quais você se abriu para o amor e teve um resultado diferente daquele que gostaria de ter tido.

Algumas pessoas se perguntam por que não têm sorte no amor, e eu sempre respondo: não é que você não tenha tido sorte ou não saiba como amar. Talvez você ainda não tenha desenvolvido seus mais preciosos recursos internos para se amar e amar outras pessoas de forma saudável.

Sempre que digo isso a um cliente, começa nessa pessoa um mecanismo de ouvir e todo um processamento interno para mudar a forma como podemos lidar cada vez melhor com essa questão, mas não necessariamente ainda hoje, nossa capacidade para amar com mais qualidade.

Independentemente de modificar na mente, agora ou daqui a pouco, o que foram as decepções afetivas, antes que se lembre de esquecer completamente, colocando-as nos mesmos lugares, formas, cores, tamanhos, dimensões e sons daquilo que já nem se lembra mais, processo esse que aumenta dramaticamente milhares de vezes na mesma proporção que respira, quaisquer eventuais sensações ainda negativas sobre as experiências não tão positivas que acreditou ter vivido, daqui por diante podem já estar ganhando novo significado na mesma proporção em que você, mente inconsciente, vai modificando continuamente como se sente cada vez melhor sobre... o que estamos falando mesmo?

Como seria imaginar, uma última vez, através de uma grossa parede de vidro à prova de balas, uma tela mental que ainda exibe um filme em preto e branco de péssima qualidade sobre... quais eram mesmo as decepções afetivas que achou ou tinha acreditado ter experimentado algum dia? Ou já esqueceu?

Esse filme que se alterna com imagens certamente incertas e precisamente imprecisas sobre o que você já se lembrou de esquecer, em outras oportunidades em sua vida não faz muito sentido, até mesmo porque você não tem mais a menor ideia do que elas representam, tratam ou sequer o que são exatamente, além de amnésia e esquecimento... Esse filme esvanece cada vez mais quanto menos entende o que se passa, ou do que se trata, à medida que vai tendo cada vez menos consciência a cada segundo, numa tela que diminui dramaticamente de tamanho e fica mais distante a cada segundo.

José e Helena começaram a prestar atenção ao que estavam sentindo e decidiram avaliar o que podia ser feito, concretamente, a respeito para serem consistentes com essa coisa tão importante que sentiam.

Que parte específica de sua experiência realmente faria você classificar como "decepção" o que você viveu? Tem certeza de que "decepção" seria o melhor nome? Fico me perguntando também como essa experiência específica fica diferente quando comparada com tantas outras experiências, que tantas outras pessoas vivem em tantos lugares, realmente trágicas e fatais.

Eu quero que, uma última vez, você se lembre da sensação do que pensa ter sido provavelmente uma decepção amorosa... identifique, no seu corpo, onde, especificamente, tal sensação ocorria, com a direção, a trajetória, o movimento e a intensidade, enquanto se manifestava em seu corpo. Imagine, agora, que essa sensação vai desacelerando cada vez mais rápido, até parar! Isso... assim... Clack!

Agora que o que incomodava você parou e tudo mudou, pense na mudança e nas coisas boas que deseja, já, experimentar de hoje em diante e reverta a direção e a trajetória da sensação para o sentido oposto, contrário. Por exemplo, se era um giro no sentido horário, reverta para um giro no sentido anti-horário, com a mesma intensidade e movimento.

Fico me perguntando se a lembrança da amnésia e a certeza daquilo que você não sabe mais sequer do que se trata, nem exatamente sobre o que estamos falando, a não ser que já se lembrou ou já havia se lembrado de esquecer, isso, assemelhando-se daqui por diante com tudo o que já esqueceu hoje, influencia e modifica da mesma forma a estrutura – ou seja, o tamanho, a forma, as cores, as dimensões, sons e sensações – daquilo o que foram mesmo as decepções amorosas e afetivas que um dia acreditou ou achou que experimentou num passado remoto e distante... e se isso – que naturalmente acontece neurologicamente na mesma proporção em que você respira – traz para essas referências, antes que desapareçam de vez, agora, ou daqui a pouco, a certeza de que talvez você tenha escolhido colher ou mesmo esteja colhendo a escolha de vivenciar aprendizagens múltiplas e amadurecimentos sobre como viver melhores e mais saudáveis relacionamentos e formas de amor daqui por diante.

Pense em tantas pessoas, em tantos lugares, desejando viver tantas coisas, de forma tão específica e como a decepção requer um planejamento específico – de acordo com Richard Bandler, muitos que esperavam resultados muito específicos certamente verificaram muitas vezes que, sempre, o que acontece de verdade é muito diferente do que se espera, portanto, uma das escolhas pode ser colocar o foco no que se quer construir e no que vale a pena daqui por diante.

Helena e José começaram a dar passos no sentido de que alguma coisa pudesse acontecer, de fato, para que eles pudessem comunicar o que sentiam e viabilizar meios para que pudessem se conhecer e saber se um relacionamento afetivo seria uma boa escolha.

Imagine em sua mente um "lugar" onde estão todas as coisas muito antigas e que, definitivamente, fazem parte de seu passado. Tão antigas que você nem mais lembra dos detalhes, talvez não se lembre de nada. Note como todas essas coisas antigas e imprecisas têm características em comum nesse "espaço mental" específico. Talvez haja semelhanças nas cores, nas formas, no som e nas sensações que provocam... Depois de perceber esse espaço das coisas passadas e as características dessas experiências, mova mentalmente tudo o que um dia já foi "decepção amorosa" e as "experiências afetivas negativas" para esse espaço mental e ajuste as características das imagens, sons e sensações para que fique o mais parecido possível com tudo o que está lá e pertence ao passado, para que pareça já pertencer ao passado também há muito tempo.

Disse certa vez a um cliente: pessoas aprendem muito mais do que se dão conta que fazem... Fico me perguntando: quantas referências sobre o que acreditava tendo sido decepções e desencontros afetivos e amorosos são agora transformadas, rapidamente, em oportunidades para aprender, crescer e gerar escolhas mais presentes em seu futuro agora?... Não que você, inconscientemente, vá generalizando ainda hoje nesse transe o trabalho aqui já feito, modificando a estrutura do que um dia foi interpretado como sofrimento amoroso, por um lado, por já ter transformado em aprendizagem o que o ajudará a ser cada vez mais e mais saudável e fazer, cada vez mais, melhores escolhas afetivas e por outro lado gerado amnésia do que você já pode ter descartado sem sequer ter percebido, tal e qual quando fazemos um suco de laranja, em que ficamos com o suco e os nutrientes e jogamos fora o bagaço e a casca... Você quer amar de forma melhor e mais saudável de hoje em diante?

O cliente me respondeu inconscientemente: "Pessoas ouvindo, ou não, conscientemente podem se surpreender com suas capacidades e talentos para amar".

Fico me perguntando: quais talentos, recursos e capacidades internos foram já alinhados para que possamos nos permitir amar melhor e de uma forma ainda mais saudável de hoje em diante?... Não que os efeitos dessa indução já estejam se espalhando e generalizando, agora, pelas várias dimensões de seu ser a cada respiração... Você quer amar e ser feliz?

Comentei com ele de volta: fico me perguntando quantas referências internas existem em você sobre pessoas capazes de amar de forma saudável... em algum momento imagens mentais retornam sobre todas essas pessoas especiais, as quais, para você, são referências de quem sabe amar de uma forma agora do jeito que você deseja viver.

Você pode conhecer pessoalmente essas pessoas ou não... algumas vezes temos *insights* sobre como são as pessoas, em algumas dimensões através de livros, biografias... ou mesmo podemos aprender sobre pessoas através de personagens fictícios... Quem são as pessoas ou personagens que funcionam como referência para você sobre amar e amor?

Talvez uma tela mental possa mostrar um filme em vibrantes cores, brilho e dimensões junto com sons, sensações e poderosos diálogos internos, "o melhor" dessas pessoas de referência construindo, praticando e vivendo o amor, talvez em mais de uma forma.

Enquanto a exibição em fantástica qualidade de cores, sons e sensações acontece neurologicamente, enquanto vai ouvindo, ou não, minhas palavras, fico me perguntando: à medida que o filme mental é apreciado e eventualmente se repete, o que você, inconscientemente, percebe e identifica como sendo habilidades, atitudes e padrões em geral favoráveis para o amor saudável?

Quando eu contar de um a três, você vai se colocar no lugar dessa pessoa, vivendo e praticando o amor plenamente agora... 1, 2, 3.

Observei o cliente processar o comando e disse: "Não preciso que você explique como sabe que vive e pratica o amor de forma plena e saudável agora. Apenas veja, ouça, sinta, converse consigo... perceba onde é ainda mais forte a sensação em seu corpo, a direção, movimento e intensidade da mesma e a amplifique. Sature-se positivamente nesta experiência (!) enquanto respira e sente... respira e sente, respira e sente".

Helena e José começaram a dar passos no sentido de que alguma coisa pudesse acontecer, de fato, para que eles pudessem comunicar o que sentiam e viabilizar meios para que pudessem se conhecer e saber se um relacionamento afetivo seria uma boa escolha.

Dando passos concretos para comunicar seus sentimentos e observar a reação e disponibilidade do parceiro, puderam conviver e comunicar o que era importante numa relação um para o outro.

Enquanto essa experiência se amplifica e dinamiza, traga de volta à mente outras pessoas de referência que amam, das formas e por meios os quais admira e gostaria agora de considerar já estar adaptando para sua vida... vá se colocando no lugar dessas pessoas que amam com qualidade, no contexto em que vivem e praticam "amor saudável", usando o melhor de seus talentos, recursos, e perceba como vai combinando inconscientemente agora o que vê, ouve e sente da primeira referência com as demais, especialmente as sensações que vão formando uma única, nova e poderosa sensação que agrega o melhor de tudo, faz agora uma grande diferença para você. Vivencie, combine tudo, amplifique e se sature positivamente nessa experiência.

Fico me perguntando: com quantas pessoas que amam de forma saudável e com qualidade você pode se identificar?

Tudo o que vem aprendendo e vivenciando aqui é, agora, uma oportunidade para quê?

Deixei que o cliente processasse por um tempo o trabalho e perguntei: por que você pode, é capaz e merece amar mais e com mais qualidade, certamente, daqui por diante? Por que é muito importante amar com qualidade? Por que isso é importante em si e importante para a vida como um todo? Como o amor, que é importante, potencializa e contribui para com outras coisas e aspectos de sua vida de forma significativa? O que acredita sobre amar com qualidade e de uma forma saudável? O que acredita sobre cuidar e aprimorar a forma como você ama e a melhorar significativamente todos os dias? O que sente e quais são suas boas emoções sobre isso? Qual a sensação no corpo, com movimento, direção e intensidade? Como seria se amplificasse tudo isso um pouco mais agora a cada respiração? Você acredita na possibilidade do poder do amor saudável e com qualidade transformar você numa pessoa melhor, mais saudável, mais feliz, com mais recursos? Como especificamente amar melhor e de forma mais saudável, já, afeta positivamente seu senso de "ser" e sua identidade? O que sente e quais são suas emoções sobre isso? Qual a sensação no corpo, com movimento, direção e intensidade? Como seria se amplificasse tudo isso um pouco ou muito mais, agora, tornando-se, já, diferente? Como, inescapavelmente, você, se tornando melhor, influencia, agora, tudo e todos ao seu redor implacavelmente? O que sente e quais são suas emoções sobre isso? Qual a sensação no corpo, com movimento, direção e intensidade? Como seria se amplificasse tudo isso agora e você fosse gostando ainda mais deste processo!?

Enquanto imagina e sente as ramificações do amor, cada vez mais presente na sua estrutura de forma mais saudável, imaginando-se, agora, num futuro experimentando, presente na sua estrutura, prazer e gratidão, por vivenciar emoções tão poderosas, nutritivas e transformadoras... Fico me perguntando: independentemente da forma de amor que agora tem autorização para vivenciar, não começando hoje, necessariamente, quanta generalização sobre amor tenta em vão resistir acontecer em todos os níveis de seu ser para que inúmeras outras formas de amor e de amar possam, também, se expressar, desenvolver e ajudar numa transformação muito maior, mais ampla e mais profunda?

Traga à sua mente uma referência interna de um momento no qual tenha amado, da forma mais próxima do que seria ideal, já, ser real na sua estrutura, neste momento, enquanto me ouve, ou não, inconscientemente. Inicialmente visualize pelo lado de fora o que qualquer pessoa poderia perceber como sendo algo especial que viveu e mergulhe nisso outra vez.

Neste momento, quero que desacelere a experiência e coloque ênfase em suas sensações, nos mínimos detalhes das múltiplas sensações e reações corporais... Você não precisa explicar racionalmente, apenas coloque o foco no que está vivenciando, sentindo, nas emoções que eu sei que está experimentando outra vez.

Fico me perguntando: como você, mente inconsciente, produz, agora, toda uma bioquímica interna, agora, para dar sustentação para o amor acontecendo em inúmeras programações, as quais dão condições e abrem caminhos e possibilidades para o amor se expressar?

Eu sei que você, inconscientemente, sabe e conhece essa estrutura amplamente favorável e efetivamente importante para que o amor se expresse, a qualquer momento, e agora fico me perguntando se logo, não necessariamente ainda hoje, amanhã ou nessa semana, já começou um processo integrado, envolvendo vários momentos de sua vida para favorecer a ocorrência do amor, de diversas formas saudáveis, nas diversas estruturas as quais, simultaneamente, compõem o seu ser.

José e Helena começaram a prestar atenção ao que estavam sentindo e decidiram avaliar o que podia ser feito, concretamente, a respeito, para serem consistentes com essa coisa tão importante que sentiam.

Cada um deles começou a perceber o outro e não o outro que estava em suas fantasias. Tendo em mente o que desejavam e quais eram suas intenções, iniciaram planos.

José e Helena começaram a ficar impacientes com uma expectativa que não se concretizava e perceberam que algo precisava ser feito, ou poderiam perder a oportunidade de viver um grande amor.

Impaciência é um nome, entre muitos outros, dado para um alerta que toca, nos fazendo comparar o que queremos com o que temos, muitas vezes nos cobrando resultados.

Um deles concluiu que é melhor hesitar sobre hesitar a agir, para colocar em andamento e transformar em realidade o que é realmente importante.

Repita para si mesmo:

Eu declaro-me uma pessoa amável, capaz de me amar e me cuidar todos os dias um pouco mais do que havia feito antes, na mesma proporção em que continuo a respirar.

Todos os dias eu encontro, um pouco que seja, muitas formas e meios divertidos e prazerosos para desenvolver qualidades, talentos e capacidades positivas que fazem bem a mim e aos que estão à minha volta.

Todos os dias eu percebo, um pouco que seja, mais atitudes, comportamentos, talentos, recursos e capacidades em mim, os quais são cada vez mais cruciais para a saudável interação amorosa, que acontece neurologicamente, dessa forma de hoje em diante na minha estrutura e se desenvolve em minha vida.

Uma das formas de amar a mim é dar-me o presente diário de desenvolver uma visão positiva e construtiva, sobre minha vida e meu futuro como um todo. Não importa o que aconteceu no passado ou o que ainda existe no presente diferente do que eu quero. Eu escolho acolher e aprender com tudo isso! O importante é que eu posso transformar tudo o que já houve comigo, na minha vida e, mais especificamente, na minha vida amorosa, numa oportunidade para amadurecer, aprender, crescer e fazer melhores e mais saudáveis, escolhas agora, sempre e daqui por diante. O que é muito mais importante do que tudo não, já, tão positivo e saudável, cada vez mais presente agora em minha vida? O que é muito, muito mais importante que o passado do que as experiências passadas vivenciadas diferentes das minhas expectativas sobre o amor, ou em minha vida amorosa prévia? O que posso sentir de bom sobre isso? O que é mais importante do que as coisas as quais ainda acredito terem causado algo como "dor", "sofrimento" e "decepções" no amor? O passado me comunica, talvez, que preciso desenvolver habilidades, recursos e capacidades daqui para frente para amar ainda mais e melhor... O que, especificamente? Como será bom, saudável e prazeroso explorar possibilidades!

Todos os dias eu reflito um pouco mais sobre a importância de me preparar e qualificar para praticar amores saudáveis e construtivos, e sobre a importância de perceber essa importância, e porque a importância da importância é importante, importando agora e congregando recursos extraordinários de dentro e de fora, os quais se combinam magicamente para transformar minha vida para melhor ainda mais.

A cada dia, aprimoro minha capacidade para perceber outras pessoas, suas escolhas de vida, suas características e peculiaridades, suas individualidades, suas essências.

Todos os dias percebo mais ainda a beleza, a essência e o que existe de único e individual nas pessoas, especialmente aquelas abertas para o amor, especialmente abertas para me amar e serem amadas por mim, seja de que forma for.

A cada dia, eu desenvolvo ainda mais a arte de programar meu foco para buscar oportunidades, as quais me habilitam perceber, notar, me aproximar e me comunicar com aqueles com quem posso já vivenciar ainda mais amor saudável e com qualidade (mas não necessariamente hoje ou amanhã), seja de que forma for, criando, agora, consciente e inconscientemente, caminhos e meios para que uma melhor interação possa acontecer neurologicamente na minha estrutura inconscientemente, daqui por diante de forma rápida, madura, saudável, eficaz e excelente!

É como se o universo conspirasse ainda mais de muitas formas maravilhosas para que eu possa gostar de, cada vez mais, sintonizar-me e sincronizar-me com o meu melhor e com o melhor nos outros, especialmente aqueles com quem eu venha a ter inescapavelmente uma chance real e saudável de viver uma grande história de amor, seja de que tipo for.

Se um milagre acontecesse essa noite e, inconscientemente, organizando tudo nesse sentido, eu não preciso saber explicar como melhor já tenho uma atitude que atrai, desenvolve e cultiva todas as formas de amor, como saberia que talvez não precise explicar a certeza de saber que a transformação já feita na minha estrutura, agora, psicologicamente faz e traz amor em todas as dimensões do meu ser.

> » Se viver amor é tão verdadeiro a ponto de, já, estar inescapavelmente presente na minha estrutura e se já o experimento, em todas as suas formas possíveis, milhões de vezes, como essa impressão de familiaridade influencia ainda mais, agora, positivamente todos os aspectos de minha vida? Como seria se eu já estivesse me lembrando, todos os dias, de todas as formas saudáveis como experimentei amor, revivendo os pontos mais altos e marcantes dessas várias experiências (os detalhes do que vi, ouvi, conversei comigo e senti) e a diferença que isso faz na minha vida, assim como frutos colhidos, desenvolvimentos, ganhos e toda a importância que isso tem para mim? Como seria amplificar e otimizar essa sensação cada vez que eu respirar, para simplesmente, já ter um processo automático de otimização operando inconscientemente em mim? Como seria a melhor forma de viver amor, nos diversos ambientes por onde interajo, seja de que forma for e especialmente das formas que mais me interessam e interessam a quem me interessa? Como seria agir, já, nesses ambientes, de forma ainda mais especial, mais para ter, fazer e ser mais amor? Como seria, já, buscar meus recursos e capacidades internos mais especiais e preciosos para amar mais e com mais qualidade? Como seria deixar-me envolver completamente pelo senso de importância sobre dar e receber amor em várias formas? Como seria se eu pudesse conectar-me e me envolver com as crenças poderosas – as quais dão apoio e suporte às múltiplas manifestações do amor, em suas várias formas em minha vida, especialmente as crenças que apoiam a escolha das formas de amor mais importantes, às quais escolho dar mais atenção, buscar, vivenciar e desenvolver nesse momento? Onde, no meu corpo, eu sinto essa energia? Qual a direção, movimento, intensidade? Como seria multiplicar e otimizar isso muitas e muitas vezes agora? Como é perceber o que tudo isso já faz de melhor ainda na percepção de quem eu sou? Como minha identidade se torna mais forte e consistente com amor fazendo parte da pessoa melhor que tento em vão resistir me tornar?

José e Helena ficavam frustrados, pois todo o tempo ficavam imaginando que "algo" viria do outro para "definir" a situação. E nada acontecia.

Alguém disse para eles: "O que depende só de você para que você saia de onde está e chegue a algum lugar melhor?".

Como esse novo senso de "ser amor" já influencia implacavelmente minha estrutura interna e meus relacionamentos com coisas, pessoas, situações e contextos?

Aos poucos vou percebendo que quem o amor me torna torna-se parte daquilo do que eu faço, produzo e me torno, num ciclo contínuo que se retroalimenta, e isso sintoniza me e me sincroniza com infinitas pessoas, seres, comunidades, grupos e com as realidades conhecidas ou não no universo.

Quando eu me abro para o que existe além de mim, talvez esse, já, seja um bom momento para experimentar amor numa dimensão mais espiritual, transpessoal, amor que vai além do amor que sinto por "mim" e por "outros".

> » Como seria todos os dias experimentar me abrir para ver, ouvir e sentir amor

pela humanidade, independentemente de quem seja parecido ou diferente do que sou ou do que acredito? Como seria todos os dias experimentar me abrir para ver, ouvir e sentir amor pela natureza, pelas plantas, flores, mares, lagos, montanhas, cachoeiras? Como seria todos os dias experimentar me abrir para ver, ouvir e sentir amor pelos animais e por todas as formas de vida? Como seria todos os dias experimentar me abrir para ver, ouvir e sentir amor pelo amor, pela atitude de amor e de amar de infinitas formas? Como seria todos os dias experimentar me abrir para ver, ouvir e sentir amor pelo universo – e, se for o seu caso, amor pelo que dá origem ao universo, à vida e à existência –, amor pela mente universal, pelo o que quer que tenha nos criado com seus infinitos recursos, sendo talvez um dos mais importantes, o amor? Como seria me permitir me entregar ao amor universal e espiritual e receber todos os benefícios de ser um ser amado espiritualmente?

Veja, ouça, sinta, amplifique, otimize, espalhe... Deixe-se saturar positivamente por esse amor transformador, agora!

Como seria buscar recursos e segredos neste nível especial para detectar, encontrar e interagir com tudo e todos com quem posso dar e receber amor, especialmente nas formas e expressões que mais me interessam, agora? Fico me perguntando: quais são os ajustes e programações que estão sendo feitos de agora em diante para isso ser cada vez mais fácil, divertido e prazeroso em sua vida?

Depois de ter tentado em vão resistir acolher o impacto positivo, harmônico, saudável e nutritivo dessa transformação feita:

» Como seria, minha mente inconsciente, agora e sempre, manter a conexão com o "amor" universal ou mesmo espiritual, que transcende a mim, que é um amor saudável, maduro, gerativo, nutritivo, amor esse que, já tendo me transformado, poderosamente reforça cada vez mais o senso de quem me torno, acreditando e vivenciando estruturalmente e emocionalmente a importância que isso tem, inevitavelmente, buscando minhas capacidades e recursos internos mais adequados e assertivos, para que possa fazer mais amor, agir com amor e expressar amor no mundo de infinitas formas? Como seria, inescapavelmente, buscar no ambiente por onde fluo infinitas formas saudáveis, harmônicas, nutritivas e gerativas para dar e receber amor? Como seria me centrar todos os dias um pouco, me abrir para mudar para melhor e amar, estar presente, consciente das minhas escolhas sobre amar, conectar-me comigo e com tudo e todos, os quais me permitem amar mais e melhor e acolher todas as oportunidades de dar e receber amor? Como seria eu me imaginasse num futuro em curto, médio e longo prazo, vivenciando amor e colocando em prática o produto de todas as reflexões e processamentos que estou fazendo, e ainda farei, continuamente, inconscientemente, com esse trabalho todas as noites dormindo um sono profundo e reparador? Como seria ter em minha estrutura, inconscientemente, processos diversos para experimentar, não necessariamente agora, a certeza de ser dessa nova forma em múltiplas dimensões de meu ser, já, assim no mínimo um milhão de vezes? Como seria perguntar-me todos os dias: como hoje posso dar e receber amor de forma divertida e prazerosa? Como posso ter mais amor em minha vida e, com isso, ajudar a construir não só um "entorno" rico em afeto e amor, mas também um mundo melhor, mais saudável e mais amoroso? Se sei que confio já viver o amor dessa forma estruturalmente, inconsciente, um milhão de vezes, essa confiança me oferece uma oportunidade para quê?

Neste momento, dê cores, formas, texturas, dimensões, sons, sensações e emoções ao amor que você sente, imaginando que essa "energia do amor" conecta-se com outras energias amorosas, aquelas pessoas especiais a quem você ama, ou poderá descobrir para amar, seja de que jeito for... e com energias de amor ao seu redor, em seu bairro, cidade, estado, país, continente, no mundo, nesta galáxia e em todo o universo.

Imagine o amor e os diversos relacionamentos saudáveis, amorosos e afetivos como parte de um todo maior que é sua vida em harmonia: saúde, corpo físico, atividades físicas, ambiente, trabalho, vida financeira, espiritualidade e o que mais considerar importante. Veja, ouça, converse consigo e sinta a harmonia.

» Quais são as dez coisas mais importantes as quais recebem influência positiva do amor e dos relacionamentos saudáveis que, de agora em diante, funcionam saudavelmente na sua estrutura psicológica? Quais são as repercussões e desdobramentos que você tenta em vão resistir sentir com a otimização dos relacionamentos em sua vida como um todo? Imagine que uma tela de cinema mostra o seu "eu do futuro", completamente modificado, depois de um tempo já tendo feito todas as mudanças e já colhendo todos os frutos... O que qualquer pessoa pode facilmente perceber que mudou para melhor em você, agora?

Observe todos os detalhes do que mudou para melhor e imagine as pessoas ao seu redor felicitando você pela vida bela que construiu.

Quando eu contar de 1 a 3, você vai entrar "na pele" do seu "eu do futuro", experimentando, já, ser plenamente e completamente dessa forma cada vez mais de hoje em diante... 1, 2, 3! Veja, ouça, converse consigo e sinta.

» Quais são as coisas muito importantes que dão suporte e sustentação, em múltiplos níveis, à mudança feita para que a mesma se desdobre infinitamente por sua vida? Quem são as pessoas que dão apoio e suporte afetivo para você viver o amor mais plenamente daqui por diante? Como, especificamente, pode recorrer a esse apoio afetivo?

Imagine algo que você tenha certeza: que amanhã o sol estará lá no mesmo lugar no espaço. Represente numa imagem bem grande com cores, brilho, sons e sensações que experimenta ao evocar a mesma. Faça uma bela imagem congelada, carregada de emoção e significado de certeza desse fato tão certo. No centro, num círculo pequeno, coloque a imagem construída em que você ama com saúde, equilíbrio e qualidade. Quando eu contar de 1 a 3, você vai aumentar essa imagem do centro até ela cobrir completamente a anterior do sol... 1, 2, 3. Sinta o senso de certeza vibrando por baixo da imagem agora maior... encolha outra vez a nova imagem para o tamanho anterior e volte a ver bem grande a imagem do sol.

Imagine que o tempo passou e que você repetiu, no mínimo, um milhão de vezes, viver processos amorosos e saudáveis e perceba o que a certeza e o conforto de fazer, ter e ser dessa nova forma fazem no que tange a como você se percebe.

## Capítulo 15 • Roteiros neuro-hipnóticos para hipnoterapia

José gostava de Helena e Helena gostava de José, mas ambos não hesitavam em hesitar sobre deixar o outro perceber o que sentiam e ambos não tomavam providência alguma... nada acontecia, sempre... Agora que tudo mudou, foi decidido daqui por diante: é melhor hesitar sobre hesitar e agir prontamente para investigar e dar andamento para o que é importante! Você vê o meu ponto?

### Roteiro 14 – Alinhando níveis neurológicos e neurosistêmicos

Lembre-se de fazer a fala introdutória, a indução de relaxamento e o aprofundamento antes do roteiro a seguir.

**Roteiro**
Perguntei para um cliente em transe: como você tem evidências de inúmeras maneiras sobre o poder do seu potencial interno? Você poderia responder, ou não, para si, o quanto é capaz de otimizar seu desempenho e expressão no mundo... não que a sensação de poder, de ser capaz e merecer vá fazer uma grande diferença sobre a permissão, neste momento, que se dá para se equilibrar e viver o seu melhor... você ficaria feliz se soubesse que pode mudar ainda hoje?

Fico me perguntando se você, inconscientemente, percebeu o que existe de comum no grupo de pessoas que conhece, com quem estudou ou mesmo personagens de livros, filmes e novelas os quais parecem viver em harmonia, saúde, prosperidade e qualidade de vida... Fico me perguntando se o conhecimento inconsciente do que elas têm em comum pode ser já adaptado para levar você, não necessariamente hoje, nessa semana ou na próxima, a desenvolver do seu jeito, da sua forma, um "senso de ser" poderoso e capaz de construir o que você pode, é capaz e merece rapidamente... Você quer ter uma identidade saudável, equilibrada e poderosa?

Eu fico me perguntando: como você e outras pessoas melhor podem conectar-se com recursos, pessoas, grupos, realidades e campos – os quais transcendem seus "eus" – e com isso desenvolver um sólido, saudável e harmônico senso de identidade e, dessa forma, naturalmente, conectar-se com crenças, as quais ajudam com que percebam o que é importante e o que existe de importante sobre as crenças, as quais mantêm e, assim sendo, autorizar que, mais harmonicamente, possam acessar o seu potencial, talentos, recursos e, depois disso, na sequência, naturalmente manifestando em qualquer tempo, não necessariamente agora, comportamentos em seus ambientes, dessa forma recriando a realidade interna, biológica, mental, emocional, energética, relacional, social, nacional, planetária e universal, agindo dinamicamente sobre múltiplos sistemas inconscientemente?

Identifique um problema ou desafio o qual uma vez resolvido em algum tempo, agora, traz satisfação e possibilidades de viver bem com crescimento e aprendizagem daqui por diante. Quando você pensa nessa questão, outrora problemática, talvez seja interessante metaforicamente imaginar que existe uma parte dentro de você a qual ainda mantém o referido problema, ou desafio, porque desejava, através disso, comunicar-lhe alguma coisa importante.

» O que poderia haver de importante ou importante o suficiente para você perceber nesse comportamento manifesto a partir de agora? Se esse comportamento limitante fosse percebido como uma espécie de comunicação importante, qual seria a mensagem a qual você poderia gostar de decodificar a qualquer momento? Quais três outras formas você poderia gostar de escolher para lidar com e administrar essa mensagem e seus alertas importantes, por trás desse comportamento limitante, as quais seriam mais saudáveis e diferentes do que o que vinha fazendo? Considere já algumas possibilidades. Quando repetia o velho padrão de reações internas? Por que acreditava que tinha de o repetir? Para onde você ainda não estava "olhando", sentindo, falando que poderia gerar um resultado diferente do que estava obtendo até então? Quando é um bom momento – agora reflita – para agir de uma nova forma daqui por diante? Quais são os seus principais problemas e desafios? De que outra forma poderia descrevê-los? Como alavancariam seus recursos? O que mais eles poderiam significar para aqueles que desejam aprender alguma coisa com as experiências de vida? Onde eles mais estavam se manifestando? Quando? Onde você estava vivendo o problema ou desafio?

Pense no ambiente ou ambientes onde você ainda manifesta esse comportamento limitante, ou cujo resultado está aquém daquilo que você gostaria, ou lida com questões internas ainda desafiadoras.

» O que existe nesses ambientes e na forma como você ainda lida com eles, que poderia estar colaborando para que você estivesse repetindo o velho padrão e, dessa forma, contribuindo para com a referida situação ainda problemática e limitante? Quais recursos do ambiente você usa de forma consciente, ou não, até então, para manter o que seria um problema, se já não houvesse uma mudança significativa em andamento a cada respiração?

Fico me perguntando: quais recursos disponíveis nesses ambientes ainda não foram acionados para ajudar você a lidar com a situação de outra forma?

Quem são as pessoas que você conhece ou figuras de referência as quais usam os ambientes onde estão inseridas de uma forma diferente e, por isso, obtêm resultados melhores e mais próximos daquilo que você deseja manifestar em sua vida?

Identifique algumas dessas pessoas que conheça ou tenha sabido a respeito, podendo mesmo ser personagens fictícios.

» Quando imagina como seriam essas pessoas em seus contextos agindo nesses ambientes, quais parecem ser suas principais estratégias para lidar com os mesmos? Quais dessas estratégias você, inconscientemente, escolhe a partir de agora perceber e adaptar para compor as mudanças as quais levarão à qualidade de vida? Quais são suas principais ações e comportamentos, os quais ainda manifesta da velha forma limitante nesses momentos e, dessa forma, contribui mesmo sem querer para a manutenção do comportamento ou situação limitante, ou aquém daquilo o que você realmente deseja? O quanto e como, especificamente, você ainda contribui de alguma forma para manutenção do comportamento problemático e limitante? O que você pode escolher para começar a fazer para reverter isso? Quais são as suas principais reações mais comuns aos ambientes onde experimentava desafios e problemas? Elas são predominantemente positivas, saudáveis, harmônicas, construtivas ou não? Acolha.

## Capítulo 15 • Roteiros neuro-hipnóticos para hipnoterapia

Responda para si:

» O que eu fazia sabendo e escolhendo o que estava fazendo, mesmo questionando o que fazia? O que eu fazia até hoje mais por ser conhecido e familiar, independentemente de gostar ou não? O que eu fazia mesmo querendo fazer outra coisa? O que eu poderia fazer, mas não estava fazendo até agora? O que posso escolher aprender, se quiser, com essas ações e reações? Como apenas "observá-las" pode me alavancar para construir algo maior e melhor?

O que posso escolher começar a fazer ainda hoje ou amanhã para obter um resultado diferente? Se você se observasse agindo "de fora", contribuindo de alguma forma para a implantação do padrão limitante, como se fosse outra pessoa, como melhor poderia descrever suas ações? Como outras pessoas manifestam outros comportamentos em seus ambientes e, dessa forma, conseguem resultados diferentes, mais próximos daqueles que você deseja? Quais parecem ser suas principais estratégias para produzir e manifestar tais comportamentos e ações? O que favorece e facilita? Quais dessas estratégias você, inconscientemente, escolhe agora adaptar para compor as mudanças que levarão à sua merecida qualidade de vida?

**Capacidades**

» Quais capacidades, recursos e potencial interno em geral utiliza por dentro em sua mente, os quais tendem a se transformar nos comportamentos externos mais frequentes, nos ambientes por onde lida com os desafios ainda presentes? Quais capacidades, recursos e talentos parecem necessários para melhor e mais saudavelmente ajudar você a lidar com os desafios, ainda presentes em sua vida? Como se organizava por dentro para "lidar com" os problemas e os desafios do "mundo externo" e ambientes onde os desafios aconteciam? Quais passos dava e processos sequenciava até hoje para tentar resolver o desafio ou problema? Quais imagens mentais com suas cores, brilhos, formas, tamanhos, dimensões, ângulos, luminosidades e outras características visuais produzia em sua mente, para processar o que achava que estava acontecendo? Como conversava consigo sobre seus desafios e problemas? Seu diálogo interno tende a ser mais agradável, prazeroso, acolhedor, ou não, no processo de pensar o que estava acontecendo? Quais sons chamam mais sua atenção no processo de pensar sobre o problema? Como seu corpo reage aos desafios? Quais as sensações físicas predominantes até então? Quais expressões mais faz? O que se passa em suas vísceras, coração e cérebro? Como esses processos interagem uns com outros? Como estão suas energias física, mental e emocional diante desses desafios? Existe economia, bom uso ou desgaste de energias? Quais estratégias mentais, formas de pensar, de se emocionar, de reagir mais utiliza ao lidar com seus desafios? Como outras pessoas acessam os potenciais internos delas, talentos, recursos e, depois disso, na sequência, naturalmente manifestam comportamentos em seus ambientes e, dessa forma, conseguem resultados diferentes, mais próximos daqueles que você deseja? Quais parecem ser suas principais estratégias para lidar com os comportamentos? Quais dessas estratégias você, inconscientemente, escolhe adaptar para compor as mudanças que trarão a qualidade de vida que merece ter? Quais poderiam ser novos processos, passos e sequências mais apropriados para lidar com o desafio ou problema em questão, ainda não utilizados até agora?

**Valores**

» O que parece importante naquele exato momento no qual ainda repete o padrão limitante, problema ou desafio? O que aquela parte que ainda o produz tenta fazer por você, pela manutenção do que mantém o desafio? O que é importante, mas ainda não está sendo atendido, na hora em que está desenvolvendo ou mantendo o padrão ou estado limitante que gera o problema? O que existe de realmente importante sobre criar uma oportunidade para resolver de uma vez por todas essas questões? Se um milagre acontecesse e você acordasse amanhã com essa questão resolvida, o que perceberia de diferente? Como saberia o que houve, de fato? O que estava sendo importante que você estava tentando cumprir ou alcançar através da manutenção dos velhos padrões? O que seria importante sobre a mudança? O que poderia começar a motivar diversas pessoas, e especialmente você, numa eventual decisão agora tomada para experimentar uma mudança mais positiva? O que ressaltaria como muito importante para ganhar atenção de quem importa?

O que é muito mais importante do que os problemas que viveu e das coisas que experimentou até agora? Por que isso é mais importante? Como sabe? O que ainda permitia que repetisse as velhas estratégias e agisse nos ambientes daquela velha forma?

**Crenças**

» Na hora em que ainda mantém o padrão limitante, o que ainda acredita naquele exato momento? Por que acredita que esse padrão limitante ainda esteja se mantendo? O que acredita que estava motivando você até então a repetir suas estratégias internas limitantes, mesmo sabendo que provavelmente não eram as melhores? Quais crenças podem ainda estar mantendo-o em funcionamento e fazendo adiar as necessárias mudanças, que poderiam estar sendo postas em prática agora? O que acredita estar acontecendo na verdade? O que acredita sobre transformar sua vida para melhor e o que acredita estar e não estar fazendo por isso no momento? O que acredita sobre o poder das crenças e seus efeitos e desdobramentos na vida das pessoas? O que acredita que pode permitir e autorizar acontecer por dentro e por fora como um caminho mais saudável e harmônico, de hoje em diante, caso continue a respirar na sequência? Quais são as grandes crenças que dão sentido e propósito à sua vida? Como pode melhorar sua conexão com elas? Como isso pode empoderar e dar significado ao momento presente?

Como outras pessoas conectam-se com crenças, as quais ajudam que se perceba o que é realmente importante e o que existe de importante sobre as crenças, as quais mantêm e, dessa forma, isso autoriza que, mais harmonicamente, possam acessar o seu potencial, talentos, recursos e, depois disso, na sequência, naturalmente manifestarem comportamentos em seus ambientes? E, dessa forma, conseguirem resultados diferentes, mais próximos daqueles que você deseja? Quais parecem ser suas principais estratégias para lidar com os comportamentos?

Quais dessas estratégias você, inconscientemente, escolhe adaptar para compor as mudanças que levarão à qualidade de vida?

### Identidade

» O que pode ser único, pessoal e intransferível para você, buscando novas alternativas para sua vida? Quem é você? Como se define? Como você é definido(a) de uma forma geral? Como você se vê como pessoa ainda manifestando o problema limitante? Como isso afeta seu "eu" ou sua identidade? O que pensa ou crê que está fazendo por você, contribuindo para que o problema ou desafio ainda se manifeste? Quem você vinha sendo até então, ainda reagindo de forma limitante aos desafios? Quem você não foi que, se estivesse sendo, teria feito diferença para si e para outros ao lidar com o problema ou desafio? Quem você ainda pode se tornar? O que impede você de se tornar, agora, essa pessoa? Quem você merece se tornar para melhor manifestar, agora, na realidade, uma qualidade de vida e resultados melhores e mais harmônicos, e saudáveis, para si e para todos? Quem você escolhe se tornar para gerar os resultados que deseja, os quais vão gerar uma contribuição única para criar o mundo no qual merece viver? Qual deve ser o seu papel para fazer tudo isso acontecer? Quais mudanças estratégicas escolhe fazer em sua pessoa para melhor e mais rápido implementar essas mudanças? Quais mudanças vão melhor prepará-lo para quem você escolhe ser e, desse jeito, contribuir de forma única para construir um mundo melhor para todos? Como seu "eu" poderia ficar mais enriquecido e cheio de recursos mediante a possibilidade de mudar para melhor, não necessariamente ainda hoje? Como outras pessoas melhor desenvolvem um sólido, saudável e harmônico senso sobre suas identidades e, dessa forma, naturalmente conectam-se com crenças, as quais ajudam que se perceba o que é importante e o que existe de importante sobre as crenças, as quais mantêm e, assim, autorizar-se para, mais harmonicamente, acessar o seu potencial, talentos, recursos e, depois disso, na sequência, naturalmente, manifestar comportamentos em seus ambientes, conseguindo assim resultados diferentes, mais próximos daqueles que você deseja? Quais parecem ser suas principais estratégias para lidar com os comportamentos? Quais dessas estratégias você, inconscientemente, escolhe adaptar para compor as mudanças as quais levarão à sua melhor qualidade de vida?

### Além da identidade

Você sabe que existem pessoas, grupos, seres e comunidades além de você, que sejam outros indivíduos, outros sistemas, grupos ou mesmo níveis de realidade. Como acha que aqueles (e aquilo) que existem "além da sua identidade" percebem, recebem e acolhem o que vem de você e de tudo o que pensou e processou, da forma como lida com seu problema e desafio até agora? O que existe além de sua pessoa, de seu "eu", que pode ainda não estar sendo percebido, ou não ter tido ainda a chance de ter se expressado, devidamente, que poderia fazer grande diferença significativa em sua vida?

Como a pessoa ou identidade que melhor você tenta em vão resistir tornar-se de agora em diante, não necessariamente de hoje aos próximos dias, pode influenciar e interagir estrategicamente com o campo e os sistemas ao seu redor? O que interessa a você em nosso mundo e em nosso universo? O que interessa a você sobre o que existe além de si mesmo? Fico me perguntando: o que sabe sobre coisas, pessoas, lugares, situações, conhecimentos, estudos, grupos, processos os quais e com os quais a interação de sua parte traria uma consequência boa e positiva, tanto para si quanto para outros e outros processos e projetos? Sua família, seus amigos, a comunidade onde vive... quem são esses outros com quem pode melhor interagir de agora em diante?

Como poderia contribuir, especificamente, com sistemas e pessoas de forma única? Transmitindo o que vem de si e o que sabe, junto com a qualidade da sua presença e do seu melhor.

Pense em momentos em que algo como "uma conexão mágica" se fez presente e fez você notar ou perceber mais rápido e mais fácil os meios, caminhos, processos e alternativas para estar mais em contato com algo que queria saber, ter ou comprar, como se as pessoas estivessem mostrando aquilo para você deliberadamente por todos os lugares.

Essa nossa parte que programa nosso foco mental, nos fazendo amplificar e perceber o que é importante e, ao mesmo tempo, diminuir a percepção daquilo que não é importante, talvez possa programar, agora ou logo em seguida, seu ser para ir na direção desses sistemas, grupos, redes onde a sinergia que naturalmente pode começar a acontecer entre você e eles se dê naturalmente e prazerosamente.

» O que é importante e tem grande valor que transcende sua pessoa? O que existe além do eu com o que/quem pode se conectar? Como outras pessoas melhor conectam-se com recursos, pessoas, grupos, realidades e campos, os quais transcendem seus "eus" e, com isso, desenvolvem um sólido, saudável e harmônico senso de identidade e, dessa forma, naturalmente conectam-se com crenças, as quais ajudam com que percebam o que é importante e o que existe de importante sobre as crenças, as quais mantêm e, dessa forma, se sentem autorizadas para, mais harmonicamente, acessarem os seus potenciais internos, talentos, recursos e depois disso, na sequência, naturalmente manifestarem comportamentos em seus ambientes, conseguindo resultados diferentes, mais próximos daqueles que você deseja? Quais parecem ser suas principais estratégias para lidar com os comportamentos? Quais dessas estratégias você, inconscientemente, escolhe adaptar para compor as mudanças que levarão à sua melhor e inescapável qualidade de vida? Onde o eu vai escolher gostar de agir de forma única para construir essa conexão maior?

Como posso melhor interagir, "tocar" e trocar com minha família? Quem são os membros da minha família nuclear, ou não, com quem eu melhor posso trocar e interagir e, com isso, trazer um resultado bom para todos nós? Como juntos, membros da minha família, ou quem considero dessa forma, melhor podemos conviver e criar um campo saudável e harmônico para todos nós? Como posso interagir e "tocar" melhor meus amigos e também o grupo social com o qual convivo e interajo, a cidade, estado e país onde vivo? Como melhor juntos podemos conviver e criar um campo saudável e harmônico para todos nós? Como posso fazer isso de forma única e especial contribuindo para que todos cresçam, se desenvolvam e se tornem melhores, mais harmônicos e saudáveis? De que

## Capítulo 15 • Roteiros neuro-hipnóticos para hipnoterapia

forma posso, também, por meio da minha profissão ou atividade principal, fazer uma diferença para pessoas, grupos, organizações, comunidades, países e mundo em geral? Como melhor, juntos, podemos conviver e criar um campo saudável e harmônico para todos nós? O que acredito que existe além de minha pessoa e das pessoas em geral?

Qual a importância e o significado disso para mim? Qual a importância e o significado disso para outros? O que é importante e significativo para outros, mas talvez não seja para mim e vice-versa, mas que posso incluir e respeitar para que todos possamos coexistir com respeito mútuo e cooperação para um mundo e um universo melhores e mais harmônicos? O que é maior, melhor e muito, muito mais importante do que as diferenças que existem entre nós? O que existe de positivo sobre ressaltar essa questão? Como melhor podemos trabalhar para construir um ambiente comum para todos nós, o qual atenderá nossas necessidades, crenças e valores e criará espaço para atender a necessidades, crenças e valores das pessoas? Quais são os valores e crenças os quais podemos compartilhar apesar de nossas diferenças? Como coordenar isso pode ser fundamental para o que achamos importante e acreditamos, especificamente? Fico me perguntando: quantos indivíduos você pode alcançar com seu processo e suas propostas, ideias, produtos e serviços? Quantos seres você pode encontrar, influenciar, ensinar, aprender com eles... tocar? Quanto prazer e satisfação você pode proporcionar para o universo em geral? Como, especificamente, seu eu pode agregar valor para outros "eus" e vice-versa? Que tipo de identidade coletiva ou de grupo pode ser formatada ou concebida para o ganho de todos? Por exemplo: nós desse país... nós, humanos. De quantas "identidades coletivas" pode escolher participar para enriquecer e engrandecer você e outros? Quais crenças pessoais você mantém e apoia, as quais podem ser comunicadas e compartilhadas com outras pessoas? Quais crenças suas podem somar-se a crenças de outras pessoas? Quais crenças existentes em grupos e pessoas poderiam somar-se às crenças, as quais você mantém, e fazer uma diferença em que todos ganham? Fico me perguntando: quantas constelações de crenças podem se formar a qualquer momento entre você e outros? Quantas poderosas novas crenças podem emergir, boas e com efeitos, e consequências favoráveis não só para um, mas para muitos... Qual a crença coletiva possível de ser configurada sobre integrar crenças diversas? Como o que é importante para você pode despertar coisas e processos importantes em outras pessoas, grupos, comunidades, países, seres de forma única e especial? Como o que é importante para você pode somar-se com o que é importante para outros, direcionando focos e esforços diversos para transformar a realidade interior, exterior e compartilhada? Qual a importância de integrar uma diversidade de valores distintos, numa coletividade diversa, em que todos preservam o que é importante e essencial para si convivendo com as diferenças? Quais ações podem produzir as quais podem gerar ações por parte de outros, outros grupos, comunidades e seres, os quais resultariam em algo bom para todos? Quais ações pode implementar, as quais vão gerar outras ações por parte de outras pessoas para um bem comum a todos? Quais ações suas podem desencadear uma série de ações sucessivas, positivas, harmônicas e saudáveis por todos os lados? O que você e outros podem fazer juntos como parte de um holograma maior, um projeto maior, comum, o qual vai beneficiar a todos, mesmo que por razões, motivos ou propósitos diferentes? Como a criação, manutenção e administração eficaz de meus ambientes podem influenciar os ambientes onde outras pessoas, grupos, comunidades e seres vivem, resultando em algo melhor para todos? Como melhor eu e outros podemos criar um ambiente comum para todos nós, autossustentável, harmônico e saudável? Como melhor podemos usar recursos dos ambientes onde ambos fluímos para alavancar resultados melhores, os quais vão impactar nossas vidas de forma única e especial? Qual a forma mais madura de criar um ambiente compartilhado com diversidade e respeito a todos? Fico me perguntando: como um ambiente mais rico para toda a diversidade de pessoas e formas de ser e existir pode requerer ações de todos, nas quais cada pessoa, grupo, comunidade ou organização vai buscar o seu melhor, que é mais importante do que as diferenças e é importante para que todos possam ter o direito de ser, existir e se expressar, buscando o melhor de nosso potencial, talentos, capacidades e recursos com foco no que é maior, melhor e mais importante para todos, na crença de que podemos coexistir e compartilhar o planeta, num senso de identidade "humana", numa unidade planetária e espiritual?

Como esse todo pode amplificar seu senso de identidade, sua percepção de quem escolhe ser, o que escolhe fazer para criar essa realidade, em conexão com o que acredita e considera importante e, dessa forma, amplificar o que é muito importante nesse processo e outras coisas importantes, as quais farão diferença e vão influenciar as capacidades, talentos e habilidades, os quais certamente vai gostar de usar para agir de forma consistente e congruente nos ambientes onde flui e, dessa forma, cumpre sua parte sendo um "holon" ou parte nesse "holograma" ou todo, que é a realidade a qual compartilhamos?

Respire, sinta, respire, sinta.

Transforme esse senso de alinhamento interno metaforicamente em um campo de energia, ou segunda pele, o qual vai adquirindo uma cor específica, um padrão de vibração ou sensação, talvez acompanhado de um som, ou trilha sonora, os quais melhor ajudam a expressar a força e o poder desse campo de energia e sua importância.

Perceba como se parte dessa energia assumisse a forma de um gancho que, gentilmente, se acopla na base da sua cabeça, perto da coluna, convidando sua cabeça a olhar para frente, ligeiramente para cima, ao mesmo tempo que seus ombros relaxam confortavelmente. Respire e sinta... perceba como é irresistível sentir-se melhor a cada respiração... tente em vão resistir!

Esse campo de energia dinamiza-se e se espalha por todo o seu corpo, convidando que você se sature positivamente nesse estado de alinhamento e equilíbrio. Respire e sinta.

Imagine (ou efetivamente faça) uma postura corporal ereta, porém confortável, em pé, com as mãos na barriga abaixo do umbigo.

Esse recurso do estado de equilíbrio aqui criado se espalha inicialmente mais forte e intensamente pela barriga, vísceras, especialmente envolvendo o intestino, harmonizando-se com ele.

Dessa forma, imagine que vai "centrando" os recursos nesse ponto. Quando sentir que o fez, declare para si: eu estou centrado(a). Respire e sinta algumas vezes o poder desse centramento. Perceba o que pode fazer por dentro e por fora para centrar-se mais um pouco.

Deixe que o fluxo suba ao coração, envolvendo-o e o abrindo para novas experiências e emoções, inclusive a emoção que vem da percepção de recursos, agora, presentes e amplificados, fazendo já uma grande diferença em seu sistema. Quando o fizer, declare para si: eu estou aberto(a). Perceba o que pode fazer por dentro e por fora para se abrir um pouco mais a fim de mudar para melhor. Respire e sinta algumas vezes.

Leve o fluxo de recursos agora, ainda mais dinâmico e poderoso até a testa e a cabeça, envolvendo o seu cérebro, e se torne mais consciente de tudo o que está à sua volta e o que está fazendo agora. Perceba o que pode fazer para estar no "aqui e agora" mais um pouco do que antes... Quando o fizer, declare para si: eu estou presente. Respire e sinta algumas vezes.

## Capítulo 15 • Roteiros neuro-hipnóticos para hipnoterapia

Sinta os pés no chão, o contato com o planeta Terra e com um universo muito maior. Respire e sinta algumas vezes.

Perceba que você é parte de sistemas com níveis e dimensões sobrepostos com infinitas possibilidades. Respire e sinta algumas vezes.

Veja, ouça e sinta esse momento especial e o que representa a consciência desse estado pleno de recursos em você, o qual foi criado por você. O que mais ajudou na criação desse estado?

Perceba o que pode fazer para conectar-se, mais um pouco, com seus recursos e com tudo aquilo que pode fazer uma diferença e onde você pode fazer uma diferença. Respire e sinta algumas vezes.

Quando se der conta dessa conexão com a Terra, o universo e infinitas possibilidades, declare: eu estou conectado(a). Respire e sinta algumas vezes.

Acolha essa nova condição até agora trabalhada, que pode melhorar de todas as formas cada vez que fizer esse trabalho, ao qual novos processamentos e informações são conectados com recursos criando estratégicas possibilidades e oportunidades. Acolha. Perceba o que pode fazer para acolher ainda mais e melhor esse estado diferenciado.

Perceba como essa nova e presente condição habilita você e autoriza neste momento a perceber o quanto você pode, é capaz e merece uma vida melhor. Medite sobre esse poderoso significado, suas implicações e infinitos desdobramentos.

Por que você tem certeza de que pode fazer diferença em sua vida? Quais as evidências? Quais são as capacidades e recursos os quais mais você mobiliza neste momento para construir e, efetivamente, implementar essa diferença? Quais as evidências que tem disso? Por que merece, agora, dar-se de presente essa mudança significativa e estratégica em sua vida? Por que é importante? Por que quer fazer?

Imagine da forma que você quiser representar toda uma série de modificações importantes, as quais estão ocorrendo em todos os níveis e dimensões do seu ser. Imagine do jeito que quiser as sinapses cerebrais, reações bioquímicas e produções de proteínas, reescrevendo epigeneticamente seu mapa biológico e mental, trazendo para você mais saúde, harmonia, equilíbrio e bem-estar. Toda uma dinâmica de alinhamento e transformações: vísceras, coração, cérebro e campo, harmonia de células, glândulas, órgãos, sistemas, sinapses cerebrais e produção epigenética de proteínas, as quais vão reescrevendo suas tendências para algo mais saudável e positivo, criando um ser multidimensional, mais harmônico e saudável a cada respiração.

Imagine a sua "linha do tempo" com passado, presente e futuro demarcados. Perceba como os eventos que atribui a cada tempo estão conectados, juntos, ao mesmo: onde estão as coisas do passado, do presente e do futuro?

Encontre um tempo no futuro, lá onde as transformações aqui feitas através desse trabalho e do permanente "campo epigenético de transformações", criado, presente, constantemente, em múltiplos níveis, fazem, já, parte de sua vida e rotina, onde você, inconscientemente, experimenta a certeza e as evidências de que já praticou mais de um milhão de vezes esse padrão, a ponto do mesmo ser familiar e presente.

Entre lá, agora! Isso! Viva esse presente o qual você construiu e no qual você percebe como vê, ouve e sente em detalhes este poderoso estado, o qual autoriza você e habilita saber que pode, é capaz e merece viver com essa condição confortável de já ter experimentado esse resultado, no mínimo um milhão de vezes em seu sistema, e repercutindo positivamente para outros sistemas que vão além de você.

Expresse sua gratidão a quem e a que você quiser por isso, especialmente a você, por ter se empenhado e se comprometido a agir e se alinhar, de forma consistente, para manifestar na realidade esse maravilhoso resultado.

Aumente, espalhe, melhore a qualidade da imagem, cores, brilho, som, acrescente uma trilha sonora poderosa, melhore o que você diz para si, reafirmando de formas poderosas: eu posso, sou capaz e mereço esse e muitos outros resultados similares que estão chegando.

Continuamente, pergunte-se: como posso fazer, todos os dias, pequenas e poderosas mudanças para me centrar cada vez mais? Como posso fazer, todos os dias, pequenas e poderosas mudanças para me abrir a mudanças para estágios ainda melhores? Como posso fazer, todos os dias, pequenas e poderosas mudanças para conectar-me ainda mais com meu potencial, recursos internos e capacidades? Como posso fazer, todos os dias, pequenas e poderosas mudanças para me conectar com coisas, pessoas e situações, sistemas e processos, os quais contribuem para o meu melhor e o melhor, que posso devolver para o universo? Como posso fazer, todos os dias, pequenas e poderosas mudanças ainda mais importantes, poderosas e estratégicas, para acolher as coisas que acontecem por fora e por dentro, com as quais escolho trabalhar para gerar os resultados que mereço ter?

Deixe que essas questões dinamizem e amplifiquem ainda mais e de forma ainda mais poderosa a sua segunda pele ou campo de energia, que vai adquirindo aquela cor especial e, saindo do futuro, a leve até o início de sua linha do tempo, momentos antes de você nascer.

Segure seu pequeno ser no colo e se conecte com ele, desejando e vibrando todo amor possível. Diga a esse ser como é desejado(a) e como certamente fará grande diferença no mundo e compartilhe esse processo, esse poderoso campo e todo o poder que nele existe dizendo: agora que você está prestes a nascer para uma nova vida, não importa em quais condições, não importa o que virá pela frente, esse presente o manterá com saúde, energia, harmonia, recursos poderosos e lhe permitirá aprender com o que quer que lhe aconteça, seja bom ou desafiador! Você vai se perguntar sempre: isso é uma oportunidade para quê?

Não importa o que aconteça por fora, por dentro, esse campo vai reorganizar continuamente em qualquer tempo suas vísceras, coração, cérebro, células, glândulas, órgãos, sistemas, corpo, bioquímica corporal e o que for necessário para, a qualquer momento, reescrever a sua história. Tudo e qualquer coisa será uma alavanca para que se reorganize, continuamente, em múltiplos níveis e transforme o que quer que sejam os fatores externos e mesmo internos em uma oportunidade para se reinventar, reequilibrar e realinhar. Ao longo de sua história, você vai acordar e dormir muitos e muitos dias e em múltiplos níveis, inclusive inconscientemente, e principalmente diante dos desafios, você vai sempre repensar sua história, perguntando-se o tempo todo:

"Como posso fazer, todos os dias, pequenas e poderosas mudanças para me centrar cada vez mais? Como posso fazer, todos os dias, pequenas e poderosas mudanças para me abrir para mudar para melhor? Como posso fazer, todos os dias, pequenas e poderosas mudanças para me conectar com meu potencial, recursos internos e capacidades? Como posso fazer, todos os dias, pequenas e poderosas mudanças para conectar-me com coisas, pessoas e situações, sistemas e processos, os quais contribuem para o meu melhor e o melhor, que posso devolver para o universo? Como posso fazer, todos os dias, pequenas e poderosas mudanças para acolher as coisas que acontecem por fora e por dentro, com as quais escolho trabalhar para gerar os resultados que mereço ter?".

## Capítulo 15 • Roteiros neuro-hipnóticos para hipnoterapia

Nasça e caminhe pela sua linha do tempo, passando gradativamente pelos eventos históricos mais importantes e significativos, agora com esse olhar, com esse campo de energia ou segunda pele, que ressignifica agora sua história, neste momento trazendo um novo olhar, novas reflexões, novas atitudes, posturas, expressões, ações e significados poderosos.

Escolha três eventos desafiadores na sua história e, antes de os revisitar, dinamize esse estado interno de equilíbrio bem forte por dentro como se fosse uma "blindagem" de energia. Perceba como essa blindagem faz a diferença por dentro e lhe traz novas e poderosas escolhas internas para perceber, lidar e reagir aos eventos de forma mais positiva, saudável, madura e construtiva! Vá dinamizando e amplificando continuamente essa energia enquanto, naturalmente, respira, sente e percebe que vai seguindo nesse processo: amplificando, respirando e sentindo.

Perceba agora o quanto você vai aprendendo, inconscientemente, mais do que em qualquer tempo com essa trajetória, e cada vez mais quando repetir esse processo várias vezes, sob o efeito desses filtros, até consolidar no presente a mudança em múltiplos níveis! Perceba como apenas respirar traz de volta esse estado amplificado!

Repita para si: além da identidade.

Eu sou um agente que tem prazer em contribuir para um mundo melhor e mais saudável enquanto cresço, amadureço e me desenvolvo continuamente em múltiplos níveis!

Eu sou um sistema que interage de forma harmônica e saudável com outros sistemas numa poderosa dinâmica rica em harmonia e sinergia!

Eu sou alguém que está cada vez mais em sincronia e conexão com tudo o que existe de próspero, saudável, harmônico e positivo.

Eu sou uma pessoa que tem o prazer e satisfação em aprender e me tornar uma fonte inesgotável de recursos, que se conecta com os recursos inesgotáveis do universo!

Eu me conecto todos os dias com campos, sistemas e níveis de realidade com os quais me harmonizo, os quais influencio e com os quais contribuo para ajudar a estabelecer, desenvolver e me encantar com um universo rico e próspero para todos nós.

**Identidade**

Eu sou saúde.
Eu sou equilíbrio.
Eu sou harmonia.
Eu sou prosperidade.
Eu sou amor.
Eu sou felicidade.
Eu sou crescimento.
Eu sou privilegiado por saber que posso escolher ser melhor a cada dia.
Eu enriqueço todos os dias o significado do que significa "ser humano".
Eu sou alguém que pode acionar poderosos processos de cura, mudança e transformação em mim e em outros.
Eu sou capaz de buscar o melhor do meu potencial interno para fazer mais com menos transformando realidades.
Eu sou alguém que merece se surpreender com seu potencial interno e os maravilhosos resultados, os quais sei que posso a qualquer momento manifestar na realidade.

Eu descubro formas divertidas e prazerosas de evoluir muitas e muitas vezes a cada dia!

Eu posso, sou capaz e mereço criar oportunidades maravilhosas para fazer mais com menos e gerar ganhos para mim e para todos em múltiplos níveis!

### Valores e crenças

Eu percebo e me conecto com o que é muito mais importante que qualquer problema ou desafio passageiros.

Eu vou adquirindo o hábito constante de perceber o que existe e que é maior, melhor e mais importante que os problemas ou o que me incomoda.

Eu percebo, a cada dia, a importância e prática de uma atitude voltada para o crescimento e o desenvolvimento de pessoas, incluindo (e sobretudo) o meu próprio.

Eu me conecto com tudo aquilo o que me autoriza e permite construir, transformar, curar, recriar, otimizar e reinventar a mim e a outros. Eu busco e me harmonizo com o que me autoriza inconscientemente o uso do meu poder pessoal e transformador!

Eu me sincronizo cada vez melhor e mais facilmente com as coisas, pessoas, situações e circunstâncias, as quais são mais importantes para a minha vida.

Eu me conecto, vivencio e pratico cada vez mais as coisas que acredito serem importantes para minha saúde, desenvolvimento e bem-estar.

Minhas grandes crenças poderosas me energizam e motivam a ser consistente com práticas, as quais validam minha transformação pessoal e daqueles a quem toco com a qualidade da minha presença.

Todos os dias eu me conecto e pratico o que acredito e o que considero importante, e mantenho meus sistemas abertos para perceber o que existe de importante para pessoas, grupos, comunidades, mundo e o universo.

### Capacidades

Meus recursos, capacidades, talento e potencial podem cada vez melhor combinar-se com os recursos, potencial, capacidades e talentos de outro numa harmônica sinergia para o bem e harmonia de todos os envolvidos.

Meu potencial e talentos podem iniciar e dinamizar essa sinergia da melhor forma todos os dias!

Todo meu potencial interno se reorganiza para que eu possa ter o melhor resultado possível. Tudo o que sei é que nem sei que sei, e vem à tona outra sinergia, capacitando-me amplamente para que o meu melhor se expresse!

Eu procuro, desperto, desenvolvo, integro e dou expressão a um sem-número de talentos, recursos e capacidades para fazer mais com menos e criar um universo harmônico, saudável e autossustentável para todos.

### Comportamentos

Eu faço cada vez mais com cada vez menos para prosperar, me desenvolver e criar condições excepcionalmente maravilhosas para mim e para todos!

Minhas ações constroem mudanças poderosas e estratégicas para mim e para outros.

## Capítulo 15 • Roteiros neuro-hipnóticos para hipnoterapia

Eu ajo para ser melhor.

Eu ajo para a minha evolução e a evolução do ser humano, do mundo e do universo!

Minhas ações são eficazes tanto para lidar com questões de curto prazo quanto para resolver questões de longo prazo, importantes não só para mim como para outras pessoas, criando uma poderosa sinergia de recursos e processos.

Ajo pelo que considero importante. Ajo pelo que acredito.

Ajo pelo que importa que vai além da minha pessoa e dos meus interesses.

Eu ajo para criar momentos e oportunidades únicos para mim e para todos ao meu redor.

Eu ajo continuamente para investir em minha saúde, harmonia e qualidade de vida.

Eu ajo para construir, manter e desenvolver essa harmonia interna!

**Ambiente**

Eu me conecto e me integro com ambientes e seus recursos de forma harmônica e saudável.

Eu faço mais com menos nos ambientes por onde fluo.

Eu me sintonizo e me sincronizo com os recursos e potencial dos ambientes por onde fluo para alavancar oportunidades para todos. Minha mente inconsciente busca e cria incontáveis oportunidades à minha volta, para que eu possa fazer mais com menos usando os recursos e potencial do que existe à minha volta.

Eu tenho atenção ao potencial e recursos dos ambientes pelos quais fluo e com os quais interajo e sobre como melhor posso usá-los para criar momentos e oportunidades prósperas e saudáveis.

Entenda definitivamente como você e outras pessoas melhor se conectam com recursos, pessoas, grupos, realidades e campos, os quais transcendem seus "eus" e, com isso, desenvolvem um sólido, saudável e harmônico senso de identidade e, dessa forma, naturalmente se conectam com crenças, as quais ajudam que se perceba o que é importante, e o que existe de importante sobre as crenças as quais mantêm, e dessa forma isso autoriza que, mais harmonicamente, possam acessar o seu potencial, talentos, recursos e, depois disso, na sequência, naturalmente manifestar comportamentos em seus ambientes e dessa forma recriar a realidade interna, biológica, mental, emocional, energética, relacional, social, nacional, planetária e universal, agindo dinamicamente sobre múltiplos sistemas!

## Roteiro 15 – Alinhando fatores estratégicos para o equilíbrio

A espiral neurológica para o equilíbrio, o hipnoterapeuta deve fazer no início do processo, bem como a indução para relaxamento e aprofundamento. Depois disso, seguir com o roteiro.

**Roteiro**

Eu fico me perguntando: como você e outras pessoas melhor podem conectar-se com recursos, pessoas, grupos, realidades e campos, os quais transcendem o "eu" de cada um e, com isso, desenvolvem um sólido, saudável e harmônico senso de identidade e, dessa forma, naturalmente conectam-se com crenças as quais ajudam que se perceba o que é importante e o que existe de importante sobre as crenças que mantêm e, dessa forma, isso autoriza que, mais harmonicamente, possam acessar o seu potencial, talentos, recursos e, depois disso, na sequência, naturalmente manifestando em qualquer tempo, não necessariamente agora, comportamentos em seus ambientes, dessa forma recriando a realidade interna, biológica, mental, emocional, energética, relacional, social, nacional, planetária e universal, agindo dinamicamente sobre múltiplos sistemas inconscientemente?

Eu faço cada vez mais com cada vez menos para prosperar, me desenvolver e criar condições excepcionalmente maravilhosas para mim e para todos!

Minhas ações constroem mudanças poderosas e estratégicas para mim e para outros.

Eu ajo para ser melhor.

Eu ajo para a minha evolução e a evolução do ser humano, do mundo e do universo!

Minhas ações são eficazes tanto para lidar com questões de curto prazo quanto para resolver questões de longo prazo, importantes não só para mim como para outras pessoas, criando uma poderosa sinergia de recursos e processos.

### Ambiente

Eu me conecto e me integro com ambientes e seus recursos de forma harmônica e saudável.

Eu faço mais com menos nos ambientes por onde fluo.

Eu me sintonizo e me sincronizo com os recursos e potencial dos ambientes por onde fluo para alavancar oportunidades para todos.

Minha mente inconsciente busca e cria incontáveis oportunidades à minha volta, para que eu possa fazer mais com menos, usando os recursos e potencial do que existe à minha volta.

Eu me harmonizo com minhas funções biológicas, fisiológicas e corporal.

Eu busco, inconscientemente, conectar-me com o que me permite e autoriza funcionar biologicamente de forma perfeita e cada vez mais otimizada.

Você, inconscientemente, vai regulando e harmonizando o funcionamento de cada glândula, célula, órgão, sistema e do corpo como um todo, otimizando dramaticamente seu funcionamento para melhor!

Eu crio oportunidades para ter minhas funções cerebrais e mentais funcionando em harmonia e saúde com minhas funções fisiológicas, num funcionamento integrado e positivo.

O que posso ainda fazer para ter mais harmonia no meu universo corporal e biológico? Como poderia amplificar mais ainda o meu equilíbrio e bom funcionamento biológico e fisiológico?

Como você, inconscientemente, pode de agora em diante sequenciar incontáveis processos para, cada vez mais, a crescente harmonia corporal geral?

### Comportamento

Eu faço cada vez mais com cada vez menos para prosperar, me desenvolver e criar condições excepcionalmente maravilhosas para mim e para todos!

Minhas ações constroem mudanças poderosas e estratégicas para mim e para outros.

## Capítulo 15 • Roteiros neuro-hipnóticos para hipnoterapia

Eu ajo para ser melhor.

Eu ajo para a minha evolução e a evolução do ser humano, do mundo e do universo!

Minhas ações são eficazes tanto para lidar com questões de curto prazo quanto para resolver questões de longo prazo, importantes não só para mim como para outras pessoas, criando uma poderosa sinergia de recursos e processos.

Eu me harmonizo continuamente com o universo e as forças da natureza, com as energias existentes em cada lugar, planta, animal, água, ar, floresta, vento e elementos da natureza.

Eu sou parte da natureza e do universo e me conecto com os infinitos e misteriosos recursos neles existentes. Apenas ser parte dessa maravilha criada me autoriza e habilita buscar e usar esses recursos de forma alinhada e positiva.

Eu me harmonizo com a natureza e seus poderosos recursos.

Eu me harmonizo com o universo e seus poderosos recursos.

Eu percebo potenciais conexões entre pessoas e/ou eventos e aprendo com isso. Eu equilibro cada vez mais minha energia corporal e mantenho a vitalidade interna.

Você, inconscientemente, percebe e se conecta com a força e a energia dos lugares e da natureza e descobre formas e meios de se curar e curar outros conectando-se com o universo, a natureza e seu vasto potencial.

Meus recursos, capacidades, talento e potencial podem cada vez melhor combinar-se com os recursos, potencial, capacidades e talentos de outro numa harmônica sinergia para o bem e harmonia de todos os envolvidos.

Meu potencial e talentos podem iniciar e dinamizar essa sinergia da melhor forma todos os dias!

Todo meu potencial interno se reorganiza para que eu possa ter o melhor resultado possível. Tudo o que sei é que nem sei que sei, vem à tona outra sinergia, capacitando-me amplamente para que o meu melhor se expresse!

Eu me conecto com a energia e a força que me faz competir, brigar positivamente por um lugar ao sol e um espaço para "ser alguém" e me expressar. Há uma força interna que energiza meu corpo e me mantém competindo, sobretudo comigo mesmo(a), pelo direito de ser e existir!

Eu canalizo a minha agressividade positiva e senso de "eu" conquistando inúmeras coisas importantes para mim de forma saudável.

Eu busco e encontro formas de obter as gratificações imediatas de forma harmônica e saudável.

Eu administro pessoas, quando for o caso, e processos de forma saudável e harmônicas para todos.

Sendo de meu interesse, harmonizo-me fisiologicamente com minha sexualidade de forma harmônica e saudável, agregando, com isso, valor ao senso de quem eu sou.

Eu percebo e me conecto com o que é muito mais importante que qualquer problema ou desafio passageiros.

Eu vou adquirindo o hábito constante de perceber o que existe que é maior, melhor e mais importante que os problemas ou o que me incomoda.

Eu percebo, a cada dia, a importância e prática de uma atitude voltada para o crescimento e o desenvolvimento de pessoas, incluindo, sobretudo, o meu próprio.

Eu me conecto com tudo aquilo que me autoriza e permite construir, transformar, curar, recriar, otimizar e reinventar a mim e a outros.

Eu busco e me harmonizo com o que me autoriza inconscientemente o uso do meu poder pessoal e transformador!

Eu me sincronizo cada vez melhor e mais fácil com as coisas, pessoas, situações e circunstâncias, as quais são mais importantes para a minha vida.

Eu me conecto, vivencio e pratico cada vez mais as coisas que acredito serem importantes para minha saúde, desenvolvimento e bem-estar.

Minhas grandes crenças poderosas me energizam e motivam a ser consistente com práticas, as quais validam minha transformação pessoal e daqueles a quem toco com a qualidade da minha presença.

Eu me conecto com princípios, verdades e leis importantes, as quais regulamentam e garantem que todos possamos coexistir e nos expressar. Desenvolvo um sólido senso do que é "certo" e "próprio", fundamentado por razões e motivos legítimos, e compreendo como cada vez melhor posso funcionar harmonicamente como parte de um universo e princípios maiores.

Eu sustento minhas escolhas com princípios racionais e lógicos que sustentam, apoiam e dão sentido às minhas escolhas.

Eu escolho me harmonizar com leis e representações do que considero autoridades maiores para minha harmonia com grupos sociais diversos, em que um senso do que é bom e próprio para todos nos faz perceber direitos e deveres de todos nós.

Eu escolho perceber e praticar atitudes e ações que contribuam para aquilo o que considero ser o certo, o justo e o próprio para todos.

Eu sou saúde.

Eu sou equilíbrio.

Eu sou harmonia.

Eu sou prosperidade.

Eu sou amor.

Eu sou felicidade

Eu sou crescimento.

Eu sou privilegiado por saber que posso escolher ser melhor a cada dia.

Eu enriqueço todos os dias o significado do que significa "ser humano".

Eu sou alguém que pode acionar poderosos processos de cura, mudança e transformação em mim e em outros. Eu sou capaz de buscar o melhor do meu potencial interno para fazer mais com menos, transformando realidades.

Eu sou alguém que merece se surpreender com seu potencial interno e os maravilhosos resultados, os quais sei que posso a qualquer momento manifestar na realidade.

Eu descubro formas divertidas e prazerosamente de evoluir muitas e muitas vezes a cada dia!

Eu estabeleço metas, objetivos e diretrizes. Busco o conhecimento, os estudos e as ciências, os quais podem ajudar-me a progredir e a crescer como pessoa e profissional.

Eu busco uma perspectiva múltipla e multidisciplinar para lidar com as principais questões de minha vida.

Eu busco construir resultados específicos com metas e objetivos para muitos aspectos importantes de minha vida.

Eu posso dar conta do que for e cada vez mais eu sei o que quero!

Eu aprendo com todas as pessoas que venceram e alcançaram seus objetivos e adapto suas estratégias a minha vida.

Eu coordeno tudo aquilo que me permite construir a vida que eu quero e mereço ter!

Eu busco o meu melhor não só para vencer, mas para permanecer entre os melhores!

Eu me conecto com dados, pesquisas e informações importantes e relevantes, os quais ajudam a embasar-me e fundamentar-me para construir meus objetivos e as mudanças estratégicas das quais necessito. Busco e construo objetivos importantes. Ajo de forma congruente e consistente para construir, de forma precisa, essa realidade e conquistar meus objetivos.

Eu me conecto com grupos e sistemas em que posso eventualmente, se quiser, sentir-me pertencendo a algo bom e importante, que traz resultados bons, importantes e imediatos para todos que compartilham dos mesmos princípios e ideias.

Quais são as comunidades que me interessam e nas quais posso eventualmente participar e contribuir?

Eu me conecto com o que existe de mais importante do que minhas posses e títulos.

Eu estabeleço e mantenho uma qualidade de relacionamento com pessoas e grupos, a qual enriquece todos nós!

Eu desenvolvo, cada dia, em mim a capacidade de amar e compartilhar com outros que sejam importantes e significativos para mim e para meus propósitos.

Eu desejo amar e compartilhar meu melhor construindo um melhor mais positivo para mim e para outros, quando essa associação for saudável, positiva e harmônica para todos nós!

Eu me torno, a cada dia, mais sensível e consciente do que é importante para mim e aos outros.

Eu desenvolvo o melhor e mais verdadeiro em mim, alcançando o que existe de melhor e mais verdadeiro no outro.

Eu me revigoro em poderosas associações com pessoas e grupos os quais são importantes e significativos para mim e para meus propósitos.

Eu sou um agente que tem prazer em contribuir para um mundo melhor e mais saudável enquanto cresço, amadureço e me desenvolvo continuamente em múltiplos níveis!

Eu sou um sistema que interage de forma harmônica e saudável com outros sistemas, numa poderosa dinâmica, rica em harmonia e sinergia!

Eu sou alguém que está cada vez mais em sincronia e conexão com tudo o que existe de próspero, saudável, harmônico e positivo.

Eu sou uma pessoa que tem o prazer e satisfação em aprender e me tornar uma fonte inesgotável de recursos, que se conecta com os recursos inesgotáveis do universo!

Eu compreendo a diversidade de pessoas, culturas, crenças, estilos de vida, orientações e escolhas semelhantes e diferentes de quem eu sou e crio maravilhosas oportunidades, para que possamos conviver em saúde, harmonia, num sistema em que todos têm o que é importante preservado, ao mesmo tempo que convivem com aqueles ou aquilo que é diferente.

Eu desenvolvo todos os dias interesse por compreender e me harmonizar com uma diversidade de estilos de vida, crenças e sistemas enquanto preservo e pratico aquilo o que é importante para mim.

Eu posso aprender com qualquer coisa, pessoa ou situação em qualquer lugar!

Eu percebo em cada contexto, local, cultura, grupo ou meio as características predominantes daquela cultura, valores e sistemas, e me comunico de forma eficaz usando esses meios para buscar melhor entendimento e obter compreensão para o que me é caro.

Eu percebo e harmonizo cada vez mais e melhor coisas, pessoas e processos distintos com os quais lido.

Eu me conecto com o que existe e considero "ético" todos os dias.

Eu me conecto verdadeiramente com pessoas e processos no universo com a minha alma e o melhor de mim, buscando conexão com outros seres, sistemas e processos numa comunidade conectada para gerar o que existe de melhor, mais harmônico e saudável para todos e toda a diversidade independentemente de distâncias, tempo e espaço.

Eu crio oportunidades para me comunicar de forma apropriada mediante a demanda que se apresenta.

Eu e nós trabalhamos por processos saudáveis e autossustentáveis, os quais trazem o melhor para o universo, nosso mundo, nossos povos, nações, grupos, comunidades, famílias, indivíduos, partes internas, células e energia essencial, básica, numa unidade psiconeuroimunológica quântica, na qual macro e micro, em harmonia plena, ajustam o foco interno para produzir e buscar o melhor para todos os indivíduos, sistemas e campos.

Eu deixo toda minha riqueza interior, sabedoria, conhecimento, maturidade e experiência se manifestarem de forma intuitiva nas várias dimensões de meu ser! Eu vou fluindo num mundo integrado e interconectado fazendo mais com menos, gerando ganhos múltiplos, crescimento, desenvolvimento e evolução para nosso universo.

Meus talentos criam "arte" enquanto fluo pelo universo!

Eu escolho sentir prazer em harmonizar as dimensões micro e o macro das realidades com as quais me envolvo. Eu me harmonizo com todo meu potencial mental e espiritual e me conecto com outros indivíduos, grupos, seres e consciências, numa constelação harmônica para todos nós!

Como outras pessoas melhor se conectam com recursos, pessoas, grupos, realidades e campos, os quais transcendem seus "eus" e com isso desenvolvem um sólido, saudável e harmônico senso de identidade e, dessa forma, naturalmente, conectam-se com crenças as quais ajudam com que percebam o que é importante e o que existe de importante sobre as crenças, as quais mantêm e, dessa forma, isso autoriza que mais harmonicamente possam acessar o seu potencial, talentos, recursos e depois disso na sequência, naturalmente, manifestam comportamentos em seus ambientes e, dessa forma, conseguem resultados diferentes, mais próximos daqueles que você deseja? Quais parecem ser suas principais estratégias para lidar com esses comportamentos? Quais dessas estratégias você, inconscientemente, escolhe adaptar para compor as mudanças que levarão à qualidade de vida?

Eu me conecto todos os dias com campos, sistemas e níveis de realidade com os quais me harmonizo, os quais influencio e com os quais contribuí para ajudar a estabelecer, desenvolver e me encantar com um universo rico e próspero para todos nós.

**Identidade**

Eu posso, sou capaz e mereço criar oportunidades maravilhosas para fazer mais com menos e gerar ganhos para mim e para todos em múltiplos níveis!

## Capítulo 15 • Roteiros neuro-hipnóticos para hipnoterapia

Todos os dias eu me conecto e pratico o que acredito e o que considero importante e mantenho meus sistemas abertos para perceber o que existe de importante para pessoas, grupos, comunidades, mundo e o universo.

Eu procuro, desperto, desenvolvo, integro e dou expressão a um sem-número de talentos, recursos e capacidades para fazer mais com menos e criar um universo harmônico, saudável e autossustentável para todos.

Ajo pelo que considero importante.

Ajo pelo que acredito.

Ajo pelo que importa que vai além da minha pessoa e dos meus interesses.

Eu ajo para criar momentos e oportunidades únicos para mim e para todos ao meu redor.

Eu ajo continuamente para investir em minha saúde, harmonia e qualidade de vida.

Eu ajo para construir, manter e desenvolver essa harmonia interna!

Eu tenho atenção ao potencial e recursos dos ambientes pelos quais fluo e com os quais interajo e sobre como melhor posso os usar, para criar momentos e oportunidades prósperas e saudáveis.

Eu cocrio ambientes harmônicos, saudáveis, construtivos e autossustentáveis! Eu harmonizo funções biológicas, fisiológicas, minha conexão com as forças da natureza e universo, minha energia, agressividade construtiva, senso de identidade, ao passo que observo leis, princípios e códigos importantes para todos; construo meus objetivos para vencer e conseguir o que quero, harmonizando-me com grupos e pessoas com os quais tenho afinidade; compreendo a diversidade de pessoas, crenças, culturas e sistemas e conecto meus recursos mentais e espirituais com pessoas, seres e grupos numa constelação sistêmica verdadeira de infinitas possibilidades! Eu fico me perguntando: como você e outras pessoas melhor podem conectar-se com recursos, pessoas, grupos, realidades e campos, os quais transcendem seus "eus" e, com isso, desenvolvem um sólido, saudável e harmônico senso de identidade e, dessa forma, naturalmente conectam-se com crenças, as quais ajudam com que percebam o que é importante e o que existe de importante sobre as crenças, as quais mantêm e, dessa forma, isso autoriza que, mais harmonicamente, possam acessar o seu potencial, talentos, recursos e, depois disso, na sequência, naturalmente manifestando em qualquer tempo, não necessariamente agora, comportamentos em seus ambientes, dessa forma recriando a realidade interna, biológica, mental, emocional, energética, relacional, social, nacional, planetária e universal, agindo dinamicamente sobre múltiplos sistemas inconscientemente?

### Roteiro 16 – Empregabilidade, empreendedorismo e alta performance

Indicação: pessoas buscando novos trabalhos, projetos, empreendendo ou fazendo algo especial.

Hipnoterapeuta: trabalhe a fala introdutória, indução de relaxamento e aprofundamento antes do roteiro a seguir:

» **Hesitação:** em que momentos hesitou e gastou energias e estratégias para permanecer hesitando e o quanto isso emperrou ou atrasou o início de uma importante mudança em sua vida?

Eu sei que existe uma parte dentro de você, inconscientemente, que organiza e mantém todas as coisas que funcionam em seu corpo, na fisiologia... que cuida do pleno e saudável funcionamento de cada órgão interno, de cada glândula, de cada sistema, de toda a bioquímica e das saudáveis sinapses cerebrais...

Você, inconscientemente, que está operando e gerenciando tantos processos desde antes de você nascer, gerando toda essa harmonia, mantendo e cuidando para que tudo o que é importante e vital funcione de forma perfeita e eficaz... e na proporção em que o resto de você, naturalmente, está em perfeito funcionamento, você, inconscientemente, vai trazendo *insights* e ideias.

Sua mente inconsciente, que é agora a minha mente inconsciente, comanda e produz resultados incríveis, em sintonia e sincronicidade com tudo mais, por dentro e por fora, do macro ao micro, em contato com a mente universal e com todos e tudo, num campo de infinitas possibilidades! Respire e sinta.

» **Frustração:** em quantos momentos ficou esperando algo específico acontecer e, por não acontecer, isso lhe trouxe sentimentos que alguém poderia chamar de "frustração"?

Quanto tempo por dia, ou por semana, você ainda gasta pensando em negócios, empregos e empreendimentos, ou episódios de sua vida pessoal, cujos resultados foram diferentes do que gostaria?

Se ainda gasta uma hora por dia, antes que comece a se lembrar de esquecer, assim como já esqueceu de tantas outras coisas maiores e menores, você ainda gasta cerca de 7 horas por semana nisso, 28 horas, ou quase 9 dias inteiros num mês, e 336 horas, ou 14 dias inteiros num ano. Em 10 anos, são 3.360 horas ou cerca de 140 dias inteiros! Não seria mais inteligente e proveitoso usar esse tempo para desenvolver suas habilidades de empreendedorismo, empregabilidade e sucesso em projetos?

Independentemente de quais foram seus resultados no passado em empregos, negócios e projetos, o que escolhe aprender com eles para que aquilo que constrói no futuro, agora, possa dar ainda mais certo? Onde escolhe colocar o foco para aprender e ter resultados de sucesso de hoje em diante?

Disse a um cliente: "Pessoas saudáveis que desenvolvem empregabilidade, empreendedorismo, sucesso e alta performance em harmonia e equilíbrio presentes, ouvindo, ou não, aprendem e se transformam a cada respiração... Fico me perguntando se o produto do seu melhor que se expressa evolui mais em eficácia ou qualidade a cada dia. Não que, inconscientemente, essas pessoas, em progresso, trabalhando esses fatores, que constroem empreendedorismo, tentem em vão resistir compreender a mudança contínua que se impõe, se entregando integralmente ao processo o qual cria excelentes resultados de formas poderosas... você deseja ser uma dessas pessoas prósperas, não deseja?".

Pensando no que significa para você, especificamente, ter empregabilidade, sucesso e empreender, responda para si, agora, ou em qualquer tempo:

» O que você quer, especificamente?
» O que depende de você e de mais ninguém para isso?

## Capítulo 15 • Roteiros neuro-hipnóticos para hipnoterapia

> » Quais são os recursos internos e externos para obter o que deseja?
> » Como saberá que está no caminho certo e obtendo o que quer, especificamente, quando chegar o momento?
> » Como pode obter aquilo o que deseja preservando, ao mesmo tempo, suas características essenciais?
> » Como construir o que você quer pode ser bom para você e para seu entorno de uma forma que você obtenha satisfação?
> » Como construir o que deseja pode ser tentador, divertido e prazeroso?
> » Como poderá lembrar-se de construir o que deseja um pouquinho mais ou bastante todos os dias?
> » Quanto prazer você é capaz de suportar no processo de construir empregabilidade e sucesso empreendendo sempre?

Imagine sua linha do tempo, uma linha imaginária que conta a sua história. Em algum lugar dela, você coloca os eventos passados, o momento presente e os eventos futuros.

Imagine um ponto entre o futuro próximo e o presente, destinado a representar sua transformação feita, gerando sucesso e realizações, nos quais todo o seu potencial para ter empregabilidade e/ou condições para criar, gerir e manter projetos e negócios com sucesso se inicia, emerge e se torna um grande e contínuo sucesso!

Tente em vão resistir, deixar que esse sucesso preencha as múltiplas dimensões de seu ser... Imagine isso enquanto você vai vendo, ouvindo, sentindo e conversando consigo e os efeitos disso se espalham por sua saúde, onde você age de forma consistente e melhora a qualidade de seus relacionamentos, carreira, desenvolvimento pessoal, espiritual, financeiro, lazer e qualidade de vida!

Olhe de fora esse "espaço prestes a ser preenchido", lembrando-se das caixas de presentes que recebeu no aniversário ou outras ocasiões festivas, com papéis coloridos e laços de fita, e da sensação antecipatória positiva de estar prestes a receber um presente especial. Pense nesse espaço, na linha do tempo "prestes a ser preenchido" dentro e fora de si e projete nele a imagem do sol em sua órbita, aquecendo e contribuindo de forma significativa para a vida em nosso planeta.

Conecte-se com a certeza que você tem que o sol está lá fazendo seu papel tão vital, fundamental e importante e com a certeza que você tem que ele permanecerá assim, por muito, muito tempo... Onde e como, especificamente, experimenta em seu corpo essa certeza? Sinta isso em seu corpo e projete nesse espaço específico. Tenha em mente também a certeza que você tem de que respirar é preciso para viver.

Entre na linha do tempo neste "espaço pronto para ser preenchido", agora, e viva essas certezas: certeza 1 – o sol está em sua órbita nos mantendo vivos, e certeza 2 – precisamos respirar para viver, que são certezas irrefutáveis. Perceba a sensação física dessas certezas e espalhe pelo seu corpo enquanto respira.

Veja, ouça, converse consigo sobre o assunto e sinta.

Perceba a importância que tudo isso tem em si e no todo e as crenças envolvidas, que dão suporte ao que lhe traz confiança e familiaridade... E como se sente enquanto pessoa mediante isso.

Considere tudo isso enquanto espalha e otimiza essa sensação pelo seu corpo, consciente de que você, inconscientemente, forma e sabe que muitas vezes não se sabe como, neste "espaço prestes a ser preenchido", destinado aos empreendimentos e oportunidades de sucessos já presentes na sua estrutura no futuro, inconscientemente, agora, de forma prazerosa e criativa enquanto me ouve, ou não, transformações poderosas que evidenciam seu melhor emergem.

Nesse mesmo espaço onde está vivendo essas e outras certezas irrefutáveis, preencha a mente também com memórias, nas quais sente ou sentiu autoconfiança e autodomínio com relação a algo que fez, faz, foi ou é, mesmo que seja sobre algo simples e corriqueiro. Veja, ouça, converse consigo sobre o assunto e sinta.

Perceba a importância que essas coisas têm em si e no todo e as crenças envolvidas que dão suporte ao que lhe traz confiança e familiaridade... E como se sente enquanto pessoa mediante a inevitabilidade desse processo a cada respiração.

Considere tudo isso enquanto espalha e otimiza essa sensação pelo seu corpo, consciente de que está neste "espaço prestes a ser preenchido" funcionando de uma forma por meio de caminhos inconscientes na sua estrutura, com a certeza que esse espaço destinado aos sucessos futuros, presentes, enquanto me ouve, ou não, mas sempre ao respirar organiza tudo por dentro e por fora... Respire e sinta.

Coloque uma forma e uma cor neste "espaço pronto a ser preenchido" enquanto continua a otimizar sua experiência, melhorando a qualidade do que está vendo, ouvindo e sentindo e espalhe para além do seu corpo!

Saia desse espaço onde no futuro, presente na sua estrutura, recursos já se dinamizam e se desenvolvem inescapavelmente na eventualidade de continuar a respirar e contemple a mudança feita que tenta em vão resistir experimentar e viver.

Imagine que esse "espaço a ser preenchido" é como uma terra adubada e cuidada prestes a "ser preenchida" com sementes plantadas e já germinando no futuro, permitindo e autorizando a expressão, de agora em diante, de suas habilidades internas na forma de potencial para empregabilidade, empreendedorismo, gerência, manutenção e desenvolvimento contínuo de seu sucesso pessoal e profissional! Respire e sinta.

Pelo lado de fora de sua linha do tempo, entre no presente, onde você relaxa, aprende e se desenvolve a cada respiração.

» **Impaciência:** quantas vezes quis que mudanças acontecessem ou fossem adiante, mas elas pareciam nunca começar ou ir num ritmo muito lento? Venho dizendo para muitas pessoas: você pode construir sucesso e prosperidade de uma forma plena e satisfatória! Fico me perguntando: quantos recursos internos estão prontos para emergir facilitando mais ainda a expressão do empreendedorismo em sua vida? Não vou afirmar que ainda hoje ou amanhã, mudanças profundas vão ocorrendo em múltiplas dimensões de seu ser sobre essa questão, independentemente de acompanhá-las no nível consciente. Você quer prosperar em múltiplas dimensões e segmentos de sua vida?

Eu sei que existe uma parte sua capaz de construir empregabilidade, empreendedorismo e sucesso em projetos nos âmbitos pessoal e profissional em sua vida. Se o espaço prestes a ser preenchido atrai inescapavelmente e completamente condições nas quais você reúne, inconscientemente, memórias, referências, elementos e fatores que constroem, não necessariamente hoje ou amanhã, empregabilidade, empreendedorismo e sucesso, agora, de forma tangível em sua realidade, na qual isso se expressa e se manifesta concretamente independentemente do que faz sua mente consciente?

## Capítulo 15 • Roteiros neuro-hipnóticos para hipnoterapia

» Desejo intencional: quantas vezes alinhou foco mental, senso do que era importante e recursos com ações e isso lhe trouxe um forte senso de identidade para expressar tudo isso além de si?

Imagine e simule de alguma forma, agora, com imagens, sons, diálogos internos e sensações, você desenvolvendo empreendedorismo, empregabilidade e sucesso, sabendo exatamente o que quer, consciente do que depende só de você e de mais ninguém, conectando-se com seus recursos internos e externos, percebendo as evidências de que está no caminho certo e está chegando aonde deseja, fazendo-o de forma que seja bom para você e para outros ao seu redor de uma forma bastante atraente e tentadora, com foco no prazer de construir o processo, cada dia um pouco mais... onde, em seu corpo, existe uma sensação física que evidencia aquilo que você, inconscientemente, transforma dentro de si, a partir de agora, para dar forma e conteúdo a esse "espaço a ser preenchido"?

Respire e sinta... deixe que, naturalmente, seus ombros relaxem e sua cabeça olhe para frente, ligeiramente para o alto, enquanto relembra de vários momentos nos quais se sentiu bem, sem razão.

» **Vá em frente!** Quantas vezes fez o que precisava ser feito e isso lhe trouxe resultados positivos em termos de desenvolvimento de projetos, seja em que área de sua vida for?

Pessoas que expressam o seu sucesso se sintonizam e se sincronizam com coisas, pessoas e energias que retroalimentam nelas o processo contínuo de viver prosperidade. Fico me perguntando: quantas conquistas uma pessoa pode suportar?... Não que exista uma autorização programada para que você, inconscientemente, possa harmonizar empreendedorismo e empregabilidade contínuos e crescentes... Você quer fazer diferença no mundo dando expressão ao seu melhor?

Eu sei que você, inconscientemente, já organizou a expressão de muitos talentos, capacidades e recursos em sua vida... aquelas coisas que vieram de dentro e que inesperadamente transformaram aquilo que estava fazendo, seu planejamento, seus projetos, sem que soubesse exatamente onde, como e de que forma tudo começou.

É como se tudo o que você viu, ouviu, sentiu, falou consigo e aprendeu por dentro e por fora se ajeitasse para produzir mudanças e agregar valor a sua vida.

Como seria, agora, você trazer de volta ao corpo, de volta à mente, de uma forma divertida e prazerosa, todos os segredos e mistérios que, em muitos tempos, autorizaram a expressão criativa do seu potencial e do seu melhor no mundo?

Eu sei que em alguns momentos você entrou em contato com os seus talentos e, com isso em mente, eu fico me perguntando se é possível que alguém consiga mensurar a quantidade de talentos e capacidades disponíveis dentro de si, prontos para serem usados "preenchendo espaços" especiais, os quais vão construindo mudanças que agregam todos os dias.

Eu também fico me perguntando: quantos talentos e capacidades podem ser, a qualquer momento, em que pessoas respiram, conectados com músculos, processos cognitivos, cerebrais, bioquímicos e outros e, assim, direcionados para "espaços especiais a serem preenchidos" nas vidas das pessoas, construindo condições excepcionalmente positivas e favoráveis para a empregabilidade, sucesso e o empreendedorismo, os quais inescapavelmente vão gerando, não necessariamente agora ou nos próximos dias, o seu merecido sucesso pessoal e profissional?

Independentemente de você gerar ou não algum uso concreto para os seus diversos talentos, não necessariamente de forma criativa e surpreendente, já na próxima oportunidade para você ter sucesso e empreender, eu fico me perguntando: em quantas ocasiões você, agora, já, tem oportunidade de experimentar, deixar, permitir ou autorizar que o seu melhor venha à tona, imediatamente, em algum momento ou contexto, fazendo uma diferença significativa seja em que nível, dimensão e aspecto for?

> » **Vá em frente!** Quantas vezes fez o que precisava ser feito e isso trouxe-lhe resultados positivos, em termos de desenvolvimento de projetos, seja em que área de sua vida for? Quais são as múltiplas vantagens e prazeres embutidos em dar o "próximo passo"? Quanto prazer pode suportar?

Fico me perguntando: quando você já teve a oportunidade de usufruir os benefícios de passar algum tempo num belo jardim ou parque verde com suas árvores, flores, plantas e animais silvestres? Eu me lembro agora do Jardim Botânico de Curitiba e do Rio de Janeiro e do Hyde Park em Londres, que são muito especiais para mim. Qual o seu jardim ou parque favorito? Pode ser um local público ou mesmo de uma residência particular. Visite-o mentalmente enquanto vai usufruindo outra vez de tudo aquilo o que ele tem para oferecer.

Para que esse, ou qualquer belo jardim, ou parque, possa tornar-se um "pequeno paraíso" para seus usuários, ele precisa ser primeiramente pensado, planejado e depois "executado", onde cada semente, muda de planta e broto é adequadamente plantado e cultivado em locais apropriados e "espaços abertos para serem preenchidos", para que melhor possam germinar, crescer e viver, gerando continuamente, como resultado, um "todo" harmônico, agradável e prazeroso.

Tal como acontece em seu belo jardim, o "espaço a ser preenchido" que constrói "empregabilidade", empreendedorismo e sucesso em negócios próprios e projetos, acessa, agora, em sua estrutura, potenciais internos os quais começam a funcionar (mais efetivamente caso você continue a respirar, agora) quando são concebidos e planejados, de forma que cada componente, tal como as plantas, a vegetação, as flores, árvores e fauna são preferencialmente, harmonicamente, escolhidos e dispostos em locais e condições adequados para que possam crescer, germinar e florescer, preenchendo partes de um todo dessa forma... À medida que o tempo vai passando, o jardim vai adquirindo formas e características únicas de autossustentabilidade.

Eu sei que, ao longo de sua vida, você coletou e agrupou, inconscientemente, inúmeros exemplos daquilo que algumas pessoas ou figuras de referência, as quais constroem o sucesso e o empreendedorismo, fazem em suas vidas para que pessoas ouvindo, ou não, possam compreender e, não necessária e obrigatoriamente, comecem a adaptar a suas vidas, lançando mão de seu poderoso potencial interno e de suas melhores qualidades atrativas e, por isso, mais do que outras pessoas consigam, não hoje ainda mandatoriamente, as melhores condições e chances numa entrevista de emprego e no desenvolvimento de um negócio próprio ou projeto.

Esses fatores estratégicos e decisivos sobre empregabilidade e empreendedorismo presentes na sua estrutura, agora, em múltiplos níveis, inconscientemente, mais do que alguma coisa que você vai certamente exibir no momento da entrevista de emprego, ou para seus sócios e parceiros de negócios, ou ao juntar uma equipe para desenvolver um projeto, como acontece em qualquer jardim, já podem seguir um ritmo constante de investimentos sucessivos e cuidados especiais.

## Capítulo 15 • Roteiros neuro-hipnóticos para hipnoterapia

Num parque ou jardim, algumas plantas, brotos e fauna, vão crescendo e aparecendo, ao passo que outros vão vindo na sequência em seu tempo, depois, até mesmo como consequência do sucesso daqueles primeiros. O importante é ter sempre em mente aquilo que se deseja, para que o jardim real ou mental vá, aos poucos, tornando-se ecologicamente adequado e sustentável. Mesmo assim, ele ainda precisa ser cuidado, administrado e mantido para que sirva aos objetivos daqueles que os conceberam.

> » **Desejo intencional:** quantas vezes alinhou foco mental, senso do que era importante e recursos com ações, e isso lhe trouxe um forte senso de identidade, para expressar tudo isso além de si? Quais alinhamentos internos e externos são fundamentais e estratégicos nesse momento?

Importantes estudos mostram que quando investimos o nosso melhor, no equivalente a cerca de 20%, num universo de 100% do que desejamos concretizar, isso acaba gerando reflexos que transcendem esses de 20%, eventualmente afetando os outros 80% restantes.

Eu fico me perguntando: no universo de 100% daquilo que você pode tentar em vão resistir dar o seu melhor para ter sucesso, empreender e ter o seu potencial de empregabilidade, presentes, dimensionando a cada respiração "espaços vazios a serem preenchidos", o que se configura como os 20% que você pode, já, ter escolhido e começado a trabalhar inconscientemente de uma forma atrativa e saudável? Como seria trabalhar continuamente, inconsciente, daqui por diante, a cada respiração, preenchendo espaços que constroem empregabilidade, empreendedorismo e sucesso em sua vida, para deixar fluir no mínimo 20% dos seus melhores talentos, capacidades, recursos internos e potenciais? Como seria lembrar de esquecer disso no nível consciente para que você possa se superar continuamente a cada respiração?

A certeza, tal qual a certeza de que o sol em sua órbita nos mantém vivos inspira, nesse instante, a certeza por dentro de, já, ter despertado empregabilidade, empreendedorismo e sucesso acessando, desse instante em diante, seus potenciais internos de todas as formas, tipos e jeito... Isso! Não será certamente a garantia de que isso, já, está acontecendo e se otimizando, milhares de vezes a cada respiração, na sua estrutura interna daqui por diante, não necessariamente hoje, amanhã ou na próxima semana, no máximo enquanto você tenta em vão resistir.

A certeza de que é preciso respirar para viver inspira a certeza de que você, inconscientemente, usa em qualquer lugar, contexto ou oportunidade, meios, formas e caminhos para "preencher o espaço" ainda mais, com empreendedorismo, sucesso e potencial para empregabilidade, os quais insistem em se expressar de formas criativas e surpreendentes, causando ainda mais surpresas e manifestações prósperas no mundo interno e externo em algum nível, não necessariamente em todos e para todos os envolvidos, não necessariamente afetando qualquer pessoa e uma em especial, me ouvindo ou não (você... não vê ou ouve o que não quero que você sinta agora?), que pode já estar se beneficiando disso em algum momento ou tempo aqui... agora... Fico me perguntando: quantas múltiplas vezes você produz evidências diariamente sobre isso, de múltiplas formas, usando todo o potencial que existe na sua estrutura, completamente, para muito além daquilo que você pode tentar em vão resistir experimentar conhecer no nível consciente, enquanto vai preenchendo espaços à medida que me ouve ou não?

Fico me perguntando: quantas histórias de casos você conhece onde alguém consegue, a qualquer momento e em qualquer tempo, expressar o seu melhor no mundo fazendo uma grande diferença?

Algumas dessas pessoas, me ouvindo ou não, dão-se autorização para que alguma coisa única e especial comece a emergir de dentro delas, fazendo grande diferença para o mundo e para outras pessoas, ou mesmo para empresas, organizações, instituições, países e até para o mundo ou a humanidade em geral.

Fico me perguntando: quantos casos você pode se lembrar que podem até mesmo fazer com que todo tipo de gente se emocione e se identifique, onde os seus talentos e conquistas fazem uma grande diferença, encantando e contribuindo de uma forma criativa e significativa?

» **Impaciência:**
Quantas vezes quis que mudanças acontecessem ou fossem adiante, mas elas pareciam nunca começar ou ir em um ritmo muito lento? Como pode ser divertido e prazeroso acelerar processos e fazer a sua parte, nesse momento, para construir seus projetos com sucesso? Como pode ser atraente e tentador agir? Quando você traz de volta memórias, em que o seu melhor se expressa e certamente gera ações as quais acarretam alcance de metas e promovem sucessos, onde eventualmente você empreende e seu trabalho é valorizado, onde isso se expressa? Em quais ambientes? Onde? Quando?

Caso pense que não possua memórias assim, imagine alguém ou alguma figura de referência, real ou fictícia, capaz de gerar sucesso, empreender e ser admirado(a) no trabalho e em seguida imagine-se sendo essa pessoa, tendo-a em mente nos próximos passos deste trabalho.

Tenho certeza que em momentos em que seus recursos e potencial se expressaram, você encontrou formas para driblar ou lidar com limites, perigos ou desafios. Quais as opções que escolheu para resolver a questão? Quais oportunidades você criou? Traga à sua memória lembranças nas quais usou capacidades internas e dons que ajudaram você a lidar com desafios, limitações, situações complicadas, pessoas difíceis, ambientes desafiadores e outras coisas diferentes das desejadas. Dê-se conta, agora, de como esses dons ajudaram sua vida a ficar melhor naquele momento. Traga memórias que você tenha de pessoas, personagens ou referências em geral que também, em certos ambientes e diante de perigos, limites e desafios, deixaram seus melhores recursos e seu potencial de buscar opções e criar oportunidades, o que fez grande diferença em suas vidas. O que existe em comum entre essas pessoas e suas ações, os resultados que obtiveram? Voltando para o seu exemplo, nesses ambientes onde seu potencial se expressa, agora traga à sua memória comportamentos que você produziu, que habilitaram você a desenvolver uma reação apropriada ao mesmo, aumentando então sua produtividade e sua iniciativa, empreendendo ações as quais geraram resultados favoráveis e positivos.

Quais referências você possui de pessoas ou personagens que também agem em determinados ambientes desafiadores de uma forma apropriada e produtiva, com iniciativa, gerando um resultado no qual o seu melhor se expressa? Agora traga à sua mente.

Quando traz de volta à mente e ao corpo mudanças feitas e ações nos ambientes que deixam o seu melhor fazer uma diferença, agora, dê-se conta de quais foram as estratégias que você usou. Quais componentes da sua inteligência e do seu processamento mental fizeram a diferença? O que viu, ouviu e sentiu, dando energia para você? Como usou sua inteligência emocional? Como, especificamente, foi possível lidar com as questões desafiadoras? Como, especificamente, as capacidades usadas se refletiram

## Capítulo 15 • Roteiros neuro-hipnóticos para hipnoterapia

nos comportamentos e ações específicos? Como o resultado de tudo isso se refletiu positivamente no ambiente onde o desafio ou limites se apresentavam até então?

Quais referências você tem sobre pessoas usando suas estratégias, seu potencial e tudo mais existente nelas, recursos emocionais inclusive, para poder lidar com desafios permitindo que o seu melhor pudesse se expressar para resolver a questão? Em momentos em que o seu melhor se expressa e faz a diferença no mundo contribuindo para algo muito importante, por que você faz o que faz nesses momentos? Por que você se mantém indo adiante? O que você acredita que ampara, dá suporte e motiva, além de inspirar e entusiasmar? O que dá permissão, aprovação e autorização para ir em frente? Quais referências você tem de pessoas, reais ou fictícias, que também encontram um "porquê", dando-se permissão, aprovação e autorização e se mantendo motivadas, inspiradas e entusiasmadas com o suporte de crenças poderosas e foco constante no que é muito mais importante do que os problemas para resolver todas as questões? Agora, traga em sua mente.

Traga de volta à sua mente e reviva essas memórias, amplificando e espalhando a energia do estado que elas provocam no seu corpo.

Relembre momentos em que a presença de poderosos recursos internos, os quais autorizam a expressão do seu melhor, afetam o papel que você tem diante do mundo, como se nesses momentos você fosse um ser numa missão, que acredita em certas coisas, focalizando a importância de outras, acessando capacidades e recursos, agindo nos ambientes para vencer os desafios... quem você se torna quando o seu melhor se expressa?

Ao mesmo tempo, traga à sua mente referências de pessoas que se tornam diferentes e especiais numa missão, desempenhando um papel específico, contribuindo de uma forma única, com foco em crenças e valores que as mantêm, buscando recursos internos e agindo nos ambientes para vencer desafios.

» Nas memórias em que se percebe alguém especial, quem você deseja ser? Como você deseja ser percebido(a)? Em que mundo você quer viver e como deseja, de forma única, contribuir para esse mundo? Qual propósito pode ocupar a sua mente?

» Responda para si: para que eu possa obter esse resultado, onde deixarei meu melhor se expressar? Para que eu vou fazer isso? E à medida que os resultados vão além de você, aumenta o senso de quem você é e o senso de que você é parte de um todo, mas, afinal, como fica o propósito do que você faz? Como isso é percebido por outras pessoas, clientes, equipes, acionistas, família ou com quem quer que venha a interagir, expressando quem melhor você simplesmente se torna, sendo que isso extrapola para além de quem você e quem você conhece? Quem em suas referências, de alguma maneira imbuído dessa identidade, também encontra um propósito que traz para as pessoas, assim, um *status* desejado o qual contribui para construir um mundo melhor, se refletindo no todo pessoal profissional interno e externo? Como a identidade que tem seu melhor expresso, agora, guiada por um propósito de "para quem" e "para quê", com apoio de crenças e um senso do que é importante, com um "porquê" bem estabelecido consegue, buscando recursos e capacidades internas nesse instante, acessar todo potencial interno, autorizando que possa agir em ambientes desafiadores fazendo a grande diferença?

» Por que algumas pessoas me ouvindo, ou não, simplesmente sabem em algum momento que podem, entendem que são capazes e desenvolvem um sólido senso de merecimento? O que as autoriza a encantar a si mesmas e a outros ao seu redor? Quando, agora, você pensa em um emprego ou em desenvolver seu próprio negócio ou projeto, o que quer criar no mundo através de você que vai além de você? O que deseja que esteja mais e menos presente no mundo? Afinal de contas, em que mundo você merece e quer viver?

Se você escolher trabalhar para empresas ou organizações, como você, certamente, pode ajudar que essas criem no mundo algo que vá além delas, com os seus talentos e serviços, benefícios e contribuições, que vão contribuir para que consumidores da sociedade vivam já o melhor de tudo isso? Ao trabalhar para alguém ou desenvolver seu próprio negócio, qual será sua contribuição única, pessoal e exclusiva para construir um mundo onde você deseja viver? Quais são os seus talentos, recursos, capacidades e ações especiais que possui e pode produzir, os quais vão ajudar a construir um mundo onde você deseja viver?

Caso escolha trabalhar para organizações e empresas, de que forma você pode contribuir, de forma exclusiva, para que as mesmas possam ajudar a construir um mundo melhor? Quais os recursos e ações especiais que essas organizações podem desenvolver, com sua ajuda, esse mundo melhor?

Seja trabalhando para alguém ou para si próprio, que tipo de vida quer já criar para ter o *status* e o desempenho que quer alcançar em relação a si e a outras pessoas? O que vai habilitá-lo, de forma única, a construir um mundo melhor onde você quer escolher viver melhor?

Em trabalhando para empresas ou organizações, como você pode contribuir, de forma singular, para que as mesmas possam adquirir um *status* e um desempenho, de forma que os acionistas fiquem satisfeitos e essas organizações possam fazer frente à concorrência?

Que tipo de pessoa você escolhe ser, seja trabalhando para si ou para alguma empresa ou organização, para que possa criar a vida que você deseja ter, o que implica todas as outras coisas que você vem considerando?

Que tipo de pessoa você escolhe ser, seja trabalhando para si ou para alguma empresa ou organização, para que possa criar a vida que você deseja ter, o que implica todas as outras coisas que você vem considerando até agora, chegando inclusive à criação do mundo onde você deseja viver?

Ao escolher trabalhar para empresas, organizações, como você pode contribuir, de forma única, para que essas se tornem o que desejam, alcançando o *status* e o nível de desempenho almejado?

Considerando que você deseje trabalhar para alguma empresa, organização ou desenvolvendo seu negócio próprio, ou mesmo sem saber exatamente o que, quando você se imagina preenchendo um espaço no mundo com o seu melhor, o que imagina que você pode fazer? Para quem? Para quê? Com qual propósito?

Talvez você saiba ou não exatamente como pode desenvolver seu próprio negócio ou trabalhar para uma empresa ou organização.

De qualquer forma, como, especificamente, você pode gostar de promover o crescimento de pessoas, da sociedade e o que quer que faça, cuidar para promover tanto o seu desenvolvimento pessoal, quanto o desenvolvimento de habilidades práticas, suas e de outras pessoas ao seu redor?

## Capítulo 15 • Roteiros neuro-hipnóticos para hipnoterapia

» Quais são as vantagens de perceber dinheiro como um meio para alguma coisa maior e mais importante e não como um fim, ou seja, trabalhar para que você possa ter as coisas importantes e significativas e não papéis com rostos de pessoas mortas e animais exóticos? Como, especificamente, você pode se interessar e preencher as necessidades reais das pessoas, estando conectado com valores centrais importantes para os humanos em geral? Como, especificamente, você pode se interessar em preencher as necessidades reais das pessoas, em conexão com valores centrais importantes para os humanos em geral, independentemente do que você faça, como saúde, harmonia, educação, bem-estar e outras coisas semelhantes?

Seja numa empresa ou em um negócio próprio, como o que você faz pode, sim, apoiar o desenvolvimento de comunidades através do desenvolvimento de indivíduos? Como, especificamente, o que você faz e as consequências do que você faz podem contribuir para com valores úteis para a comunidade, ao redor, como um todo, com as coisas que são importantes para todos em geral, servindo muito mais do que a uma necessidade imediata, levando em conta questões sociais e ambientais, para muito além da abrangência dos negócios? Como seria possível ter o elemento humano no centro de seus projetos, na base dos seus negócios, integrado ao modelo e às estratégias, tendo essa ideia melhor compartilhada e apoiada, por todos que se envolvem nos seus projetos, negócios ou organização? Como os recursos podem ser direcionados para criar um mundo melhor onde todos possam viver bem, independentemente do aumento dos lucros que pode ocorrer de qualquer forma? Como seus projetos e estratégias podem ser percebidos como parte de algo muito maior? Quem são aqueles que podem ser seus clientes e usuários (internos numa organização ou externos)? Que tipos de pessoas podem adotar e gostar dos seus produtos e serviços o quanto antes? Quais são os clientes ou usuários com uma maior influência na organização ou mercado? Quem são seus clientes e usuários ideais? Como melhor pode gostar de ficar atento(a) aos seus clientes? Que tipos de informações precisa juntar sobre seus clientes, empregados, empregadores e equipe? Como eles pensam? No que eles acreditam? Quais são suas principais convicções? Quais estados emocionais mais valorizam? Quais estados emocionais precisa gerar em si para ressoar com os estados emocionais que eles querem perceber? Como pode ser divertido e prazeroso prospectar outros clientes? Como o que você faz para si ou para sua organização pode ser apaixonante? Como isso pode ser apaixonante para as pessoas, que vão receber as inevitáveis consequências positivas do seu produto ou serviço? Como desenvolver as pessoas pode, inescapavelmente, melhorar o mundo que você pode ajudar a construir? E como você pode contribuir de uma forma única e exclusiva? Qual é a forma mais saudável, divertida e prazerosa para transformar limitações e desafios, dando-se permissão para ter sucesso em seus projetos? Como são as pessoas envolvidas e como é a melhor forma de motivar as pessoas envolvidas em seu negócio, o que inclui seus clientes, as pessoas com quem trabalha e todos que vão contribuir e usufruir do sucesso dos seus projetos? Quem, especificamente, pode apoiar você para que seu projeto tenha um grande sucesso e como você pode agir, especificamente, de forma congruente com todas essas questões que vem considerando aqui? Quais são os melhores e mais apropriados "estados de mente e de corpo", excelentes para criar um futuro claro, atraente e específico para que você alcance o que deseja com alinhamento, parcerias poderosas, nos quais você transforma todos os obstáculos e faz correções no seu percurso de uma forma dinâmica para o seu sucesso? Como se sente, agora, sobre o que deseja realizar? Respire, sinta!

Raramente novos empreendedores em negócios e oportunidades lidam ou pensam nos desafios e dificuldades prováveis. Quando você pensar neles, quais são os "estados mentais e de corpo" mais apropriados para estarem presentes na sua estrutura, inconscientemente, a cada respiração, independentemente de lembrar deles no nível consciente ou não? Quais são as memórias que possui de, já, ter vivido, experimentado esses estados? Quais as consequências boas e positivas? Como se sentiu bem vivendo hoje o que facilita ou favorece que possa ter, a qualquer momento, estes estados presentes de novo na sua estrutura, inconscientemente, a cada respiração?

Identifique em sua memória um momento em que você expressou o seu melhor e isso trouxe resultados e gerou satisfação, seja em seus empregadores ou clientes pessoais.

Na medida em que você vai percebendo todos esses detalhes de atenção, especialmente os detalhes das imagens com suas cores, tamanho, brilho, tipo de imagem, ângulo da imagem, ou se você está dentro ou fora da imagem... se esta lembrança tem som, se o mesmo é alto, baixo, estéreo, mono... se existe algum diálogo interno... quais são as sensações físicas que experimenta por estar fazendo alguma coisa boa e que agrada por dentro e por fora?

Enquanto você vai percebendo os detalhes do que você vê, ouve, diz para si e sente sobre o assunto, eu vou pedir que identifique onde, no seu espaço mental, essa cena onde produziu o seu melhor no mundo aparece diante de você... no alto, embaixo, na lateral? Onde, especificamente?

Agora que você identificou onde no seu espaço mental essa imagem com todas as suas características está projetada, projete nesse mesmo espaço mental primeiro uma imagem do "espaço a ser preenchido" com o seu melhor que estamos construindo... represente-o como quiser. Depois, outra imagem com sons, diálogos internos e sensações daquilo que você sabe que pode fazer ainda hoje para melhorar sua empregabilidade, ou o nível de satisfação dos seus produtos e serviços diante dos olhos do seus usuários, entrevistadores, chefia ou clientes.

Frustração: em quantos momentos ficou esperando algo específico acontecer e, por não acontecer, isso lhe trouxe sentimentos que alguém poderia chamar de "frustração"? O que quer? O que depende de você para dar o "próximo passo"? Quais recursos tem? Como pode ser bom para si e para outros ao seu redor?

Volte a considerar a sua linha do tempo. Apreciando-a pelo lado de fora. Fico me perguntando: o que se transforma já desde a primeira vez que a criou? Identifique mais uma vez onde estão os eventos do passado, onde está o presente onde você, inconscientemente, se transforma e onde está o futuro, onde empregabilidade e empreendedorismo são partes da sua estrutura num processo inconsciente.

Mergulhe outra vez no "espaço pronto para ser preenchido", o qual já havia criado no futuro, percebendo o que já mudou para melhor nele... Quando eu contar 3, leve para lá, já, tudo aquilo que você vem trabalhando e vem modificando a cada respiração... 1, 2, 3! Isso!

Respire e sinta como você se sente a respeito de sua inevitável oportunidade para empreender e se tornar capaz de obter o emprego, posto, resultado favorável num concurso, entrevista ou o que deseja para sua vida.

Neste espaço, revise outra vez todas as coisas boas as quais ficaram ancoradas aí desde a primeira vez que o criou, sua cor, e de alguma forma, deixe que isso se espalhe e signifique todo o seu ser em todas as suas dimensões... isso, muito bem... deixe que aquilo que você trouxe dos trabalhos feitos anteriormente possa, agora, misturar-se com essa energia que esteve aí o tempo todo, transformando tudo.

## Capítulo 15 • Roteiros neuro-hipnóticos para hipnoterapia

Note como, simplesmente, você inconscientemente faz com que empregabilidade, sucesso nos projetos e empreendedorismo sejam partes da sua nova identidade e de sua nova forma de ser, agora, que simplesmente ressignifica sua vida!

Disse certa vez para um cliente em transe: deixe que essa transformação se espalhe vertiginosamente por todas as dimensões e aspectos do seu ser, vá tendo em mente aquilo que sua vida se torna, a partir do momento em que empreendedorismo, empregabilidade e potencial para o sucesso em projetos são parte da sua estrutura, de seu ser e que se manifestam em todos os segmentos de sua vida.

À medida que você vai tentando em vão resistir perceber os efeitos de uma atitude empreendedora a qual simplesmente se propaga muitas e muitas vezes por todo lado, você vai respirando, sentindo e entendendo finalmente por que você, naturalmente, tem certeza que pode, é capaz e merece estar, daqui para frente, aproximando-se do sucesso no seu trabalho e em seus empreendimentos a cada respiração!

Deixe que essa sensação se espalhe por todo o seu ser, formando como se fosse uma segunda pele ou campo de energia, o qual vai organizando tudo, do microbiológico e bioquímico ao macro em sua vida.

Deixe que memórias venham sobre ter experimentado alinhamento e equilíbrio de inúmeras formas em inúmeros contextos.

Enquanto esse campo de energia simplesmente se espalha e vai se acomodando por dentro e por fora como se fosse uma segunda pele, você vai andando na linha do tempo, olhando para o futuro e de costas para o passado, na direção do passado, até que você se posicione alguns momentos antes de sua próxima grande oportunidade para empreender, conseguir um emprego ou iniciar ou continuar um projeto hoje para expressar o seu melhor no mundo, algo que você sabe que está prestes a acontecer em algum tempo próximo do presente.

Apenas a alguns passos ou momentos antes de iniciar a sua oportunidade com grande sucesso.

De onde está, a um passo do sucesso, comece a reviver plenamente dentro de si cinco memórias de momentos em que antecipou de forma positiva alguma coisa que acabou tornando-se verdadeira em sua vida, em que você teve que empreender ações para que as mesmas, de fato, se concretizassem.

Apenas imagine, a partir de agora, outra vez, cinco momentos em que você esteve vibrante e se sentindo bem, com motivação e pronto(a) para dar o seu melhor e agir com o seu melhor no mundo e, de fato, agiu, o que acabou gerando resultados extraordinários em sua vida. Volte lá outra vez e reviva!

Salte para dentro de cada uma dessas memórias! Eu não preciso que você explique em algum tempo como o seu melhor se expressa e encontra um caminho, é bom, energiza você, faz bem, o motiva e o faz agir com o seu melhor para que coisas boas aconteçam.

Qual é a importância de fazer isso? De se permitir? De tirar projetos de dentro de sua cabeça concretizando-os na realidade?

Isso, muito bem! Apenas vá revisitando e revivendo cada memória... Em cada uma delas, você vai vendo, ouvindo, sentindo, falando consigo e experimentando, notando o que existe de muito importante e o que você acredita que faça a grande diferença para ter sucesso!

Quero apenas que você reviva outra vez, vendo todas as cores, formas e brilhos, ouvindo os sons e lembrando de trilhas sonoras que são consistentes com essa situação, falando consigo de forma empoderadora e especial, sentindo em seu corpo a energia que se espalha continuamente... completamente!

Você vai revivendo isso que vai se espalhando por dentro e modificando a sua postura, respiração, nível de energia no seu corpo e batimentos cardíacos, o poderoso estado que sempre acompanha essas experiências vai sendo reinstalado e otimizando outra vez, com o melhor desses cinco momentos, dessas cinco experiências antecipatórias especiais, como se as estivesse vivendo outra vez o que de fato autoriza e permite que esses poderosos estados distintos e específicos de cada experiência se combinem, formando um novo estado que está, a partir de agora, dominando e tomando conta de você a um passo de lhe dar carta branca para que possa experimentar o seu melhor!

Visite, revise cada uma dessas experiências, vendo, ouvindo, sentindo e percebendo o que existe de muito importante e o que você acredita sobre elas... como você se sente como pessoa, quais recursos e capacidades você usa, e quais são as ações mais importantes para o sucesso de cada experiência, e também como você interage com/e usa os recursos do ambiente da melhor forma, e aos poucos você vai combinando tudo isso com um único grande padrão poderoso e transformador!

Traga também memórias da infância, em que você brinca de maneira apaixonada e criativamente, usando o melhor de sua imaginação, com honestidade para mergulhar fundo nas brincadeiras, usando o que quer que estivesse ao seu redor... viajando no seu mundo mágico para os castelos e naves espaciais, com as capas dos super-heróis, aquilo que fazia com que naquele momento esse mundo fantástico fosse real e poderoso!

Vá revivendo todas essas brincadeiras outra vez, todos esses momentos honestos, especiais, com grande poder de imaginação, motivação, felicidade, energia, e deixe que isso tudo se espalhe e se misture completamente com esses cinco estados poderosos que formam um novo, e tudo isso se combina e se transforma num único grande padrão, energizando e empoderando você, a um passo de expressar outra vez o seu melhor, agora, na oportunidade que tem para iniciar infinitos ciclos de sucesso!

Isso... tente em vão resistir a tudo isso que se combina aqui nessa segunda pele, ou campo de energia, a qual vai mudando, organizando, inconscientemente, juntando o melhor de tudo isso que você não precisa acompanhar ou saber no nível consciente, mas você, inconscientemente, sabe organizar, combinar, preparar e deixar pronto para que quando eu contar 1, 2, 3, você se imagine dando um "passo mental para frente" e, dessa forma, entrando nessa oportunidade tem, agora, para obter um novo emprego, dinamizar o antigo, desenvolver um projeto, seu negócio próprio, sempre empreendendo e fazendo algo importante que se reflete positivamente em sua vida.

Combine e estruture, inconscientemente, tudo isso, deixe que se espalhe por você mais, e mais, e mais... e quando eu contar 3, você vai se imaginar entrando nesta oportunidade, que está a um passo de se materializar a qualquer momento e/ou em outras oportunidades, as quais talvez não saiba que existe e nem tenha pensado em viver ainda, já, surgindo, não necessariamente hoje ou amanhã ou na próxima semana, para que o seu melhor se expresse no mundo, criando com sucesso todos os "espaços a serem preenchidos"... então vamos: 1, 2, 3, agora, entre e comece a viver essa nova realidade de sucesso!

Perceba como consequências de todas as coisas que está programando, organizando, trabalhando, mudando de lugar e otimizando dentro de você, dão a sustentação e o preparo para a confiança e a certeza, tal e qual você tem confiança e certeza que o sol está lá na sua órbita e permanecerá lá, por muito tempo, e a certeza que você tem de que respirar é importante para viver. Tudo isso inspira a certeza de que você tentou em vão resistir experimentar nesse momento e daqui por diante: de que existem recursos, capacidades, crenças, motivações, foco mental, estratégias, comportamentos, capacidade de viver e desenvolver o melhor que pode, expressando-se para além de você, usando o seu melhor no ambiente que está à sua volta, para que sua prova, entrevista de emprego, concurso público, projeto pessoal, negócio próprio e todo e qualquer movimento empreendedor tenha a melhor oportunidade para ser um grande sucesso!

Agora experimente todas essas coisas que tentam em vão resistir se espalhar por todos os níveis de sua estrutura, fazendo simplesmente você saber de algum jeito, de alguma forma, que é inescapável e inevitável ter sucesso, de agora em diante, caso você continue a respirar na sequência.

Como consegue se dar conta que nem vai conseguir se dar conta de que pode ser capaz, merece e talvez possa necessariamente escolher permitir se deixar experimentar, enquanto você, inconscientemente, orquestra, organiza e materializa esses resultados em sua vida? Como você identifica as evidências e passos para continuar zelando e construindo esse resultado, caso respire na sequência?

Sua mente inconsciente que é, agora, a minha mente inconsciente, comanda e produz resultados incríveis em sintonia e sincronicidade com tudo mais, por dentro e por fora, do macro ao micro, em contato com a mente universal e com todos e tudo, num campo de infinitas possibilidades! Respire e sinta!

Esse processo preenche você com sucesso em seu ser, finalmente, o que lhe capacita e autoriza, daqui por diante a imaginar, ver, ouvir, sentir e conversar consigo, o que traz energia, motivação e significados poderosos para sua saúde, quando você se exercita e melhora a qualidade de seus relacionamentos, sua carreira, desenvolvimento pessoal, espiritual, financeiro, momentos de lazer e qualidade de vida em geral!

Hesitação: em que momentos hesitou e gastou energias e estratégias para permanecer hesitando e o quanto isso emperrou ou atrasou o início de uma importante mudança em sua vida? O que quer especificamente, agora? Como? Quando? Onde? Quem pode ajudar? Por que quer? Para que quer?

**Roteiro 17 –** *Hipnocoaching*

O foco do *coaching*, o poder transformador da PNL e a eficácia dos estados hipnóticos abrindo caminhos para mudanças.

Finalmente um trabalho que combina diferentes e poderosos estados mentais, com a eficácia estratégica "perfeita" para combinar e integrar importantes processos, os quais transformam a vida das pessoas: concentração ativa e passiva, objetividade e subjetividade, construção de metas e acesso a recursos inconscientes, poderosos. Enquanto muitos profissionais e escolas de desenvolvimento humano priorizam alguns destes extremos, eu combino aqui o melhor do *coaching*, da Programação Neurolinguística e dos estados hipnóticos para vencer desafios e construir oportunidades, sejam pessoais, profissionais ou de qualquer outra ordem..

O presente trabalho é baseado em vídeos gravados espontaneamente por mim, originalmente publicados no meu canal do YouTube, mas transcritos por Catarina Chaves, Hilda Shida, Rosane Sampaio e Karla Pluchiennik. Com base nas transcrições, elaborei um produto digital inédito, para que pessoas possam trabalhar em estados fracionados e diferentes estados de consciência, em prol de construir uma vida melhor e mais saudável!

**Perguntas poderosas transformam vidas**

Você, inconscientemente, que organiza funções autônomas, que funcionam, já... independentemente da nossa vontade consciente... talvez você se lembre que respira para viver, o coração bate, você digere alimentos e todas essas coisas só confirmam, significativamente, cada vez mais a sua capacidade para confiar que vários processos vão acontecendo da melhor forma, da melhor maneira.

Lembre-se de um momento em que tenha experimentado hesitação, quando, no momento em que não hesitava em hesitar, perdia tempo e recursos para fazer algo sobre uma questão importante.

Eu confio em processos inconscientes aos quais funcionam independentemente da nossa vontade... ao longo desse processo eu vou fazer várias perguntas. Você pode ou não responder a elas no momento mentalmente... ou de outras formas... talvez no tempo ou momento certo, sua mente traga imagens, diálogos internos, sons... talvez experimente sensações e muitas vezes várias dessas coisas ao mesmo tempo.

Perguntei para um cliente em transe: como você percebe, a cada dia, mais evidências do seu potencial interno manifestando-se em sua vida? Você poderia admitir respondendo ou não para si o quanto já sabe que é capaz de otimizar a expressão de seu melhor no mundo? Não que essa inevitável sensação de empoderamento faça você capaz de aumentar a percepção do que pode merecer para sua vida e isso vá fazendo uma grande diferença sobre a permissão que, nesse momento, você continua a se dar para equilibrar-se e viver melhor... ouvintes ficam mais confiantes quando têm certeza que podem mudar ainda hoje?

Eu fico me perguntando: como você e outras pessoas hoje ainda melhor podem conectar-se com recursos, pessoas, grupos, realidades e campos, os quais transcendem seus "eus" e, com isso, desenvolver um sólido, saudável e harmônico senso de identidade e, dessa forma, naturalmente, conectar-se com crenças as quais ajudam que se perceba o que é importante e o que existe de importante sobre as crenças que mantêm e, assim sendo, autorizar que, mais harmonicamente, possam acessar o seu potencial, talentos, recursos e, depois disso, na sequência, naturalmente, manifestando em qualquer tempo, não necessariamente agora, comportamentos em seus ambientes, dessa forma recriando a realidade interna, biológica, mental, emocional, energética, relacional, social, nacional, planetária e universal, agindo dinamicamente sobre múltiplos sistemas inconscientemente?

Lembre-se de um momento em que tenha experimentado a certeza do que acreditava ser frustração.

O que poderia haver de importante ou importante o suficiente para que perceba algo diferente daquilo que gostaria? Se esse comportamento limitante fosse percebido como uma espécie de comunicação importante, qual seria a mensagem que você poderia gostar de decodificar a qualquer momento como uma oportunidade para viver melhor? Quais três outras formas você poderia gostar de escolher para lidar com e administrar essa mensagem e seus alertas importantes, por trás desse comportamento limitante, as quais seriam mais saudáveis e diferentes do que o que vinha fazendo? Considere já algumas possibilidades!

Para onde você ainda não estava "olhando", sentindo, falando que poderia gerar um resultado diferente do que estava obtendo até então? Quando é um bom momento, agora, refletindo, para agir de uma nova forma daqui por diante? De que outra forma poderia descrever esses problemas e desafios os quais alavancariam seus recursos? O que mais eles poderiam significar para aqueles que desejam aprender alguma coisa com as experiências de vida?

Lembre-se de um momento em que, passo a passo, foi experimentando impaciência.

Como você, inconscientemente, pode, agora, assumir o controle para gerar milagres, realizações, transformações poderosas e muito mais?

Fico me perguntando: quantas vezes você foi vendo, ouvindo, sentindo e aprendendo com questões e questionamentos formulados em algum tempo e, independentemente de ter respondido ou não no momento, aquilo fica processando e gerando conexões internas as quais continuam a transformar vidas? Fico me perguntando: quantas novas poderosas conexões ainda podem ser formadas na mesma proporção em que respira? Você pode trazer lembranças onde parece haver algo poderoso e misterioso em funcionamento, direcionando para um resultado positivo desejado? Como você pode me surpreender ainda mais, alocando recursos para o que posso fazer, buscando o melhor do meu melhor todos os dias?

Como pode ser ainda mais divertido melhorar minha qualidade de vida todos os dias? Se você conseguiu uma vez, como é possível conseguir mais, melhor e mais fácil, muitas outras vezes com mais certeza, fluência, leveza e prazer? O quão feliz alguém, compreendendo ou não a mudança aqui, pode, já, tornar sua vida algo melhor? Quantos recursos poderosos podem se manifestar na vida de uma pessoa ouvindo, ou não, conscientemente a cada minuto da transformação? Qual é a fórmula que se forma mais rápido para transformar positivamente a vida enquanto se sente prazer no processo? Qual é o máximo que vou permitindo-me aprender com cada mínima coisa que acontece por dentro e por fora, diferente daquilo que eu espero ou não? Por que pode ser ainda mais poderoso aprender e crescer com o que eu, a princípio, não gosto e não quero para minha vida? Como perseverar e ir adiante pode ser, também, uma escolha mais saudável, positiva e construtiva para minha vida? Quem e o que vou influenciando com meu desenvolvimento? O que pode favorecer que eu persevere um pouco mais a cada dia? Como esse processo pode ser necessariamente poderoso e eficaz? Quanto prazer eu posso suportar na medida em que vou acolhendo os desafios da minha vida e, na mesma proporção, querendo crescer sendo cada vez mais com cada vez menos? Qual a importância de vencer e sempre me abrir para gostar de aprender com os desafios de minha vida? Como posso motivar-me para colocar o foco naquilo que é muito maior, melhor e mais importante que os problemas passageiros? Como posso motivar-me para colocar o foco naquilo que é muito maior, melhor e mais importante na transformação dos desafios, antes mesmo de começar a lembrar de esquecer de os experimentar negativamente? Como mais fácil e prazerosamente você pode gostar de gerar importantes conexões com aquilo o que desperta o poder de crenças positivas, capazes de influenciar minha vida? Quais são as grandes crenças que me sensibilizam, as quais têm o poder de alavancar minha vida? O que posso escolher praticar para, mais poderosamente, conectar-me com minhas mais poderosas crenças? Como outras pessoas bem diferentes de mim lidam com as mesmas questões desafiadoras com as quais eu estou lidando? O que posso aprender com esse contraste? Qual a melhor, mais poderosa e mais eficaz forma de criar um propósito saudável e significativo para minha vida?

Lembre-se de um momento em que experimentou o desejo intencional de ir adiante e, simplesmente, fazer algo melhor e diferente para obter um grande resultado em sua vida.

Quais são os exemplos daquilo que contraria o que ainda considero limitante e problemático em mim? Como seria a melhor forma de me lembrar desses "contra-exemplos" todos os dias? Como melhor posso lembrar-me do melhor que existe em mim? Quais os caminhos e meios mais fáceis para reaver e amplificar, já, um milhão de vezes o melhor do meu potencial interno? O que impede que algo maravilhoso possa acontecer, dando-me a liberdade para que eu possa viver o meu melhor, não necessariamente hoje ainda? Como o que existe de melhor em mim, reestruturado ainda melhor e mais prazerosamente, pode manifestar-se ainda mais poderosamente, trazendo-me ainda mais saúde, prosperidade, qualidade, amor e oportunidades nos campos, círculos e sistemas com os quais interajo continuamente na mesma proporção em que respiro? Como melhor e mais prazerosamente posso fazer cada vez mais com cada vez menos para crescer, evoluir, amadurecer e contribuir ainda mais para um mundo melhor e mais saudável para todos? Como posso, ao mesmo tempo, enfraquecer e afastar o que não mais me serve na mesma proporção em que atendo, desenvolvo, focalizo e fortaleço o que é bom, saudável e importante para os diversos níveis e dimensões de minha vida? Como ainda pode ser mais agradável, todos os dias, desenvolver uma atitude mais saudável e construtiva, colocando-a imediatamente em prática nos diversos setores de minha vida? Como melhor ainda posso aprender me permitir gostar de mim, amando-me e me cuidando um pouquinho mais a cada dia? O que posso dizer para mim (e em qual tom de voz) todos os dias para me motivar ainda mais? O que posso ver em minha mente, ouvir, lembrando e criando, além de sentir para que essa decisão de vida fique ainda mais fácil? Como seria aumentar o nível de amor e cuidados pessoais para com minha própria pessoa todos os dias um pouco mais ainda a cada dia? Como seria aumentar o nível de amor e cuidados pessoais para com outras pessoas todos os dias um pouco mais? Como seria você contribuir para criar uma realidade sustentável para a diversidade de pessoas e sistemas todos os dias um pouco mais? Quais perguntas você vai se fazer para as respostas que já tem? Quais as respostas você tem para as perguntas que ainda não se fez? Quais melhores respostas representam o que mereço ter em termos da vida de mais qualidade que mereço ter? Quanto prazer e valores poderosos posso agregar às minhas ideias, pessoa, comunicação, trabalho, interação interpessoal e comunitária? Como as cores, flores e perfumes que você mais gosta podem colorir e aromatizar, agora, um pouco mais sua vida, seus projetos e esperanças? De que maneira você pode gostar de sentir prazer em ajudar a construir um mundo melhor?

Eu fico me perguntando: o que você pode já fazer sobre o quanto ainda não sabe que pode mudar em sua vida ainda hoje, para se sentir-se melhor e mais saudável? Para onde você pode caminhar, ainda hoje, para que faça melhores escolhas? Quais são os caminhos que você pode trilhar, ainda hoje, ainda essa semana, ainda esse mês, os quais vão deixá-lo ainda mais perto daquilo que tem significado e importância para sua vida? Quais são as coisas lindas que você pode notar em sua vida ainda hoje? Quantas coisas lindas você pode plantar e germinar em sua realidade interna e externa? Quais são as três coisas que pode repetir, lembrar, ouvir, ver e sentir, as quais podem fazer a diferença sobre quão melhor vai se sentir amanhã ao levantar caso respire? Quais são as três coisas que posso repetir para que você possa dormir um sono profundo e reparador, sonhando, naturalmente, com coisas que podem fazer a diferença na sua vida?

Como posso amar mais a quem ajudo?

Onde estão as respostas... onde?

Lembre-se de um momento em que experimentou desejo intencional de ir adiante e, simplesmente, fazer algo melhor e diferente para obter um grande resultado em sua

## Capítulo 15 • Roteiros neuro-hipnóticos para hipnoterapia

vida... Fico me perguntando: o que é necessário para repetir intencionalmente as condições que abrem portas para, cada vez mais com menos, intencionalmente desejar mais por saber que você pode, é capaz e merece o melhor?

Quem pode me ajudar? Aonde eu preciso ir? Quem pode me ajudar a aprender? O que eu posso ler, o que eu posso estudar, o que eu posso sentir, o que eu posso intuir? Onde estão as respostas? Onde? No Brasil, em Londres, em outro planeta, dentro de mim... Onde?

Como você, inconsciente, agora, deixando processar todas essas coisas por dentro, pode melhor continuar a procurar e integrar tudo isso independentemente daquilo que eu faça conscientemente? Quais são as músicas que eu ainda não ouvi? Quais são as imagens que eu ainda não criei? Quais são as sensações positivas que eu ainda posso experimentar, quem sabe ainda hoje, amanhã ou depois? Com quem eu posso me relacionar melhor? Quem eu posso compreender melhor? Quem pode me compreender melhor? Como eu posso me relacionar melhor comigo mesmo, me compreender ainda mais, ainda hoje? Quantas ideias podem me visitar ainda hoje, de dia, de noite, enquanto estou acordado, enquanto ainda estou dormindo? De quantas dores eu já me esqueci? Como eu consegui esquecer? Como esse processo de esquecer aquilo que já não tem mais importância pode me ajudar a esquecer de outras coisas que hoje não têm importância? Como a minha mente inconsciente pode fazer isso acontecer independentemente do que eu faça conscientemente? Como eu sei? Como eu sei que existe uma diferença significativa agora dentro de mim? O que fortalece cada vez mais as decisões que você toma para se tornar uma pessoa muito mais especial? Quais são as crenças que você tem? Quais são as crenças fundamentais e muito importantes a respeito da vida, do universo, do mundo que você possui? Como elas apoiam as decisões que você está tomando hoje na sua vida? O que você pode decifrar ainda hoje a respeito do quão melhor você pode se sentir? Se você já tivesse se dado autorização para viver melhor, como você saberia que já está acontecendo, agora? Quais são as coisas, pessoas e situações apaixonantes na sua vida? Quais são as formas mais prazerosas de me aproximar daquilo que eu desejo? Quais são os caminhos que você já pode ter encontrado, quais são as pontes que você já pode ter construído para fazer mais e sempre melhor?

Tente em vão resistir...

Como posso ter integrado tudo isso? Como já posso ter integrado tudo isso? Como inconscientemente você sabe, ou não, o quanto já integrou tudo isso, completamente? Como, inconscientemente, você integra tudo isso de forma divertida, prazerosa e muito saudável?

Fico me perguntando se você, inconscientemente, enfatiza o que existe de comum no grupo de pessoas que conhece, que estudou ou mesmo personagens de livros, filmes e novelas, os quais parecem viver mais e melhor... Fico me perguntando se o conhecimento que você tem sobre elas pode já estar sendo adaptado para levar você, não necessariamente ainda hoje, nessa semana ou na próxima, a desenvolver do seu jeito, da sua forma, um "senso de ser" poderoso e transformador capaz de construir sua vida melhor... Você quer viver mais e melhor?

Quais são os recursos que você sabe que tem em sua vida, para que ela possa começar a se transformar, sem você precisar pensar, enquanto respira? Como os outros recursos presentes podem surpreender, manifestando, inconscientemente, na sua vida consciente mudanças não necessariamente agora? O que na sua história, no seu passado, na história da sua família, pode ensinar, de maneira positiva e construtiva, no momento presente, que você está experimentando hoje na sua vida? E, como você pode aprender, independentemente do que tenha ocorrido lá na sua história? Se tudo aquilo que deu certo está emprestando sabedoria e recursos para aquilo que ainda não deu certo, o que inconscientemente favorece para que a transposição vá se manifestando enquanto você respira? Quais são as três qualidades que você sabe que tem dentro de si prontas para se manifestarem em sua vida, de maneira muito mais contundente, e também no plano consciente? Como as crenças mais fortes em si podem ajudar a apoiar todas as novas coisas que você está desenvolvendo na sua vida pessoal, profissional, familiar e afetiva? Sendo impossível falhar, como sabe que está se aproximando, cada vez mais, daquilo que pode fazer uma diferença ainda maior na sua vida? Das coisas que incomodavam, as quais já morreram, como isso faz de você uma pessoa mais preparada para sua nova vida?

O que nasceu a partir das perdas que você experimentou? O que você ainda não perdeu que ainda dá tempo de fazer, ainda hoje, a respeito de ter uma qualidade de vida muito melhor? O que suas vitórias podem ensinar, ainda hoje, para seus desafios, inconscientemente ou conscientemente? Quais são as portas que você pode abrir, ainda essa semana, para chegar mais perto do que você quer?

Como se contam e se identificam os recursos que você nem sabe que tem dentro de si? Quem pode lhe contar uma coisa interessante sobre quão melhor você vai tentar em vão resistir viver o melhor sua vida agora? Quais são as histórias de superação que você pode reviver ou experimentar de novo, as quais podem ajudar você a já ter superado ainda mais os desafios que estavam presentes na sua vida? Quais são as maneiras agradáveis e prazerosas de fazer com que todo esse aprendizado flua por você, de uma maneira cada vez mais espontânea, verdadeira e presente em sua vida, a cada respiração? Quais são as coisas que você já começou a construir, as quais pode escolher dar um pouco mais de atenção ainda hoje?

Como vai ser gostoso cuidar de você hoje? Onde no meu corpo vou permitir experimentar mais intensamente a sensação, a qual evidencia que tudo vai se integrando? Como melhor posso me entregar totalmente a essa integração? Quais são os estados poderosos que eu posso criar e manter continuamente em minha vida? Quão melhor eu posso viver, ainda hoje? Quantas vidas eu posso salvar?

Como a minha mente inconsciente, já, vendo, ouvindo e sentindo tudo isso pode melhor construir a junção, nesse instante, de todos os recursos para me colocar ainda mais em contato com tudo aquilo que eu mereço que se manifeste em minha vida, agora? Quanto prazer você pode se dar de presente ainda hoje, essa semana, esse mês, esse ano? O que você sabe que está aprendendo, com tudo isso? Onde estão as respostas? Como seria interessante deixar que sua intuição revelasse alguma coisa interessante sobre tudo isso!

Todas as noites, enquanto você dorme um sono profundo e sempre reparador, a sua mente inconsciente, agora, vai integrando tudo isso e encontrando todas as respostas, ou quem sabe levando você para onde elas estão, vendo, ouvindo e sentindo os resultados em todas as dimensões de sua vida... Quanto prazer você pode trazer para sua vida, agora? Se aquilo que é o seu melhor ficasse ainda melhor, agora, como já seria diferente essa experiência? Para quem você pode declarar seu amor hoje? Ainda hoje? De que três maneiras engraçadas pode encarar, sentir e falar sobre coisas desafiadoras de sua vida? Quais são as três formas divertidas de aprender com os desafios que você está enfrentando ainda hoje? Quais são as três emoções positivas que você poderia desenvolver um pouco mais na sua vida? Para que três outras áreas de sua vida elas podem ser também deslocadas ainda hoje?

Quais três coisas desafiadoras podem ser desmontadas, desmembradas e remontadas, de pelo menos três outras formas, na sua vida de modo que assim fiquem melhores, mais engraçadas, interessantes e divertidas? Quais são os três momentos muito especiais em sua vida que fizeram a diferença? Quando pensa em cada um deles, separadamente, o que você pode aprender com cada um eles, a respeito do que você pode fazer de melhor para outras áreas da vida ainda hoje? O que você pode aprender com tudo aquilo que você já construiu em sua vida? Qual a segurança que isso lhe dá para tudo que você está enfrentando, lidando e construindo hoje? De quais três poderosos sonhos você se aproxima cada vez mais? Na medida em que você constrói resultados melhores, você se afasta de quê? Quais três coisas simples, porém muito importantes, você pode plantar na sua vida ainda hoje? Quais três momentos especiais você pode se dar de presente, ainda hoje? Quais três músicas ou sons você pode tocar na sua mente, agora, que podem dar um tom especial ao sucesso que você vai construindo, inconscientemente e conscientemente também? Com que você, já, se surpreendeu positivamente a respeito de si mesmo? O que já se manifestou do mais profundo do seu ser, fazendo uma diferença na sua vida ou de outras pessoas? O que pode florescer no seu jardim ainda hoje? O que pode florescer na sua vida de hoje até quinze dias, uma semana, um mês? O que você precisa fazer para que esse jardim atraia borboletas incríveis?

Vá em frente! Quando, como e de que forma posso gostar de fazer meu melhor se expressar no mundo?

**Roteiro 18 – Milagres internos transformam estruturas: perguntas poderosas**

Vá em frente! Quando, como e de que forma posso gostar de fazer meu melhor se expressar no mundo? Como o meu melhor pode ficar ainda melhor? Como seria ser cada vez mais possível transformar todos os seus sonhos em realidade? Como seria se um milagre acontecesse e tudo aquilo que você realmente deseja, aliado com tudo aquilo que é importante e fundamental e que faz diferença na sua vida, pudesse encontrar uma forma de expressão criativa e saudável em sua realidade? Como seria se um milagre acontecesse e, a partir de hoje, você pudesse transformar progressivamente tudo aquilo que deseja em realidade palpável? Como seria se um milagre acontecesse essa noite, você já tivesse acordado com tudo o que precisa pronto para funcionar e botar em prática, gerando uma vida muito melhor, com realizações importantes e especiais acontecendo neurologicamente na sua estrutura a partir de agora? Como você teria certeza e saberia que isso, já, parte de você, faz, já, uma grande diferença na sua estrutura inconscientemente, abrindo portas e canais para consolidar a vida que tanto merece? Quais as referências que tem dentro de si sobre alguma coisa muito importante e especial, de repente, sendo realizada em sua vida? Talvez algo mesmo que você nunca tivesse achado possível de realizar, alguma coisa que talvez você achasse difícil, quase impossível... Por que foi bom ter se permitido? O que a vitória e a conquista significam para você?

De repente, abre-se tudo, vem à luz e você se dá conta de que é possível realizar dando passos, talvez, sabendo muitas vezes aquilo que você deveria fazer, dizer, como deveria agir, talvez nem sabendo o que sabe que deve fazer, mas agindo intuitivamente, conforme o caso.

» Como é experimentar perceber-se em vias de conseguir e conquistar alguma coisa muito importante para si, para sua vida, seja no âmbito pessoal, profissional, o que for? Como seria se isso pudesse acontecer outras vezes, mais rápido e de forma mais eficaz e prazerosa na mesma proporção em que você respira?

Como seria encontrar outra vez uma forma, inconscientemente, para se expressar e ajudar você naquelas questões especiais, que você está aí pensando e talvez se perguntando: como será colocar tudo isso em prática já e me dar de presente uma vida muito melhor a partir de agora?

Nessas ocasiões nas quais algo como um milagre aconteceu e mudou alguma coisa por dentro... você dormiu? Acordou? Talvez tenha sonhado ou não com alguma coisa... Mas sabe que algo mudou por dentro, não sabe? Assumindo que nessas ocasiões, de alguma forma, você, inconscientemente, tendo resolvido já a questão que incomodava, antes que se lembre de esquecer completamente qual seria a primeira coisa que você notaria ao seu redor sobre a transformação feita? E por dentro? O que diz para si e quais as imagens mentais que cria, com diálogos internos e sensações corporais? Qual a sua maneira de andar, de interagir com as pessoas...? O que muda especificamente que permite a você saber que alguma coisa muda para melhor agora aí dentro? Diferente...

Quanta arte você pode trazer para sua vida ainda hoje?

Lembre-se de um momento em que, passo a passo, foi experimentando impaciência. Como uma possível impaciência, para sequer começar a sentir impaciência, poderia pacientemente desconstruir a impaciência?

Se você decide que a hora de mudar é agora, o que você fará diferente de tudo que você já fez? Se todos os dias você escolhesse um momento para mudar para melhor, um pouco melhor todo dia, que momento seria? Como seria se você, inconscientemente, escolhesse uma hora, por exemplo, enquanto você dorme toda noite um sono profundo e sempre reparador, para buscar onde e como especificamente fazer pequenas, grandes mudanças, todos os dias, construindo uma vida ainda melhor do que no dia anterior? Como seria você andar um pouco mais rápido do que vem andando para conseguir seus objetivos? Quais novas cores você pode trazer para sua vida? Que novo brilho? Que novo tamanho e poderosas novas formas de processar imagens na sua cabeça vão colocando você, ainda mais, um pouco perto daquilo que deseja e merece? Por que vale a pena perseverar?

As coisas muito importantes e as coisas que nos motivam é o que nos mantém sempre no processo. Por isso é muito importante em qualquer caminhada, em qualquer coisa que você venha construir, conectar-se com todas as coisas que são importantes. Sente o que quero dizer? Por que vai ser muito importante consolidar o resultado que você deseja? Por que é muito importante, chegando lá, experimentar merecer ter dado a si mesmo(a) a oportunidade? Quais são as outras coisas importantes na sua vida que vão ser contempladas a partir do momento em que você chega a esse objetivo, inconscientemente? Qual a importância de estar conquistando esse objetivo em si e a importância desse "feito" como um todo em sua vida? Não só em relação àquilo especificamente que você deseja, mas em relação à sua vida como um todo? Essa conquista é uma oportunidade para quais outras conquistas, para quais outras realizações? Por que é muito importante chegar aonde se quer o quanto antes? Qual a importância de estar sempre buscando aquilo que é importante de estar sempre em sintonia e em alinhamento, com aquilo que realmente importa e faz uma diferença em nossas vidas? Quão mais colorida a vida se torna? Qual brilho especial passa a fazer parte da sua estrutura, inconscientemente, quando você vai em busca daquilo que é importante e sabe que algo especial está sendo conquistado a partir de agora, a qualquer momento?

A catedral de São Paulo, a Saint Paul, foi destruída inúmeras vezes. Incêndios, guerras, bombardeios chegaram bem próximo de a destruir completamente e, no entanto, ela sempre foi reerguida. Eu fico me perguntando: quais são as coisas que você pode continuar a reerguer na sua vida. Muitas vezes, as vicissitudes da vida, as circunstâncias, tudo aquilo que acontece funciona como se fossem incêndios e bombardeios e parecem ruir com algumas estruturas que nós temos. Quais são as estruturas importantes que precisam ser reerguidas? Saint Paul significa "bastante" para os ingleses e precisou ser reerguida várias vezes, reconstruída, refeita, por causa de tudo aquilo que significa. Eu fico me perguntando: quais são as estruturas e as coisas importantes que você pode escolher reerguer na sua vida e que podem fazer uma grande diferença, por terem um grande valor para você?

O que você precisa construir de novo na sua vida, talvez junto com as velhas construções? O que você precisa construir de novo? O que você precisa reerguer que vai fazer uma diferença na sua vida? Será que vale a pena reconstruir todas as estruturas que foram bombardeadas, quebradas, destruídas? Ou será que vale mais a pena deixar algumas estruturas de lado e ir na direção de novas estruturas? Nem tudo necessariamente precisa ser reconstruído. Algumas coisas valem a pena, outras não. Às vezes, vale mais a pena deixar alguma coisa no museu, ou como um museu, ao mesmo tempo que nós vamos construindo outras coisas importantes.

No entanto mesmo coisas que ruíram ainda podem nos ensinar tanto...

Eu fico me perguntando: quantas coisas ruíram na sua vida? Quantas coisas desmoronaram? E embora talvez você ainda veja tal qual a igreja de Saint Dunstan, no centro de Londres, que foi destruída num bombardeio durante a II Guerra Mundial, ela hoje é uma ruína transformada num jardim, onde as pessoas vão almoçar, buscando alguns momentos tranquilos, quietas.

Eu fico me perguntando: quando você olha, vê, sente, pensa em algumas estruturas que ruíram na sua vida, se você escolhesse a partir de agora aprender alguma coisa com elas, com essas experiências, com essas coisas que já passaram, o que seria? Olhar para essas estruturas, pensar nessas estruturas velhas ou destruídas é uma oportunidade para quê? O que é possível ganhar com todas as perdas que você pensa que teve ou experimentou? Se você escolhesse hoje que vai ganhar alguma coisa, que seja um conhecimento, uma reflexão ou amadurecimento com perdas que você sofreu, o que seria? Pare e pense!

Se hoje escolhesse tirar alguma coisa disso, ainda hoje; se hoje escolhesse que isso vai necessariamente ensinar a você alguma coisa... talvez planejar sua vida pessoal, profissional, econômica ou relacionamentos de outra forma... Se hoje você alavancasse isso e escolhesse, já, usar o que pensa que perdeu como uma oportunidade para ganhar algo bom que leve ao seu crescimento, desenvolvimento, o que poderia ser? O que poderia escolher fazer a esse respeito se você simplesmente quisesse? E qual a importância de modificar profundamente esse significado e passar a ganhar alguma coisa em cima disso, que até então estava registrado dentro de você como uma perda? Pode haver paz no meio dos destroços. Qual é a paz que você pode construir em meio aos escombros, em meio àquilo que se foi? Em meio às ruínas daquilo que se foi?

Como Richard Bandler diz, da Programação Neurolinguística: "A melhor coisa sobre o passado é que ele passou". Quando muito, ruínas podem servir como museu, como história e como lembranças de que as coisas foram de um determinado jeito e a partir de agora podem começar a ser percebidas de outra forma.

Muitas tragédias acontecem, muitas coisas desmoronam. Isso parece muito ruim, mas, na verdade, isso é uma grande oportunidade para que você reveja e repense quais as decisões que você vai tomar no futuro, com base naquilo que se passou e aconteceu.

Às vezes experimentamos o que, às vezes, chamamos de dor, perdas, e uma série de coisas acontece, mas isso pode ser um grande mapa para aquilo que já pode imaginar fazer diferente, um presente que você se dá no futuro. Fico me perguntando: o que você, inconscientemente, aprende com todas as reflexões a partir de agora?

No meio de tantas novas e velhas estruturas, de novas e velhas coisas que vêm e vão em nossas vidas, algumas coisas são muito importantes para serem preservadas. Quais são as coisas muito importantes que você pode escolher preservar, cuidar, para que fiquem durante muito tempo em sua vida, presentes, como um marco do que é importante e vale a pena, porque vão fazer uma diferença muito grande no seu dia a dia? Quais são as novas estruturas, construções e projetos os quais podem conviver com as velhas estruturas e projetos que você já tinha? Quais são as novas coisas que, embora pareçam estranhas e diferentes, podem agregar também um grande valor ao grande cenário que engloba coisas novas, coisas velhas? Quais são os caminhos disponíveis? Pare e pense: quais são os caminhos e as escolhas disponíveis para você mudar ainda hoje, se você quiser?

Assim como Londres foi redesenhada, construída, inúmeras vezes, onde o novo passou a conviver junto com o antigo, eu fico me perguntando: o que pode ser harmonizado dentro da sua estrutura interna? Como você pode se redesenhar, reconstruir, para que o novo, o velho, as velhas estruturas, ruínas e as novas estruturas possam conviver em mais equilíbrio? Como é possível gerar paz e harmonia se você quiser? O que depende só de você para isso? Não quero saber se sua família, se seu chefe, seu marido, esposa, namorado, namorada ou cachorro vão colaborar ou não. O que depende só de você para harmonizar todo esse mundo interno? Qual é a hora, pense agora, inconscientemente, para você mudar a qualidade de sua vida todos os dias um pouco mais, para que, a partir de agora, seja um pouco melhor todos os dias?

Lembre-se de um momento em que tenha experimentado a certeza do que acreditava ser frustração. Ter experimentado o que acreditava ser frustração é uma oportunidade para quê?

## Roteiro 19 – Superando limites com os poderosos recursos da mente, segundo André Percia

Tudo em nós, inclusive os nós que experimentávamos ou não, é feito para repetir aquilo que nós conhecemos, mas eu fico me perguntando: quantos de nós de fato vão se dando a oportunidade de se sentar à beira de um lago ou em casa, ou mesmo dentro do metrô, dentro do ônibus... fechar os olhos ou não... e pensar na vida de uma forma totalmente diferente daquilo que você vinha fazendo?

Respire profundamente um tempo pela boca, prenda o ar, solte em quatro tempos pelo nariz... 1... 2... 3... 4... ainda uma vez, respire um tempo pela boca, prenda o ar, solte em quatro tempos pelo nariz... 1... 2... 3... 4... ainda uma vez, respire... solte o ar... relaxe... traga à sua mente um momento em que você já relaxou, um momento especial, um momento onde o corpo já relaxou... um momento onde a mente já relaxou... e dessa forma, inconscientemente, alguma coisa diferente começa a acontecer na sua estrutura, por dentro, por fora... Eu fico me perguntando: quão mais profundamente você pode relaxar... e dessa forma, abrir as portas para aquilo que você mente inconsciente tem para oferecer?... Eu não estou falando aqui com a mente consciente, eu estou falando com você mente inconsciente, com a outra mente e com seus recursos infinitos e poderosos, que podem surpreender pessoas interagindo conosco, de inúmeras formas, novas, para poder lidar com algumas das coisas que poderiam estar incomodando, se você, inconscientemente, não estivesse já mudando alguma coisa por dentro, mudando alguma coisa por fora... Você, mente inconsciente, está com você por toda uma vida, você que faz funcionar o corpo, as glândulas; você que faz funcionar cada sinapse cerebral, tudo aquilo que funciona sozinho, todas as funções vitais, cada órgão, cada glândula, cada célula, cada reação bioquímica interna; você mente inconsciente que faz com que ideias, *insights*, iniciativas venham de repente e transformem um projeto, se transformem em alguma coisa, transformem alguma ideia diferente; você mente inconsciente que surpreende muitas vezes, por deixar talentos, recursos, capacidades virem à tona e, dessa forma, dessa maneira, surpreender pessoas, não só pessoas por fora, mas principalmente surpreender você, o resto de você, porque em qualquer momento, a qualquer momento, você inconscientemente pode trazer um novo olhar, uma nova forma de pensar, uma nova forma de processar alguma coisa aí dentro.

Eu sei que existe alguma coisa aí dentro, melhorando e se desenvolvendo, que pode ficar diferente... existe alguma coisa aí dentro que pode funcionar ainda melhor, não existe? Pare e pense em alguma coisa que ainda parece um desafio para você, que ainda não esteja compreendendo completamente, agora, ou cujo resultado ainda esteja sendo aquém e bem diferente daquilo o que você gostaria que fosse. Como melhor você já pode acolher isso, antes que o significado já tenha se transformado e você já tenha aprendido alguma coisa? Isso é uma oportunidade para quê?

Tudo em nós é feito para repetir padrões. Se imaginarmos que existe uma parte sua que ainda repetia aquilo que estava fazendo mal a você, trazendo-lhe resultados diferentes dos desejados já em andamento, poderíamos buscar compreender ou não por que essa parte de você ainda repetia o velho padrão limitante, negativo, e o que ela tentava cumprir, ou fazer, por você por meio desse comportamento.

Vamos imaginar que essa parte interna que ainda faz com que repita esse padrão esteja, por meio dessa repetição, tentando mostrar-lhe, dizer-lhe ou fazendo com que possa sentir alguma coisa... Então a minha pergunta para você é: que coisa importante essa parte está tentando transmitir ou sinalizar para você, muitas vezes por meio de um incômodo, desconforto ou sintoma, ou da repetição desse comportamento? O que lá no fundo essa parte deseja que você perceba ou note?

Outra saudável e importante atitude é escolher aprender voluntariamente com essa experiência, independentemente de ser ruim, negativa ou aquém daquilo que você gostaria... se já tivesse tomado essa decisão, o que agora você poderia demonstrar ter aprendido com esse comportamento? O que você poderia perceber como uma oportunidade de aprendizagem, de reflexão, por meio desse comportamento?

A repetição dos problemas vem do fato de que nós precisamos repetir coisas as quais aprendemos, senão seria um transtorno todos os dias ter de aprender as mesmas coisas de novo e de novo... por isso nós repetimos algumas coisas... Fica mais fácil viver assim, mas o problema, a questão, é que muitas vezes nós repetimos alguma coisa não por ser melhor, mas simplesmente porque nos acostumamos a repetir... A boa nova é que nós podemos sempre escolher aprender, fazer alguma coisa diferente, alguma coisa diferente do que estávamos fazendo... Que uma, duas ou talvez três coisas pode, já, escolher colocar em prática ainda hoje para começar a caminhar na direção de algo bem diferente do que vinha fazendo até agora?

As mudanças acontecem, agora, mais facilmente quando ouvintes vão criando um sistema de propulsão. Na proporção em que eu vou fazendo menos uma coisa, vou fazendo mais outra no lugar.

O que você pode, agora, escolher fazer mais e melhor que, inescapavelmente, vai fazendo sua vida ficar mais próxima daquilo que realmente deseja? E à medida que tentar em vão encontrar maneiras, formas, meios e caminhos para fazer mais disso, você pode, naturalmente, fazer menos daquilo que era o "velho padrão", onde cada vez faz menos daquilo que mais incomodava.

Enquanto vou encontrando meios para escolher fazer menos isso que eu não quero mais, acho maneiras saudáveis, positivas e prazerosas de fazer menos aquilo que eu quero cada vez menos em minha vida, mas, na mesma proporção, que eu faço isso, vou fazendo mais e mais daquilo que desejo que esteja cada vez mais e mais presente em mim, mais daquilo que me faz bem, daquilo que é melhor... E isso se dá na mesma proporção em que eu faço menos aquilo que não é bom para mim, e por isso vou me lembrando, cada vez mais, de esquecer, ao mesmo tempo que vou fazendo cada vez mais aquilo que me faz bem e me coloca mais próximo(a) daquilo que eu quero e desejo. Como você poderia organizar hábitos, comportamentos e estrutura, para fazer cada vez mais menos aquilo que não interessa a você e, em menos tempo, fazer mais daquilo que é melhor e interessa?

Pensando ainda em sistemas de propulsão que favoreçam mudanças, vou trazer uma reflexão para você... Quais são as coisas conhecidas, sólidas, seguras e importantes, as quais pode ter junto de si, na mesma proporção em que vai explorando novos territórios, comportamentos, ações e possibilidades para transformar contínua e progressivamente sua vida? Ou seja: na mesma proporção em que explora o novo, o "diferente, aquilo que você não conhece", que antes poderia causar um estranhamento, como seria ter junto a si todo um suporte de coisas, situações e crenças apoiadoras conhecidas, dando-lhe toda a estrutura e aquilo que você precisa para gostar ainda mais de ir adiante? Como você pode conjugar essas duas coisas e caminhar, mais seguramente, na direção de mudanças poderosas em sua vida, fazendo então a diferença com respeito a isso que incomodava você até hoje?

Quanta sabedoria existe dentro de você, de sua cultura, de sua família? Quanto conhecimento antigo que preexiste a você, o qual poderia ser utilizado como mais um suporte ou caminho gerando poderosas mudanças, as quais concretizam a transformação agora que você vai tentando em vão resistir colocar em prática de hoje em diante inconscientemente?

Algumas pessoas acreditam que para mudar alguma coisa na vida é necessário sofrer, inclusive alguns segmentos da psicologia tradicional chegam a dizer isso claramente, textualmente... você precisa sofrer para mudar, você precisa sentir dor... se não houver dor, não existe ganho, não existe mudança.

Muitas vezes eu concordo que existe dor, existe sofrimento, e você precisa conhecer o que estava sentindo até então... E o meu desafio para você justamente é: como transformar isso que ainda incomoda você ou está diferente do que deseja em uma forma boa, divertida, prazerosa, em que vai mudando na mesma proporção em que vai lidando com a realidade e com o que está acontecendo, mas, ao mesmo tempo, fazendo isso de uma maneira divertida, curiosa, prazerosa, positiva, construtiva? Que passos você poderia começar, escolher dar, ainda hoje, para fazer algo nesse sentido? Quais são os recursos que pode escolher adotar, abraçar, buscar, pinçar de dentro de si para que, sentindo-se bem, acolhido, acolhida, você se sinta seguro, conforme vai lidando com alguma coisa nova, diferente?

Tal qual as pernas de uma mesa dão suporte à tampa dessa mesa, para que ela não caia, quais são as crenças, os valores, as coisas muito importantes, que já podem dar suporte ao processo de transformação que vai fazer?

Quais são as coisas conhecidas, em que confia e acredita serem muito importantes para sua vida, podendo até mesmo sustentar você, enquanto vai gerando para si um processo de lidar com coisas novas, diferentes, que nunca experimentou, para ir progressivamente fazendo cada vez mais aquilo que deseja melhor para você e cada vez mais deixando de fazer, já lembrando de esquecer aquilo que não tem mais importância e pode simplesmente desaparecer e ser esquecido, assim como você já esqueceu tantas coisas que eu tenho certeza que sabe que não sabe mais?

Identifique, especificamente, as cinco crenças poderosas que vão apoiar você e dar suporte, mantendo firme e forte, enquanto você prepara e estrutura um processo de mudança. Quais cinco coisas acredita terem o poder de dar o apoio e suporte a você, trazendo grande significado para sua vida?

Eu sei que todo esse trabalho e reflexões devem estar botando você para pensar: como eu vou mudar ainda mais? Como eu vou caminhar mais um pouco a cada dia na direção daquilo que eu desejo, na mesma proporção em que eu faço menos aquilo que eu também posso, já, ter começado lembrar de esquecer a partir de agora?

Pense naquilo que você deseja, mas, em primeiro lugar, olhe para baixo e para a esquerda e converse consigo a respeito de tudo isso que você vem pensando aqui e refletindo, usando o diálogo interno e conversando consigo... pense... reflita... pergunte-se: o que eu já aprendi talvez até mesmo sem me dar conta? O que minhas vivências podem me ensinar se eu quiser? O que eu refleti e ainda posso refletir? Isso tudo é uma oportunidade para quê?

A partir de agora, eu quero que você comece a pensar em várias possibilidades que estão ocorrendo em você, a partir do momento em que esse processo transformador vem desenrolando-se aí dentro da sua mente, onde você vai vendo, ouvindo, sentindo muitas coisas, enquanto olha para cima e para a direita... Enquanto o seu olho fica no alto e para a direita, comece a ensaiar cenários onde você começa a promover, criativamente, aqueles primeiros passos, os quais vão colocá-lo em mais proximidade do que deseja, daquilo que é bom... caso não tenha certeza ainda de como dar esses inevitáveis primeiros passos, lembre-se de alguém que já os deu, alguém que tenha conhecido, ou cuja biografia você leu, podendo até ser um personagem de filme ou de livro... Enquanto vai olhando para cima e para a direita, imagine como essa pessoa que você conhece provavelmente coloca em prática todas as coisas e obtém o resultado que deseja ter...

Olhe para baixo e para direita agora e mantenha o olhar lá embaixo enquanto vai prestando atenção às sensações e imaginando as posturas, atitudes, com o corpo e a fisiologia congruentes à medida que vai colocando em prática, tudo isso que você vem refletindo e concluindo aqui... E antes que já tenha prosseguido, ensaie mentalmente utilizando esse recurso da fisiologia mais algumas vezes... Olhe para baixo e para esquerda, converse consigo a respeito do que está acontecendo, do que você deseja, do que quer. Olhe para cima e para direita e comece a criar cenários onde simplesmente dá aqueles primeiros, segundos e terceiros passos inevitáveis, também imaginando alguém que dê passos semelhantes, onde pode imaginar-se até entrando no lugar dessa pessoa para, em seguida, olhar para baixo e para a direita, entrando em contato com as emoções, sensações e com todas as coisas boas de se imaginar já colhendo os primeiros resultados dessa mudança, a qual você tenta em vão resistir colocar em prática agora.

Quais as mudanças que você já pode ter escolhido fazer e ter colocado em prática por dentro e por fora, para esse processo de conseguir um pouco mais todos os dias? O que pode fazer todos os dias para se centrar um pouco mais, talvez com uma nova forma nova de pensar, falar consigo, imaginar, fazer, respirar, andar, comunicar-se com as pessoas? O que pode ajudar um pouquinho todos os dias? Que você se abra para mudar? O que você pode fazer todos os dias para ter mais atenção, estar mais presente, mais no "aqui e no agora"? Com o que, com quem, você precisa ou escolhe se conectar todos os dias para que a sua vida seja muito melhor e para que tenha um pouco mais daquilo que pode fazer a diferença, para construir o resultado que você deseja e merece? Como você pode conectar-se consigo, com seus próprios processos internos, com as coisas boas que existem dentro de você? Num processo de mudança, nós precisamos lidar com tudo aquilo que precisa da nossa atenção, e para isso precisamos acolher todo esse processo de mudança, tudo aquilo que precisa de nossa atenção, que não está tão bom quanto nós gostaríamos... não adianta brigar, ficar irritado, dar com a cabeça na parede, se desesperar, porque isso não vai resolver... A melhor coisa que nós podemos fazer é acolher... qual a melhor forma de acolher tudo aquilo que precisa da sua atenção, dos seus cuidados, dos seus trabalhos, para que possa transformar isso em outra coisa? Qual a melhor forma de colocar todos esses fatores juntos, trabalhando para que você, a cada dia, vá melhor construindo um pouquinho mais desse processo, colocando um tijolinho a mais na casa que você está construindo? Quando menos se der conta, você já terá construído um arranha-céu! O que depende só de você, e como fazer isso pode ser bom, prazeroso, divertido e dentro de um espírito muito positivo e construtivo de mudança?

Lembre-se de um momento em que tenha experimentado hesitação, num momento em que não hesitava em hesitar perdia tempo e recursos para fazer algo sobre uma questão importante.

### UMA PALAVRA SOBRE O FUTURO

Existem inúmeras formas de fazer terapia, de fazer hipnose e de trabalhar o potencial humano. Até o presente momento, no meu "mapa", penso que a Programação Neurolinguística por ter a capacidade de interferir em estruturas é o que melhor combina eficiência, eficácia, repercussão sistêmica interna e externa com um método estruturado relativamente fácil de ser aprendido e replicado, e por isso vem sendo minha escolha.

A engenharia mental, combinando PNL com Hipnose Ericksoniana, entrega ao sujeito, paciente ou cliente a posse total e o controle de seu próprio processo ou jornada, pois a própria pessoa traz a estrutura que "completa" o trabalho proposto. Por isso os relatos de pessoas tão satisfeitas com o processo e com a sensação de que, mesmo uma técnica gravada para "todos" parece ter sido feita sob medida para ela. Isso dá mais significado ao processo da terapia e ao significado do resultado, além de aumentar a motivação pessoal para continuar consolidando os ganhos, pois essa importância atribuída conecta o trabalho com importantes valores relevantes.

Nessa visão, consideramos que a abordagem clássica da hipnose impõe o mapa e as ideias do hipnotizador ao cliente, criando muito ruído e dissonâncias, interferindo no *rapport* e, consequentemente, na entrega do sujeito e no grau de motivação e percepção de relevância do processo para o mesmo. Embora válida.

Que essa ideia frutifique e vá adiante. Muito pode ser criado e feito nesse sentido. Eu certamente vou adiante e ficarei muito feliz em receber novas ideias, sugestões e colaborações.

Espero vê-los no futuro em alguma palestra, *live*, curso ou evento presencial ou *on-line*. Acompanhe-me nas mídias sociais, especialmente no Instagram e no YouTube e conheça os cursos sobre hipnose disponíveis no ressignificando.com.

# REFERÊNCIAS

ABRAMS, S. *Short-term hypnotherapy of a schizophrenic patient.* American Journal of Clinical Hypnosis, 5 (1963), pp. 237-247.

ABRAMS, S. *The use of hypnotic techniques with psychotics.* A critical review. American Journal of Psychotherapy (1964), pp. 79-94.

ALEXANDER, L. *Clinical experiences with hypnosis in psychiatric therapy.* American Journal of Clinical Hypnosis, 7 (1965), pp. 190-206.

ALEXANDER, L. *Conditioned effects of 'hypnosis'.* American Society of Psycho-somatic Dentistry and Medicine, 13 (1966), p. 35-53.

BANDLER, R. *The Secrets of Being Happy.* I.M. Press, Inc, 2011.

BARBER, T.X. *Physiological effects of 'hypnosis'.* Psychological Bulletin, 58 (1961), pp. 390-419.

BARBER, T.X. *Physiological effects of 'hypnotic suggestion'.* Psychological Bulletin, 63 (1965), pp. 201-222.

BARBER, T.X. *An empirically-based formulation of hypnotism.* American Journal of Clinical Hypnosis, 12, 1969.

BARRIOS, A. A. *Toward understanding the effectiveness of hypnotherapy: a combined clinical, theoretical and experimental approach.* Doctoral dissertation, University of California, Los Angeles, 1969.

BARRIOS, A. A. *Hipnoterapia: uma reavaliação.* Disponível em: <http://www.samejspenser.com.br/2014/07/barrios.html>. Fonte em inglês: <http://www.stresscards.com/hypnotherapy_reappraisal.php>.

BAUER, S. *Manual de Hipnoterapia Ericksoniana.* Rio de Janeiro: Wak Editora, 2013.

BAYKUSHEV, S.V. *Hyper ventilation as an accelerated hypnotic induction technique.* International Journal of Clinical and Experimental Hypnosis, 17, 1969, pp. 20-24.

BIDDLE, W.E. *Hypnosis in the psychoses.* Springfield, Ill.: Charles C. Thomas, 1967.

CHONG TONG MUN. *Hypnosis in general medical practice in Singapore.* American Journal of Clinical Hypnosis, 6, 1964, pp. 340-344.

CHONG TONG MUN. *Psychosomatic medicine and hypnosis.* American Journal of Clinical Hypnosis, 8 (1966), pp. 173-177.

DILTS,R.; DELOZIER, J.; DILTS,D.B. *NLPII: The Next Generation.* USA: Metapublications.

DISPENZA, J. *You are the placebo.* USA: Hay House, Inc., 2014.

DORCUS, R.M. *Fallacies in predictions of susceptibility to hypnosis based on personality characteristics.* American Journal Of Clinical Hypnosis, 5, 1963, pp. 163-170.

FREUD, S. *The complete psychological works of Sigmund Freud.* Volume 18. London: Hogarth Press, 1955.

FROMM, E. *Hypnoanalysis: Theory and two case excerpts.* Psychotherapy, 2, 1965, pp. 127-133.

HARTLAND, J. *The value of 'ego-strengthening' procedures prior to direct symptom removal under hypnosis*. American Journal of Clinical Hypnosis, 8, 1966, pp. 89-93.

HOTERO, G.A. *A gramática universal e a aquisição da linguagem*. Disponível em: <http://literaturaelinguistica.blogspot.com.br/2011/03/gramatica-universal-e-aquisicao-da.html>.

HOSKOVEC, J.; SVORAD, D. *Recent literature on hypnosis from the European Socialist countries*. American Journal of Clinical Hypnosis, 8, 1966, pp. 210-225.

HUSSAIN, A. *Behavior therapy using hypnosis*. The Conditioning Therapies. New York: Holt, Rinehart & Winston, 1965, pp. 5-20.

JACOBS, L. *Emotional and behavioral problems in clinical pediatrics*. American Society of Psychosomatic Dentistry and Medicine, 11, 1965, pp. 40-56.

KLINE, M.V. *Freud and Hypnosis*. New York: Julian Press, 1958.

KROGER, W.S. *An analysis of valid and invalid objections to hypnotherapy*. American Journal of Clinical Hypnosis, 6, 1964, pp. 120-131.

KROGER, W.S. *Clinical and Experimental Hypnosis*. Philadelphia: Lippincott, 1963.

LEDOCHOWSKI, I. *The Deep Trance Training Manual*. Wales, UK: The Crown House Publishing Ltd., 2003.

MANN, H. *Hypnosis comes of age*. American Journal of Clinical Hypnosis, 5, 1963, pp. 159-162.

MOWRER, O.H. *Learning Theory and the Symbolic Process*. New York: John Wiley and Sons, 1960.

OSGOOD, C.E. *On understanding and creating sentences*. American Psychologist, 18, 1963, pp. 735-751.

PASCAL, C.R.; SALZBERG M.C. *A systematic approach to inducing hypnotic behavior*. International Journal of Clinical and Experimental Hypnosis, 7, 1959, pp. 161-167.

PAVLOV, I.P. *Conditioned Reflexes*. New York: Dover, 1960.

PERCIA, A. *Coaching, missão e superação*. Brasil: Editora Ser Mais.

RICHARDSON, T.A. *Hypnotherapy infrigidity*. American Journal of Clinical Hypnosis, 5, 1963, pp. 194-199.

SACHS, L.D.; ANDERSON W.L. *Modification of hypnotic susceptibility*. International Journal of Clinical and Experimental Hypnosis, 15; 1967, pp. 172-180.

STEIN, C. *The clenched fist technique as a hypnotic procedure in clinical psychotherapy*. American Journal of Clinical Hypnosis, 6, 1963, pp. 113-119.

SUNDBERG, N.D.; TYLER, L.E. *Clinical Psychology*. New York: Appleton-Century-Crofts, 1962.

VAN PELT, S.J. *Secrets of Hypnotism*. Los Angeles: Wilshire Book Company, 1958.

WOLPE, J. *Psychotherapy by Reciprocal Inhibition*. Palo Alto: Stanford University Press, 1958.

WOLPE, J.; SALTER, A.; REYNA, L. J. *The Conditioning Therapies*. New York: Holt, Rinehart & Winston, 1964.